Superalimentos tóxicos

Superalimentos tóxicos

El consumo excesivo de oxalatos te está
enfermando y no lo sabes

SALLY K. NORTON

DIANA

Obra editada en colaboración con Editorial Planeta – España

Título original: *Toxic Superfoods: How Oxalate Overload Is Making You Sick—and How to Get Better*

© Sally K. Norton, 2022

© de la traducción: Anna Maria Valls Pech, 2023

Esta edición ha sido publicada por acuerdo con Rodale Books, un sello de Random House, una división de Penguin Random House LLC.

© 2023, Centro de Libros PAPF, SLU. - Barcelona, España

Derechos reservados

© 2024, Editorial Planeta Mexicana, S.A. de C.V.
Bajo el sello editorial DIANA M.R.
Avenida Presidente Masarik núm. 111,
Piso 2, Polanco V Sección, Miguel Hidalgo
C.P. 11560, Ciudad de México
www.planetadelibros.com.mx

Primera edición impresa en España: septiembre de 2023
ISBN: 978-84-1344-265-5

Primera edición en formato epub: enero de 2024
ISBN: 978-607-39-0939-6

Primera edición impresa en México: enero de 2024
ISBN: 978-607-39-0841-2

Impreso en los talleres de Litográfica Ingramex, S.A. de C.V.
Centeno núm. 162-1, colonia Granjas Esmeralda, Ciudad de México
Impreso en México – *Printed in Mexico*

*En memoria de Golding Bird y Clive Solomons
y en agradecimiento a Joanne Yount, Susan Owens
y a aquellos cuyo sufrimiento y preocupación los llevaron
a descubrir algo nuevo y lo donaron al mundo.*

A menudo dejamos que se nos escapen muchas cosas que merecerían que las retuviéramos; [...] ora se ven borradas por el transcurso del tiempo, ora, en el mejor de los casos, resultan tan abrumadas y enterradas bajo ideas más frívolas que, cuando las necesitamos, las buscamos en vano.[1]

ROBERT HOOKE, *Micrografía*, 1664

Índice

Introducción

Cuando lo saludable no lo es

A pesar del hecho de que las plantas que contienen oxalato se utilizan para cocinar, su ingesta podría, no obstante, provocar una intoxicación.[1]

PEDRO SANZ y R. REIG,
*The American Journal of Forensic Medicine
and Pathology*, 1992

Si te uniste a las filas de los «concienciados» consumidores haciendo acopio de almendras, espinacas, cúrcuma, té o chocolate, este libro es para ti. Si conoces a alguien que sigue una dieta con alimentos «saludables», como moras y quinoa, y *no* es la viva imagen de vitalidad y robustez, este libro puede ayudarlo. Y si padeces problemas intestinales, dolor articular, inflamación u otros síntomas que dejan a los médicos sin palabras, es muy posible que este libro te ayude a mejorar.

Pero ¿cuál es el culpable invisible y oculto entre tus «superalimentos» favoritos? Los oxalatos, unas toxinas químicas producidas por muchas plantas.

Yo soy una superviviente de la sobrecarga de oxalato. Durante gran parte de mi vida consumí, sin saberlo, cantidades excesivas. A pesar de ser licenciada en Nutrición por la Universidad de Cornell y tener un máster en Dirección de Salud Pública por la Universidad de Carolina del Norte, en Chapel Hill, tuve que aprender sobre ellos a la fuerza, a través de mi experiencia personal.

Tras décadas luchando por tener una buena salud y fracasando dolorosamente en el intento, finalmente vi la luz.

No sabía que muchos de los «alimentos saludables» que tanto apreciamos en la actualidad pueden *causar* problemas de salud. Y se confía tanto en los culpables que parece que nadie se atreve a establecer una conexión entre nuestros «mejores» alimentos y nuestras enfermedades más comunes, como problemas digestivos, dolores, falta de energía, alteración del sueño y otros peores. En este libro te pido que mires con una nueva perspectiva un problema demasiado común: el fracaso de la alimentación saludable en ayudarnos a sentirnos realmente bien.

Muchos de nuestros alimentos más populares, como las papas, los cacahuates e incluso los actuales «superalimentos» predilectos, como las espinacas, contienen de forma natural ingentes cantidades de unas toxinas ignoradas (pero conocidas desde hace tiempo) llamadas ácido oxálico, sales de oxalato y cristales de oxalato (conocidos colectivamente como «oxalatos»). Los oxalatos son tóxicos. Consumirlos en exceso es nocivo para la salud. Este simple hecho sigue siendo controvertido, a pesar de que lo respaldan doscientos años de ciencia y experiencia humana. Pero ya ha llegado el momento de superar ciertas creencias incuestionables y abrumadoras tendencias que, de hecho, nos están provocando graves problemas.

Si quieres alcanzar el mayor bienestar posible y mantenerte saludable a largo plazo, o si buscas un rendimiento óptimo, aprender a evitar los oxalatos es un paso imprescindible. Si estás enfermo y no consigues averiguar el porqué, debes darte esta oportunidad.

Muchas personas encontraron un cierto alivio —o incluso se curaron— a diversas dolencias y diferentes síndromes, como el hipotiroidismo, la osteopenia o el dolor y la fatiga crónicos, simplemente cambiando los alimentos ricos en oxalatos por alternativas con poca cantidad. La alimentación baja en estos compuestos mejoró su sueño, su energía, su concentración y su estado de ánimo. A largo plazo, es posible que evitarlos te ayude a prevenir lesiones, artritis y osteoporosis, y retrase la degeneración relacionada con la edad. Este cambio alimentario podría incluso apaciguar un sistema inmunitario hiperreactivo. Dado el auge actual de todos estos problemas, es fundamental que todos sigamos una alimentación siendo conscientes del oxalato. Hacerlo correctamente puede mejorar drásticamente la calidad de vida y la salud.

En esta obra, *Superalimentos tóxicos*, presento los datos científicos existentes para explicar las sorprendentes respuestas curativas y la recuperación gradual que puede proporcionar una dieta baja en oxalato. Para elaborar este libro, llevé a cabo un arduo trabajo —literalmente, pues cargué numerosos y pesados volúmenes de revistas médicas subiendo y bajando escaleras hasta el escáner de la biblioteca para que no tengas que hacerlo tú—. Aquí te muestro algunos aspectos que aprendí y que compartiré contigo en la primera parte de este libro:

- Qué es el oxalato y dónde se produce en la naturaleza, en nuestros alimentos y en nuestros cuerpos.
- Datos sobre el oxalato que te ayudarán a navegar por la maraña de información errónea relacionada con el oxalato que hay en internet.
- Tendencias que han provocado un incremento en la ingesta de oxalato y los problemas de salud relacionados durante las últimas décadas.
- Por qué es arriesgado «ser moderno» al elegir los alimentos.
- Cómo los oxalatos causan problemas de salud y, sí, nos adentraremos un poco en la ciencia para que puedas comprenderlo.
- Por qué no vemos las conexiones entre el consumo de oxalato y nuestros problemas de salud.
- La inmensa variedad de síntomas debidos a la sobrecarga de oxalato y las enfermedades que esto puede provocar.

En la segunda parte aprenderás cómo adoptar un patrón de alimentación bajo en oxalato. También encontrarás estos recursos prácticos:

- Cómo adoptar una dieta saludable baja en oxalato.
- Estrategias de apoyo para curarse de una sobrecarga de oxalato, con sugerencias de suplementos de minerales y vi-

taminas B, fáciles de obtener y adaptar a las necesidades individuales.

- Un cuestionario sobre los riesgos, los síntomas y la exposición (p. 301) para saber si vas a tener un problema por los oxalatos.
- Tablas que identifican los alimentos ricos en oxalato y las alternativas bajas en oxalato.
- Lecturas recomendadas y recursos adicionales *online* (p. 323). Puedes visitar las páginas web <toxicsuperfoods.com> o <sallyknorton.com> para ver recetas, recursos de datos adicionales sobre los oxalatos y una bibliografía alfabética de las fuentes de información.

Este libro te guiará en el proceso de identificación de tus factores de riesgo y síntomas, y te ayudará a modificar tu dieta y a recuperarte con pasos claros y sencillos. Con toda la información que encontrarás aquí podrás estar seguro al elegir nuevas opciones dietéticas, incluso cuando tus médicos no lo hagan.

Un camino efectivo hacia una mejor salud

Adoptar una alimentación consciente en cuanto al oxalato está totalmente a tu alcance. Solo con la información básica de este libro encontrarás una manera sencilla y económica de cambiar en unos meses y obtener resultados. Incluso puede convencerte.

«Bajo en oxalato» no significa «sin oxalato»; muchas personas notan un alivio inmediato con solo romper sus hábitos y disminuir su consumo. *La clave es saber qué estás comiendo y en qué cantidad, y elegir tus alimentos básicos a partir de aquellos más nutritivos con menos posibilidades de generar problemas crónicos.* Los beneficios de comer para reducir las cargas de oxalato en tu cuerpo son gratificantes y significativos y, a menudo, aparecen en las primeras dos semanas.

Los alimentos que comas en lugar de tus «amigos-enemigos» ricos en oxalato son muy fáciles de encontrar (aunque a veces no sean tan conocidos). Resulta fácil comprar rábanos y coliflor en vez de papas, probar las semillas de calabaza o el queso en sustitución de las almendras y cacahuates, o utilizar lechuga romana, arúgula o una mezcla de hojas tiernas en tus ensaladas y *smoothies* en vez de espinacas. Estos cambios son un buen punto de partida para todos.

No obstante, reducir la ingesta de oxalato es solo el primer paso. Si tienes problemas de salud relacionados con los oxalatos, deshacer el daño crónico causado por un exceso de oxalato no es un proceso instantáneo. Una mejoría inicial puede ir seguida de síntomas intermitentes porque los oxalatos, acumulados en el cuerpo durante años o décadas, a menudo «salen» de un modo desgarrador y los brotes de síntomas pueden continuar durante mucho tiempo, como comentaré en los capítulos 11, 12 y 13.

TESTIMONIO

Tengo que admitir mi escepticismo respecto a los peligros del oxalato... hasta ayer. Tuve un día cargado de oxalatos debido a las espinacas que había comido. Todo lo que tuve que hacer fue prestar atención, y así noté que tenía prácticamente todos los síntomas que se describen aquí. Mi peor síntoma fue un cambio de humor muy negativo.

JOE

Afortunadamente, muchas personas han pasado por la transición hacia una ingesta más baja de oxalatos, compartiendo sus experiencias y aprendiendo mutuamente. Sabemos mucho sobre qué esperar a medida que nos curamos de una sobrecarga de oxalato. Es evidente que el caso de cada persona es único, pero aquí te muestro la experiencia de uno de mis pacientes:

Desde mi última consulta contigo el verano pasado, mi salud mejoró más en cinco meses que en los últimos tres años. Mi calidad de vida mejoró un 90%, ya no tengo calambres en los pies y las piernas por la noche, desapareció la niebla mental y los riñones ya no me duelen. Mi hipertiroidismo «incurable» fue declarado oficialmente curado por mi endocrinólogo Kaiser, sin yodo radiactivo ni medicación. Mis niveles tiroideos vuelven a estar dentro de los valores estándar... Creo que seguir tus consejos aceleró el proceso de recuperación.

CHRIS KNOBBE, doctor en Medicina

Deseo ardientemente que este libro te inspire a evitar o a identificar y recuperarte del daño provocado por las dietas sobrecargadas de oxalato. También espero que *Superalimentos tóxicos* inspire a una nueva generación de científicos a ahondar en el papel que los oxalatos están teniendo en el origen de una mala salud. Un importante trabajo que está pendiente desde hace mucho tiempo.

Querido lector, estás a punto de adentrarte en un mundo oculto que te retará a reconsiderar todo lo que creías saber sobre la alimentación saludable.

PRIMERA PARTE

CÓMO PERJUDICAN LOS OXALATOS

1

¿Alimento saludable o desastre para la salud?

> El gran obstáculo para descubrir la configuración de la Tierra, los continentes y los océanos no fue la ignorancia, sino las ilusiones del conocimiento.[1]
>
> DANIEL J. BOORSTIN,
> *Los descubridores*, 1983

El actor Liam Hemsworth culpó públicamente a los *smoothies* de espinacas de un episodio de cálculos renales que sufrió en 2019 y que requirió cirugía. A los veintinueve años tuvo que perderse el estreno de una película y una cena de gala por ello. En 2020, en la revista *Men's Health*, Hemsworth afirmó lo siguiente: «En febrero del año pasado me sentía realmente mal y apático, y en general no me encontraba bien. Y entonces tuve una piedra en el riñón. Cada mañana me tomaba cinco puñados de espinacas y después leche de almendras, crema de almendras y también algunas proteínas veganas en un *smoothie*. Y yo pensaba que eso era supersaludable. Así que tuve que reconsiderar qué me estaba metiendo en el cuerpo».[2, 3]

Este libro te invita a hacer justo eso, a reconsiderar tus alimentos «saludables».

Unos niveles relativamente comunes, e incluso moderados, de oxalato en una dieta habitual pueden exacerbar los habituales dolores y molestias de la vida: malestar digestivo, inflamación articular, problemas crónicos en la piel, niebla mental o problemas en el estado de ánimo, además del deterioro de la salud asociado al envejecimiento «normal». Y entonces aparecen esos dolorosos cálculos en el riñón, que en un 80% están formados por oxalato, procedente en su mayoría de los alimentos que comemos.[4]

Hemsworth fue uno de los afortunados. Tres semanas después de completar una «limpieza con *smoothies* verdes» de diez días para adelgazar, una mujer de Nueva York con antecedentes de cirugía de derivación gástrica acudió al Nassau University Medical Center, en Long Island, aquejada de náuseas persistentes, debilidad y falta de apetito.[5] Inmediatamente la sometieron a una dieta baja en oxalato, pero ya era demasiado tarde: sus riñones no se recuperaron y acabó dependiendo de diálisis.

Otro ejemplo similar de insuficiencia renal por consumo de «alimentos saludables» es el de un hombre que también intentaba adelgazar, para ello se hacía jugos de apio, zanahorias, perejil, hojas de betabel y espinacas. Sus riñones sufrieron una grave afectación. Los médicos de la Clínica Mayo le prescribieron diálisis y una dieta baja en oxalato. Dejó de prepararse esos jugos, pero tardó más de cuatro meses en mejorar su función renal.[6]

Pero no solo afecta a los riñones: el oxalato dietético puede dañar cualquier sistema orgánico —o todos— y provocar problemas de salud graves y crónicos. No fue una casualidad que los cálculos renales de Hemsworth estuvieran precedidos de malestar, depresión y apatía. Sin embargo, en la mayoría de las revistas médicas en las que se describen crisis de salud por un consumo excesivo de oxalatos no se mencionan los problemas no renales que probablemente también se producen.

Debido a lo fácil que es comer demasiados oxalatos, es posible que ya presentes dolores y molestias ocasionales relacionados con el oxalato en alguna parte de tu cuerpo. ¿Tiendes a tener rigidez en el cuello? En las personas que ingieren oxalato en exceso en su dieta, son típicos los dolores, las contracturas o la rigidez en la parte superior de los hombros o en la parte superior o inferior de la espalda. Algunas personas presentan inflamación articular intermitente o crónica, gota, artritis, síndrome del túnel carpiano o una rigidez más generalizada, acompañada con frecuencia de falta de ánimo.

O quizá tienes lesiones de larga duración o comezón, hormigueo o dolor crónico que nunca se resuelve del todo. Los médicos no pueden ayudarte a averiguar qué está pasando; parecen pensar que estás «bastante bien» y que debes de estar viviendo las pequeñas dolencias de la vida. Si algo de esto te suena —si no te encuentras «bien»—, este libro puede ser tu gran oportunidad para cambiar las cosas.

Otros síntomas aparentemente livianos, como comezón o resequedad en los ojos, ver «moscas voladoras», sarro excesivo en los dientes, sensibilidad dental, piel sensible o frágil, presión o dolor en la zona lumbar, vejiga urinaria irritable, infecciones urinarias, orinar con frecuencia o turbidez en la orina, también pueden ser indicadores de una sobrecarga de oxalato. El estrés en el hígado por ingerirlo en exceso puede empeorar la sensibilidad química. Los problemas digestivos, como indigestión, reflujo, inflamación abdominal, eructos excesivos, estreñimiento y síndrome del intestino irritable, son especialmente comunes. Y otros síntomas pueden ser la falta de aire, los problemas sinusales, las infecciones por levaduras e incluso las manos y los pies fríos.

¿Te has notado especialmente torpe u ocasionalmente con poca coordinación? ¿Tienes espasmos musculares, tics en los ojos, problemas de memoria o para encontrar las palabras exactas, dolor de cabeza, ansiedad o crisis de angustia? Al ser neurotóxicos, los oxalatos pueden penetrar en los nervios y quedarse en ellos. El ácido oxálico se une químicamente al calcio y otros minerales e interfiere en la producción de energía celular. Un consumo constante puede provocar una acumulación de oxalato en el cuerpo *sin* producir síntomas evidentes y, años después, culminar en los llamados «problemas del envejecimiento», como daños en los huesos, dolor crónico y pérdida de visión y de audición. Los depósitos de oxalato también se asocian al deterioro neuronal, que provoca enfermedades como el párkinson y trastornos de demencia.[7]

No es necesario presentar síntomas para tener una enfermedad, y la toxicidad del oxalato no es una excepción. Sin embargo, existe una amplia gama de posibles síntomas que se pueden producir a consecuencia de la sobrecarga de oxalato y, al final, si seguimos consumiendo estos alimentos, cada uno de nosotros sufrirá su propio subgrupo de síntomas.

Para que te resulte más fácil evaluar tu situación personal, puedes realizar el cuestionario de riesgos, síntomas y exposición (en «Recursos», p. 301) o consultar la **tabla 10.1**, en la que se presentan los diferentes sistemas corporales y los síntomas asociados al exceso de oxalato.

Existen varios factores que aumentan la probabilidad de que tu dieta rica en oxalato pueda provocar una sobrecarga y empieces a presentar diferentes síntomas:

- Una dieta baja en calcio y otros minerales (las dietas sin lácteos y veganas son dos ejemplos).
- Uso frecuente de alimentos irritantes intestinales, como frijol, salvado, granos enteros o quinoa.[8]
- Antecedentes de uso frecuente de antibióticos o medicamentos antifúngicos.
- Uso crónico de antiinflamatorios no esteroideos para el dolor.
- Obesidad o diabetes.
- Enfermedad de Crohn, síndrome del intestino irritable, intestino permeable, sensibilidades alimentarias, cirugía bariátrica o disbiosis intestinal.
- Debilidad u otra enfermedad crónica no causada por los oxalatos.
- Disfunción renal, antecedentes de cálculos renales, antecedentes familiares de enfermedad renal.

Como verás en la segunda parte del libro, probar una dieta baja en oxalato durante unos meses es otra manera de evaluar tu situación personal.

El duro camino hacia la luz

Quizá, igual que yo, siempre has considerado que comías sano, pero comer sano fue lo que a mí me enfermó. Estaba más que agotada, era incapaz de asimilar lo que leía y no podía trabajar. En un estudio del sueño de alta tecnología se demostró que me despertaba veintinueve veces cada hora. La medicación no mejoró nada la situación. Estaba estancada y nadie podía ayudarme. Tenía problemas con el dolor articular y síntomas de escozor genital, pero no los relacioné con mi agotamiento ni con los problemas de sueño. Fue el escozor genital el que me llevó, en 2009, a The Vulvar Pain Foundation y, bajo el espesor de mi pesada fatiga cerebral, decidí probar la dieta baja en oxalato que me recomendaron, esperando aliviar el dolor genital, sin comprender el posible alcance de los efectos o el largo periodo necesario para conseguir una recuperación completa del daño producido por los oxalatos.

Debido a mi ignorancia, volví a mis queridos camotes y al apio y, en 2013, añadí el kiwi a mi dieta en un intento desesperado por resolver mi estreñimiento crónico. Después de tres meses comiendo un kiwi a diario, a veces dos, mi artritis y la rigidez empeoraron, otra vez. Esto me llevó a darme cuenta, de manera impactante, de que el oxalato de mi dieta estaba relacionado con décadas de dolor articular. A regañadientes, finalmente me tomé en serio disminuir su consumo.

Cuando por fin decidí rechazar mis indispensables alimentos ricos en oxalato (en mi caso, principalmente camotes y acelgas), se produjeron múltiples milagros personales. El trastorno debilitante del sueño desapareció, quedaron atrás las *décadas* de dolor y de problemas articulares y empecé a sentirme más joven. Nunca imaginé que algo así fuera posible. El contraste entre los años de problemas intratables y los beneficios espectaculares, duraderos y totalmente inesperados a raíz del cambio de dieta fue revelador.

Mientras realizaba la investigación que daría lugar a este libro, empecé a dar charlas gratuitas en mi entorno sobre lo que estaba aprendiendo. Esas charlas rápidamente se convirtieron en un grupo de apoyo educacional mensual que continuó durante cinco años y después pasó a realizarse *online*. Como muchísimas personas querían y necesitaban apoyo continuo y atención personalizada, mi consulta de nutrición se convirtió poco a poco en una consulta especializada sobre el oxalato. Me sorprendía (y a la vez era algo escéptica) la gran variedad de respuestas curativas que me comunicaban mis «estudiantes». Por ejemplo, veamos la desaparición de la comezón irresoluble de Barry y del dolor muscular crónico de Amy:

Desde que empecé a eliminar los oxalatos empezaron a mejorar muchas cosas. Lo más importante para mí fue una reducción significativa de la comezón. He sufrido comezón durante años y nadie pudo ayudarme. Siento que ahora lo controlo. Fue realmente sorprendente. También me encuentro mucho mejor del estómago. Así que siento que tengo un gran futuro. Gracias principalmente a ti. Eres increíble.

BARRY

Yo solo quería comentarte lo sorprendida que estoy por el alivio completo del dolor en el psoas. DESAPARECIÓ. Me condicionó mucho durante tanto tiempo. ¡BENDITA SEAS!

AMY

Mi asombro me resultaba algo confuso pero emocionante. De todas las cosas que he aprendido de las historias compartidas por personas afectadas por los oxalatos, la más importante e inesperada fue que no estamos solos, no somos rarezas. Mis investigaciones en la literatura médica me confirmaron la conexión entre el oxalato y muchos problemas de salud. Los oxalatos nos destruyen de formas muy diversas, y ya es hora de darlo a conocer.

MI RELATO ALECCIONADOR DE LA COMIDA SALUDABLE

Durante años probé todas las dietas imaginables: para mi salud general, para el intestino irritable y la distensión abdominal, para la fatiga, la artritis y los dolores musculares o para el daño irrecuperable en los pies, la osteoporosis y las alergias.

Nunca pensé que hubiera ningún motivo para limitar los oxalatos en mi dieta, y tampoco lo pensaron los incontables médicos y profesionales alternativos de la salud a los que pedí ayuda, en quienes solo encontré frustración y gastos. Hasta donde sabía, la poco utilizada dieta baja en oxalato era para los pacientes con problemas renales, no para mí, pues aparentemente yo no tenía problemas de riñón. Sin embargo, los indicadores renales en mis análisis de sangre habituales tendían a estar un poco «fuera del intervalo» y durante treinta años mi orina solía estar turbia. Una turbidez crónica de la orina es un signo visible de niveles altos de cristales de oxalato, una afección llamada *cristaluria*. La orina cargada de cristales es un factor de riesgo de enfermedad renal, aunque llama poco la atención y ningún médico me lo comentó.[9,10]

Igual que tantos otros, antes de aprender sobre los oxalatos, seguía los consejos de salud dominantes de nuestros tiempos. Suprimí la sal, el trigo, el gluten y el azúcar, y añadí más ensaladas, camotes y *smoothies* ocasionales. Mi estilo de alimentación cambió para adoptar alimentos naturales vegetales. Procurando limitar las carnes rojas y las grasas, compraba en la sección de frutas y verduras, donde «el alimento es medicina». A pesar de toda esta bondad orgánica saludable, con el transcurso de los meses y los años, no obtuve los resultados que esperaba. En vez de ello, mi salud empeoraba. ¿Te suena?

Los problemas de salud por un exceso de oxalatos en nuestro cuerpo pueden empezar sin ningún síntoma. Y peor aún, la sobrecarga de oxalato no tiene que ser silente para ser ignorada. Cuando era una vegetariana de veinte años, un médico de la Universidad de Cornell me dijo que tenía gota, un tipo de dolor articular relacionado con la dieta. Me pareció raro, porque en general la gota se asocia al consumo de carne y alcohol, que no estaban en mi dieta. Ni el médico ni yo nos dimos cuenta de que los oxalatos en la dieta potencian las dos características principales de la gota: estrés oxidativo generalizado y cristales que se acumulan en las articulaciones.[11] Naturalmente, el médico no mencionó la posibilidad de «gota por oxalato», un subtipo conocido de gota, y no mostró ninguna curiosidad por saber por qué una mujer joven, saludable y vegetariana tenía gota. En aquel momento, de manera inexplicable, no se tenía en consideración la gota por oxalato como posible diagnóstico y ahora se le llama «pseudogota» (o gota no debida al ácido úrico).[12] En un mundo ideal, la gota sería una señal de alerta para preguntar sobre los hábitos dietéticos, incluida la ingesta de oxalato.

Mis episodios de gota eran un elemento relativamente menor en un rompecabezas más profundo de décadas de «problemas en los pies». Un año antes, a los diecinueve, me habían diagnosticado una fractura dolorosa de un hueso del pie y rigidez del dedo gordo. En vez de curarse, el dolor se convirtió en una historia que involucró a ambos pies y años de muletas, sillas de ruedas y médicos que me prescribían inyecciones, Motrin, caros aparatos ortopédicos, cirugía y rehabilitación, que no me solucionaron la dolencia en los pies. Durante años, nunca hubo ni un pensamiento fugaz (por mi parte), ni ningún indicio de ningún profesional sanitario, de que la dieta podía ser un factor en el inicio o la falta de solución. Finalmente, a los veintisiete años dejé las muletas, los aparatos ortopédicos y los analgésicos. Siempre atribuí este progreso a nadar una milla cada día,[13] y no advertí (hasta ahora) que también me distancié de las verduras y hortalizas: dejé de comer acelgas y, en general, comía menos verdura.

A pesar de dejar atrás la necesidad de llevar muletas y la medicación, el estado de mis pies dejaba bastante que desear. Durante los siguientes veinte años no pude correr ni realizar los saltos o movimientos necesarios para practicar la mayoría de los deportes. ¿Bailar? ¿Usar tacones? Impensable. Ni siquiera podía estar de pie y descalza ante el fregadero de la cocina. Pero súbitamente, a los cincuenta años, unos meses después de adoptar plenamente una dieta baja en oxalatos, todo cambió. En la boda de un sobrino, caminé por el estacionamiento, por calles de la ciudad, subí y bajé escaleras, posé para las fotos y llevé durante siete horas unos tacones de siete centímetros sin dolor. Estaba atónita. Pronto empecé a correr por el asfalto descalza, sin dolor y ningún tipo de problema.

No solo los médicos no son conscientes de la conexión entre determinados problemas de salud y el oxalato, sino que también su falta de consideración respecto a los síntomas y los diagnósticos equivocados nos llevan a muchos de nosotros a ser inculpados de enfermedades imaginarias o problemas psicológicos. Esta actitud displicente puede agravarse por el hecho de que se documentó que el oxalato tiene efectos neurológicos, que incluyen fragilidad emocional, desánimo, una mayor irritabilidad y ansiedad.

En 1998, en la clínica para estudiantes de la Universidad de Carolina del Norte me dijeron con crueldad que no tenía problemas «reales», sino que claramente necesitaba «atención psicológica», porque una persona que se preguntaba si existía un elemento dietético o ambiental para los dolores, la fatiga y las sensibilidades alimentarias debía de estar al borde de una crisis de salud mental. Incluso en la Universidad de Cornell, en 1986, no fue el traumatólogo quien me recomendó no operarme del pie, sino la consulta de servicios de salud mental. La falta de conocimiento sobre los oxalatos y sus efectos tóxicos deja a las personas, como fue mi caso en la juventud, destrozadas, bloqueadas y sufriendo.

Infinitas historias de recuperación como la mía o las de Chris, Barry y Amy demuestran el alivio de problemas desconcertantes con solo poner menos oxalato en el carrito del súper y la licuadora. Ninguno de nosotros sospechaba una conexión ni esperábamos que el cambio en la dieta fuera tan útil, pero así fue.

Ocuparnos del exceso de oxalato

Si los artículos médicos sobre la intoxicación por oxalato causada por *smoothies* de espinacas o las historias de una recuperación significativa de la salud son impactantes, es porque nos está llegando una historia sesgada e incompleta sobre los alimentos vegetales ricos en oxalato que ignora su potencial perjudicial. En el mundo actual, culpar a las frutas, las verduras y los frutos secos de los problemas de salud suena a blasfemia, pero tal vez se necesite de un poco de rebeldía en una época marcada por el deterioro universal de la salud, con un aumento de los problemas autoinmunitarios y epidémicos por el abuso, el mal uso y la adicción a los analgésicos.

La salud no se conserva pensando ingenuamente que las plantas siempre son benignas. De hecho, las plantas producen toxinas que pueden perjudicarnos, incluso aquellas que consideramos «comestibles» y «beneficiosas». Debido a que este hecho no se alinea con las teorías nutricionistas actualmente en boga —que promueven los fitonutrientes y la fibra, demonizando las grasas animales—, ignoramos los efectos tóxicos de las plantas, esperando que no tengan mucha importancia.

Yo misma era una ignorante escéptica. Tenía una vida de «comida saludable» programada por profesores, expertos en medicinas alternativas, la moda de los alimentos naturales, revistas y numerosos defensores de la dieta vegetariana y sus libros, por no hablar del imaginario cultural, representado por figuras icónicas como Popeye y sus espinacas... No fue fácil deshacerme de este adoctrinamiento profundamente asentado. Por ello, vamos a examinar más detenidamente la ciencia de los oxalatos para así poder comprender cómo nuestros queridos alimentos vegetales son capaces de causar dicho caos en nuestro cuerpo. En primer lugar, consideremos por qué las plantas contienen oxalatos.

2

Los oxalatos son armas para las plantas

Dale vidrio pulverizado a un hombre y morirá: permítele masticar hojas de *Dieffenbachia seguine* y rápidamente su lengua será perforada por un millón de rafidios de oxalato y sufrirá una agonía indecible.[1]

B. G. R. WILLIAMS y E. M. WILLIAMS,
The Archives of Diagnosis, 1912

Para la mayoría de las plantas, el ácido oxálico y los cristales de oxalato son básicos para su crecimiento, supervivencia y reproducción, y también son armas secretas en la guerra defensiva por evitar ser ingeridas. Utilizan los poderes tóxicos del ácido oxálico para eludir diversos depredadores, como hongos infecciosos, otros microorganismos, insectos y otros animales que ingieren plantas, incluidos los seres humanos.[2]

Los seres humanos utilizamos los poderes biocidas naturales de los oxalatos de diversas formas. Por ejemplo, el ácido oxálico es un pesticida y medicamento registrado que se emplea en apicultura para eliminar los ácaros que infectan a las abejas. Su uso en los niveles recomendados parece seguro para las abejas adultas; sin embargo, debido a que el ácido oxálico es muy tóxico para las larvas de las abejas productoras de miel, podría ser también un factor que contribuya a los problemas de colapso de las colmenas que el tratamiento pretende contener.[3]

Si te estás preguntando por el oxalato en la miel, debes saber que el contenido de ácido oxálico en las plantas es mucho más alto que en la miel y que el contenido de oxalato en la miel de colonias tratadas es solo ligeramente más alto que el de las colonias no tratadas.[4]

Siguiendo una antigua técnica, cazadores del centro y sur de África aprovechaban el poder del ácido oxálico introduciendo puntas de flecha de madera en los troncos de plátanos veinticuatro horas antes de la caza. El ácido oxálico de la savia de este árbol tiene suficiente poder para paralizar a las presas.[5] Es una toxina nerviosa.

Cuando las moléculas de ácido oxálico se unen a minerales (como el calcio), los *oxalatos* resultantes tienden a formar *cristales*. Las plantas crean deliberadamente diversas formas de cristales de oxalato de calcio erigiendo primero un andamio formado por proteínas que tienen una gran afinidad por el calcio. Las formas de estas creaciones incluyen arena gruesa, diamantes o pirámides, bloques rectangulares, «bolas de disco» puntiagudas y finas agujas largas con puntas afiladas.[6] Las formas de las agujas se llaman *rafidios* (**figuras 2.1 y 2.2**).[7] Los rafidios están diseñados para transportar toxinas, ya que perforan las células de la boca, la garganta y el tracto digestivo. Las toxinas que liberan incluyen ácido oxálico, enzimas, glucósidos (toxinas unidas a moléculas de azúcar) y péptidos neurotóxicos, que pueden herir, dejar sin sentido y paralizar a quienes se atreven a comerlas.[8] En un estudio se utilizaron cristales de rafidios de kiwi para demostrar que incluso los vegetarianos naturales, como las orugas, pueden morir por uno o dos piquetes de las flechas de cristales de rafidios «sumergidas» en toxinas naturales.[9]

La planta doméstica incomestible *Dieffenbachia* es famosa por su capacidad de propulsar cristales de rafidios en las células de la boca y la garganta de mascotas y personas. Los efectos irritantes aumentan y persisten por las reacciones inmunitarias. Incluso un bocado fugaz de la savia de *Dieffenbachia* puede provocar una liberación masiva de histamina y una parálisis temporal de las cuerdas vocales, dejando a la víctima incapaz de hablar durante días. Este es el motivo por el que el nombre común de la *Dieffenbachia* es «caña muda».[10]

Figura 2.1. Puntas de rafidios diseñados específicamente por las plantas para servir como armamento.

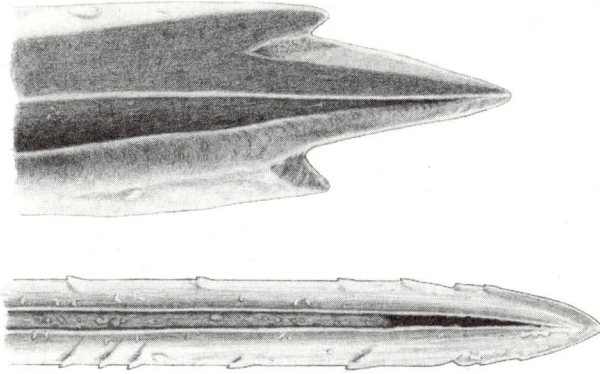

Fuente: C. J. Prychid, *et al.* (2008), *Annals of Botany*.

Figura 2.2. Los rafidios del kiwi tienen una forma de palillos más simple que puede dañarnos.

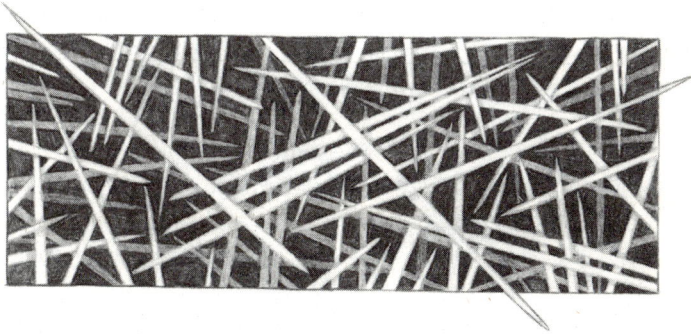

Fuente: C. J. Prychid, *et al.* (2008), *Annals of Botany*.

Los cristales de oxalato son abrasivos y resistentes a la cocción y la digestión. Otras formas de oxalato en los alimentos incluyen iones de ácido oxálico cáusticos que entran en la circulación sanguínea después de comer, exponiendo todos nuestros tejidos (y células) al daño. Más adelante veremos que dicho daño, aunque invisible, puede desencadenar finalmente en una enfermedad degenerativa.

Sabiendo que el oxalato constituye un riesgo para la salud, algunos investigadores han intentado desarrollar cultivos de espinacas con menos oxalato, sin éxito hasta el momento. Si bien las *plantas* pueden necesitar oxalatos para sobrevivir, *nosotros* no los necesitamos en absoluto.

LAS FUNCIONES DE LOS OXALATOS EN LAS PLANTAS

- Proteger de infecciones y depredadores.
- Gestionar (almacenar y desechar) el calcio.
- Ahorrar carbono.
- Capturar luz solar.

Los cristales de oxalato en los alimentos son más duros que los dientes y pueden provocar un desgaste dental en los seres humanos. En consecuencia, no es de extrañar que también puedan provocar irritación en la boca y el tracto digestivo. Normalmente, no notamos en la boca las sensaciones de los cristales en los alimentos porque no trituramos las células de las plantas lo suficiente mientras masticamos; sin embargo, es posible desencadenar estas sorpresas desagradables. Una persona describió las reacciones que tuvieron ella y sus comensales por comer kiwi pulverizado:

> Como último plato de la cena me tomé una ensalada supersaludable con un aderezo de kiwi y nueces de macadamia. El kiwi estaba mezclado en una licuadora Vitamix, lo que provocó que las semillas también se mezclaran. ¡Sorpresa! Creo que las semillas me irritaron MUCHÍSIMO la boca. Se me agrietaron los labios y me dolía toda la boca. No me pude terminar la ensalada por culpa de la irritación.
>
> Entrada *online* en el foro de la Rawtarian Community[11]

Los rafidios del kiwi que le causaron la irritación de la boca se encuentran junto a las semillas, en una envoltura de mucílago de pectina.[12] Este recubrimiento se alteró con la licuadora de alta potencia, que liberó los cristales que provocaron el daño. Pero, con independencia de la presencia o no de cristales de oxalato, mezclar alimentos con licuadoras y exprimidores libera las estructuras de las plantas difíciles de digerir que, por otro lado, podrían limitar parcialmente los efectos irritantes de los oxalatos. Cuando pulverizamos los alimentos —convirtiéndolos en leches de frutos secos, por ejemplo— no solo liberamos los cristales que raspan el tracto digestivo, sino que también liberamos el ácido oxálico y potenciamos su capacidad para dañarnos. La leche de almendras, una solución diluida de almendras purificadas y filtradas, contiene una cantidad de oxalato *biodisponible* que se desplaza con facilidad por la circulación sanguínea.[13]

Consumir regularmente bebidas de almendras puede provocar problemas de salud, como pasó en tres niños identificados en la Facultad de Medicina de Pittsburgh, quienes tuvieron una lesión renal grave por el oxalato de las bebidas de almendras. El resultado fue inesperado, porque en investigaciones previas se había sugerido que el calcio añadido a las bebidas podría unirse al oxalato y disminuir la cantidad que entra en la circulación sanguínea. Bueno, esa teoría quedó descartada. En estudios en ratas realizados hace tiempo se observó que el oxalato unido al calcio entra intacto en la sangre.[14] Investigaciones más antiguas sugieren que, cuanto más diluido está el oxalato, más tóxico es.[15]

Pero no necesitamos utilizar licuadoras para que los puntiagudos cristales de oxalato nos provoquen irritación y abrasión. La irritación cutánea de los cristales de oxalato es un problema conocido por los trabajadores de las plantaciones de agave y de las destilerías de tequila.[16]

Otras formas de cristales de oxalato presentes en hojas, tallos, troncos y semillas también son herramientas valiosas para la autodefensa de las plantas.[17] Un único árbol de gran tamaño es capaz de producir cada año montones de kilos de cristales de oxalato con forma de bloque para desechar el exceso de calcio y a la vez mantener alejados a los insectos excavadores. La canela —que es una corteza de árbol— es muy rica en cristales de oxalato (pero baja en ácido oxálico). Los cristales de oxalato en la corteza del árbol son uno de los componentes principales del humo, el hollín y las cenizas que son liberadas cuando el árbol se quema.[18]

Igual que la corteza del árbol, algunos frutos defienden sus semillas con anillos de cristales de oxalato en sus capas externas; véase, por ejemplo, el corte transversal de una semilla de frambuesa en la **figura 2.3**.[19] Los cristales de oxalato de calcio ayudan a las semillas a persistir y sobrevivir a muchas amenazas (como la digestión de los depredadores) durante el letargo. Cuando las semillas germinan, descomponen los cristales de oxalato protectores en una fuente de calcio (necesario para formar proteínas) mientras liberan ácido oxálico.[20] Los frutos secos y los granos en remojo ponen en marcha la germinación, convirtiendo algunos de los cristales de oxalato en ácido oxálico libre, que es la mejor forma de penetrar en nuestra sangre circulante.

Figura 2.3. Corte transversal de una semilla de frambuesa, en el que se pueden ver los cristales de oxalato como un anillo de manchas de color blanco justo bajo la capa exterior.

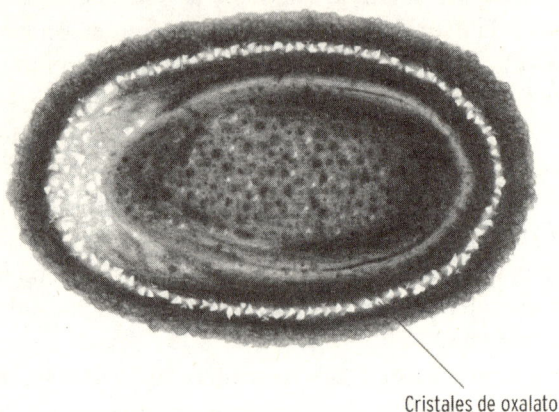

Cristales de oxalato

Fuente: Franceschi y Nakata, 2005.

En el análisis de los alimentos, la práctica habitual es distinguir el oxalato como *soluble* (ácido oxálico libre) o *insoluble* (cristales y moléculas de oxalato de calcio). Se cree que en la circulación sanguínea solo entra una pequeña fracción de oxalato insoluble (aproximadamente un 1%), pero es difícil saber qué cantidad de ácidos gástricos y combinaciones de alimentos alteran las moléculas y los cristales de oxalato.

En algunas plantas, los cristales de oxalato pueden actuar como «huesos» al ayudarlas a mantenerse rectas, además de servir de reservorio de minerales. La analogía ósea encaja aquí porque, en animales y seres humanos, nuestros huesos reales no solo nos sostienen, sino que también son reservorios de calcio, que pueden reducirse gradualmente cuando los niveles de calcio disminuyen en la circulación sanguínea. El calcio es esencial para la vida vegetal y animal, pero debe gestionarse con cuidado porque, en cantidades excesivas o insuficientes, puede provocar graves problemas.

A veces las plantas crean cristales de oxalato de calcio como una «pila de desechos», que les permite gestionar y excretar el calcio para evitar que la cantidad de calcio libre alcance niveles tóxicos en las células.[21] Por este motivo, los niveles de oxalato tienden a ser mayores en las plantas cultivadas en suelos ricos en calcio. Es interesante que, en los jitomates, la combinación de demasiado calcio y demasiada humedad favorece la formación de cristales de oxalato en los frutos, visibles en forma de manchas doradas en los «hombros» de los frutos. Los jitomates moteados de color dorado son menos atractivos y se estropean rápidamente porque los cristales pueden dañar las estructuras celulares.[22]

Hábilmente, las plantas del desierto utilizan los cristales de oxalato como si fueran aire.[23] De día, mientras el sol brilla en un aire seco e insoportable, los cactus y otras plantas del desierto deben cerrar sus poros de aire para retener la humedad, pero así se interrumpe también el suministro de dióxido de carbono necesario para la fotosíntesis. Por eso, estas plantas acumulan cristales de oxalato durante la noche, amontonando el carbono que luego pueden utilizar para la fotosíntesis durante el día. No es sorprendente que el nopal sea rico en oxalatos.

Los niveles de oxalato en los alimentos varían

Los niveles variables de oxalatos en las plantas y la relativa falta de información precisa sobre estos hacen que resulte difícil calcular su nivel de ingesta. Las plantas son organismos vivos, cuyo contenido de oxalato (y el tipo de oxalato) puede variar sustancialmente según su entorno de crecimiento, el metabolismo, la genética de las variedades y otros factores. Incluso la fase de madurez puede ser importante. Por ejemplo, un aguacate Hass muy maduro tiene solo unos 7 mg de oxalato, aunque uno verde, poco maduro, contiene unos 50 mg, esto es, unas siete veces más.[24]

Los granos de pimienta blanca y negra utilizados a diario para cocinar son fruto de la misma vid de pimienta, pero su contenido de oxalato es bastante diferente. El grano de pimienta negra se recoge cuando está inmaduro y es rico en oxalato (unos 13 mg/cucharadita). En cambio, el grano de pimienta blanca se recoge cuando está totalmente maduro y es muy bajo en oxalato (< 2 mg/cucharadita). Por peso, los granos inmaduros de pimienta negra son entre diez y veinte veces más ricos en oxalato que los de pimienta blanca. En las semillas de soya se observa un patrón similar: los niveles de oxalato son máximos cuando las semillas están inmaduras.[25] Pero el contenido de oxalato varía extensamente en las distintas variedades de semillas de soya (hay más de cien), incluso cuando están completamente maduras.

La imprecisión aumenta debido a las vagas indicaciones en cuanto a los tamaños de las porciones (con frecuencia las cantidades se subestiman) y de densidades variables de los alimentos (por ejemplo, cuán finas se han picado). Teniendo en cuenta que las cifras que indican el contenido total de oxalato de los alimentos no son precisas (tampoco lo son tus porciones), lo honesto sería utilizar números redondeados al calcular su ingesta, como hago en este libro.

La fiabilidad de los números publicados también es una frecuente fuente de error y confusión, en parte debido a que el análisis exacto del contenido de oxalato en material biológico es algo muy complicado. Juntos, los problemas analíticos y el fracaso de los investigadores para especificar la variedad, la madurez y otras características distintivas, aumentan la confusión sobre los datos de los oxalatos. La abundancia de datos de mala calidad y mal documentados es un gran obstáculo para identificar el exceso de oxalato. Los datos no fiables y parciales nos impiden calcular con precisión nuestro consumo de oxalato y eclipsa el poder perjudicial de los oxalatos de la dieta.

UNA LECCIÓN OBJETIVA AL HUSMEAR ENTRE DATOS DE MALA CALIDAD

Al igual que la coliflor, el rábano y el colinabo son miembros de la familia de las crucíferas. También son bajos en oxalato y pueden sustituir fácilmente a las papas. Las papas para asar peladas –Russet e Idaho– contienen de 25 a 50 mg de oxalato por cada 100 g, mientras que las papas nuevas de cáscara roja cocidas tienen poco oxalato; un pequeño número de pruebas sugiere que tienen unos 20 mg por cada 100 g.

El rábano cocido solo contiene 2 mg de oxalato por cada ½ taza, según unas pruebas realizadas en la Universidad de Wyoming. Pero si no sabes que los rábanos son crucíferos, no te dejes llevar por los desordenados datos disponibles *online*. En una lista publicada por el Departamento de Nutrición de la Escuela de Salud Pública de Harvard, y ampliamente difundida *online*, se afirma que los rábanos tienen una cantidad de oxalato quince veces mayor (30 mg). Probablemente es un error de punto decimal, pero es un ejemplo de lo confuso que puede ser utilizar los datos de internet. En consecuencia, evalúa tu fuente de información y comprueba detenidamente su precisión.

De hecho, *puedes* confiar en que las crucíferas aportan minerales biodisponibles. Son una familia culinaria flexible que no solo puede sustituir a las papas, sino que también puede ser un sustitutivo de las acelgas y espinacas como acompañamiento, o añadirse para enriquecer sopas, estofados y guisos. Utiliza solo las crucíferas con moderación y asegúrate de que estén bien cocinadas, pues son más difíciles de digerir cuando están crudas o poco cocinadas.

NIVELES RELATIVOS DE OXALATO EN VARIAS FAMILIAS DE PLANTAS

Peores aún son las falsas creencias sobre los oxalatos en los alimentos. La idea categórica de que deben evitarse *todas* «las verduras de hoja verde» es falsa. Y aunque algunos alimentos como las espinacas se han analizado una y otra vez, muchos otros nunca fueron analizados con técnicas precisas y mucho menos se analizaron de manera exhaustiva las variaciones entre o dentro de las variedades específicas, las condiciones de crecimiento o la madurez y la maduración. Como en algunos alimentos no se ha estudiado adecuadamente el contenido de oxalato o este puede variar tan extensamente de forma natural, raramente (o nunca) sabemos el contenido exacto de oxalato que hay en una porción concreta que vamos a comer. Este es el motivo por el que es importante que planifiques los menús con datos fiables de contenido alimenticio y limites el uso de alimentos no analizados o muy variables. Los datos y los consejos generales proporcionados en este libro te pueden ayudar a mantener al mínimo tus conjeturas.

Un consejo útil: a veces, conocer la familia de plantas a la que pertenece un alimento puede indicar si es probable que este tenga muchos o muy pocos oxalatos (es decir, relativamente imprevisible).[26] Los alimentos vegetales que *de forma fiable son bajos* en oxalatos proceden de estas dos familias:

- La familia de la col (*Brassicaceae* o *Cruciferae*), que incluye el brócoli, la coliflor, la arúgula, la berza, la mostaza, la col rizada, el berro, el rábano, el colinabo y otras verduras y hortalizas comunes.
- Las verdaderas lechugas (familia *Asteraceae*), que incluyen las variedades arrepollada, romana, iceberg y de hoja.

Los alimentos que contienen *niveles constantemente altos de oxalatos*:

- Tienden a ser semillas. Entre las semillas que son ricas en oxalato se encuentran las de chía, amapola y cáñamo, por ejemplo, además de la mayoría de los frutos secos, frijol, *teff*, granos enteros y varias especies como el comino.

- O derivan de una de estas dos familias:
  1. Familia del amaranto (*Amaranthaceae*), como los betabeles y sus coronas de hoja verde, acelgas, espinacas, berza perruna, amaranto, quinoa.
  2. Familia del trigo sarraceno (*Polygonaceae*), como el trigo sarraceno y ruibarbo.

Las solanáceas (familia *Solanaceae*), como las papas, los jitomates y las berenjenas, tienden a tener un mayor contenido de oxalato, pero este varía considerablemente. Los chiles rojos maduros (morrones y picantes) con frecuencia son bajos en oxalatos, aunque los chiles morrones verdes, amarillos y naranjas tienen inexplicablemente dos o tres veces más. En los chiles picantes también varían. En general, tienen más contenido de oxalato que los chiles morrones, pero se utilizan en cantidades menores. Según un número limitado de pruebas, los chiles habaneros son unos de los que lo tienen más bajo, y los verdes Anaheim, más alto. Las papas para asar (incluidas las chips y las fritas) tienen un alto contenido de oxalatos, pero las papas nuevas tienen menos. Los jitomates frescos tienden a tener un nivel medio-alto según la variedad y el tamaño de la porción. Si bien es adecuado poner unos trozos de jitomate en la ensalada en una dieta baja en oxalato, se considera que la salsa de jitomate y otras formas concentradas de jitomate son alimentos ricos en oxalatos, por lo que se debe prestar especial atención a los tamaños de las porciones. Además, al cocinar los alimentos o secarlos suele aumentar su densidad y la cantidad de oxalato que contienen. Media taza de espinacas cocidas contiene mucha más espinaca (y oxalato) que media taza de espinacas crudas.

Otra posible fuente de variabilidad del contenido de oxalato de muchos alimentos es la contaminación por hongos productores de oxalato, en concreto *Aspergillus* y *Penicillium*.[27] Estos «generadores» de oxalato son los contaminantes fúngicos más frecuentes en las harinas de trigo y los productos derivados de la harina.[28] Asimismo, las frutas frescas y secas (como higos, uvas y pasas, manzanas, jugo de manzana y derivados de la manzana), las almendras, las semillas de ajonjolí, las avellanas y los pistaches son ejemplos de alimentos que tienden a contaminarse con hongos productores de ácido oxálico. El contenido variable de oxalato en el pan y la pasta puede estar influido por los grados variables de contaminación por hongos, por las condiciones y prácticas cambiantes utilizadas en la cosecha y por el molido, el envasado y el almacenamiento de las harinas. Cuando los productos contaminados por hongos, como la harina del pan, dominan nuestra dieta, también contribuyen en la carga de oxalato.

Y otra posible fuente de variabilidad del contenido de oxalato en las frutas y verduras es el uso de ácido oxálico para retrasar el amarillamiento de las verduras de hoja verde durante el almacenamiento después de la cosecha.[29]

El oxalato es un compuesto tóxico aprovechado efectivamente por las plantas (y hongos) para su defensa y supervivencia. En el próximo capítulo examinaremos cuánto oxalato podemos tolerar sin consecuencias tóxicas.

3

¿Cuánto es demasiado?

Antes —se dijo— hay que ver si hay alguna contraindicación, algún letrero que diga «veneno», por ejemplo [...]. Es muy probable que, si te bebes un frasco que dice «veneno», tarde o temprano te siente... ¡fatal![1]

LEWIS CARROLL,
Alicia en el país de las maravillas, 1865

Es sumamente fácil comer oxalato en exceso y ponerse enfermo por ello. Incluso los herbívoros naturales, como los insectos, las ovejas y el ganado bovino, pueden enfermar por comer plantas ricas en oxalato. Cuando en 1949 unos investigadores de la Universidad de Cornell alimentaron con hojas de betabel (rica en oxalato) a polluelos, el oxalato los mató a todos en dos semanas.[2] Cuando los caballos consumen forrajes ricos en oxalato, desarrollan una marcha rígida y forzada por una depleción de calcio y problemas en la función de sus músculos y nervios.[3] Esta enfermedad inducida por el oxalato se llama «cabeza grande», porque los animales cojos al final desarrollan una distorsión y una hinchazón de la cara. Con la muerte gradual de las células de sus huesos faciales y la destrucción de las estructuras del tejido conjuntivo, aparece tejido cicatricial desorganizado y no se puede revertir con éxito a hueso normal.[4] De forma similar, los alimentos ricos en oxalato pueden crear deficiencias minerales que son mortales para las ovejas, aunque estas, a diferencia de los caballos, son rumiantes con una digestión bacteriana que les proporciona una mejor tolerancia a los oxalatos.[5]

En 2006, para un rebaño de ovejas egipcias solo hicieron falta unos pocos días de comer hojas de betabel —un derivado industrial del betabel azucarero—[6] para que empezaran a sufrir temblores, rechinar de dientes, sequedad bucal, tropiezos, anorexia, pérdida de peso e incluso depresión.[7] El equipo médico utilizó calcio y magnesio intravenoso para salvar 46 ovejas, pero dos murieron a pesar del tratamiento. En los seres humanos, los oxalatos también alteran el metabolismo del calcio y crean deficiencias que dañan los huesos, los músculos, los nervios, el cerebro y otros órganos.

La cantidad de oxalatos que los seres humanos podemos consumir sin un efecto perjudicial, si bien es variable, es sorprendentemente baja. Especialistas del riñón nos explican que **un nivel de ingesta «normal» y segura se sitúa dentro del intervalo de entre 150 a 200 mg al día.**[8] **La alimentación «rica en oxalato» —con una gran posibilidad de que personas sanas acaben teniendo problemas con el tiempo— suele definirse en torno a los 250 mg o más al día.**[9] **Dietas con más de 600 mg al día se consideran «extremadamente altas».**[10,11]

Incluso si estos umbrales de ingesta se conocieran bien —que no es así—, aún no tenemos ni idea de cuánto comemos ni qué nos provoca, porque el etiquetado nutricional no requiere pruebas ni la notificación del contenido de oxalato de los alimentos. Igual que las ovejas y vacas se tropiezan con densos matorrales de pastos ricos en oxalato, nosotros podemos vernos inmersos en niveles increíblemente altos —y peligrosos— de consumo de oxalato, sin siquiera saberlo. En la **tabla 3.1*** se muestra una lista de porciones típicas de alimentos ricos en oxalato que contribuyen a los altos niveles de consumo que podemos adquirir de forma inadvertida a diario.

---

* *Nota*: los datos sobre el contenido de oxalato presentados en esta tabla (y en todo el libro) se resumen a partir de resultados de pruebas publicados por laboratorios fiables y artículos de investigación. Si bien se dispone de múltiples resultados de pruebas, los números se combinaron en un cálculo práctico para hacer selecciones dietéticas. En mi página web, <sallyknorton.com>, puedes encontrar una tabla de datos sobre el contenido de oxalato con los valores y las fuentes publicadas para todos los alimentos mencionados en este libro.

Tabla 3.1. Más culpables.

ELEMENTO/ PREPARACIÓN	TAMAÑO DE LA PORCIÓN	MILIGRAMOS DE OXALATO POR PORCIÓN (Total)
Bebidas		
Chocolate caliente con una cucharada de cacao en polvo	6 g de cacao en polvo	40
Jugo de betabel	⅔ taza (160 ml)	95
Leche con dos cucharadas de jarabe de chocolate	1 taza (240 ml)	18
Starbucks Latte Dark Chocolate Mocha grande	1 taza y media (360 ml)	75
Té negro, en infusión	1 bolsa de té (1.7 g aproximadamente)	20
Té verde, en infusión	1 bolsa de té (1.25 g aproximadamente)	15
Frutas y bayas		
Carambola	1 (90 g)	270
Chabacanos secos	¼ de taza (35 g)	30
Granada en semillas y jugo	½ taza (85 g)	30
Higos pequeños secos	6 (60 g)	50
Kiwi fresco	1 (75 g)	30
Mandarina pelada	1 (75 g)	20
Moras, frescas	113 g	60
Frutos secos		
Almendras enteras con cáscara	24 piezas (28 g)	120
Nueces partidas	14 mitades (28 g)	16
Nueces pecanas partidas	17 mitades (28 g)	18

ELEMENTO/ PREPARACIÓN	TAMAÑO DE LA PORCIÓN	MILIGRAMOS DE OXALATO POR PORCIÓN (Total)
Nuez de la India	24 piezas (28 g)	75
Piñones crudos	3 cdas. (28 g)	60
Granos y pseudogranos		
Amaranto crudo	¼ de taza (50 g)	75
Arroz integral cocido	1 taza (195 g)	24
Cereal de trigo triturado	2 galletas (50 g)	40
Cereales All-Bran	½ taza (30 g)	75
Fideos soba (trigo sarraceno)	1 taza (110 g)	30
Germen de trigo	½ taza (55 g)	25
Pan integral	2 rebanadas (75 g)	30
Quinoa cocida 30 min	1 taza (180 g)	110
Teff (harina)	⅓ de taza (45 g)	100
Trigo sarraceno cocido	1 taza (180 g)	230
Hierbas y especias		
Cúrcuma	½ cdta. (1.1 g)	25
Olmo americano	½ cdta. (0.75 g)	18
Pimienta negra	½ cdta. (1 g)	8
Legumbres		
Alubias blancas cocidas	½ taza (90 g)	50
Alubias Great Northern cocidas	½ taza (90 g)	70
Cacahuates tostados	28 piezas (28 g)	45
Frijoles negros cocidos	½ taza (90 g)	65
Frijoles pintos cocidos	½ taza (90 g)	40
Semillas de soya cocidas	½ taza (90 g)	50
Postres		
Algarroba en polvo	2 cdas. (12 g)	55
Cacao en polvo	2 cdas. (11 g)	80
Chocolate negro, 70%	50 g	110
Chocolate negro, 85%	50 g	140

ELEMENTO/ PREPARACIÓN	TAMAÑO DE LA PORCIÓN	MILIGRAMOS DE OXALATO POR PORCIÓN (Total)
Semillas		
Semillas de ajonjolí sin cáscara	¼ de taza (30 g)	45
Semillas de amapola	1 cda. (8 g)	180
Semillas de cáñamo	¼ de taza (40 g)	22
Semillas de chía	¼ de taza (40 g)	260
Verduras		
Acedera cocida 15 min	½ taza (90 g)	520
Acelga de penca blanca cocida 6 min	½ taza (90 g)	270
Espinaca cruda	1 taza y media (45 g)	450
Espinaca cocida	½ taza (90 g)	450
Hojas de betabel o acelga de penca roja cruda	1 taza (40 g)	380
Hojas de betabel o acelga de penca roja cocida 6 min	½ taza (90 g)	400
Mezcla de varias ensaladas/Mezclum, cruda (típica)	1 taza y media (45 g)	75
Nopal cocido 30 min	½ taza (75 g)	260
Ruibarbo cocido	½ taza (120 g)	370
Verduras de raíz y almidones		
Betabel cocido	½ taza (85 g)	45
Camotes asados, solo la carne	½ taza (110 g)	120
Papas, Russet, asadas, solo la carne	1 mediana (170 g)	85
Plátano fresco frito en aceite	½ taza (85 g)	95

Como puedes ver, es fácil superar la ingesta de 250 mg al día que define una dieta rica en oxalato, especialmente si estás intentando comer bien, según los estándares actuales. Los *smoothies* de espinacas que se tomaba Liam Hemsworth por la mañana, mencionados en el capítulo 1, y que resultaron en una intervención quirúrgica por un cálculo renal, registraban más de 1 000 mg. Dadas sus altas necesidades calóricas (por su físico) y su dieta vegana (en ese momento), su ingesta diaria podía fácilmente haber sido de al menos el doble, quizá de más de 2 000 mg. ¡Ocho veces por encima de una dieta rica en oxalato! Sin duda, es posible comer más oxalatos de los que podemos gestionar, pero los efectos tóxicos no se identifican como un problema médico. Se han producido muertes humanas por comidas que contenían de 3 500 a 4 000 mg de oxalato. En las personas más sanas, la dosis mortal aguda es seguramente superior. De hecho, la muerte es un parámetro horrible para definir el daño.

Resulta difícil evitar comer demasiado oxalato. Tomemos como ejemplo los artículos concebidos para caer en compras impulsivas que suelen disponerse junto a la caja de cualquier tienda. Suele estar cargada de chocolates, frutos secos y otros caprichos ricos en oxalato, como chips de plátano. En Trader Joe's incluso se ofrecen chips de plátano espolvoreadas con chocolate negro. Si nos basamos en los análisis de productos similares, este *snack* probablemente contiene 45 mg de oxalato por cada 28 g, pero ¿quién se come solo 28 g?[12] Peor aún, una barrita de 56 g de crema de cacahuate Clif tiene 70 mg de oxalato, y una de 40 g de chocolate negro, alrededor de 100 mg.[13] Un cuarto escaso de taza de almendras —solo 26 piezas— tiene casi 150 mg de oxalato.

Incluso si te resistes a estas tentaciones, otras opciones desinformadas pueden suponer grandes diferencias, aunque sean invisibles. Mira cómo se podría materializar en dos menús muy similares, presentados en la **tabla 3.2**.

Observa que el contenido de oxalato del menú 1 es diez veces mayor que el del menú 2, pero parecen muy similares porque no somos conscientes del oxalato y la importancia de esta diferencia se pierde por nuestra ignorancia sobre el tema. Según los actuales preceptos sobre la salud, tendemos a decantarnos por el menú que contiene 1 000 mg de oxalato, y no por el menú de 100 mg, porque el primero incluye fibra «saludable» y verduras de hoja verde oscura.

Más triste aún, la formación profesional y los títulos académicos no suponen distinción alguna. Incluso dietistas acreditados solo suelen tener una idea vaga y limitada de qué alimentos son ricos en oxalatos e, igual que muchos otros profesionales de la nutrición, no verían la diferencia en el contenido de oxalato entre los dos menús. Casi todos ignoran alegremente la toxicidad del oxalato cuando recomiendan alimentos.

Nuestra manera estándar de evaluar la seguridad de los alimentos es leer las etiquetas y centrarnos en el contenido de grasas, sal y carbohidratos. A través de este filtro, alimentos similares pueden tener un contenido de oxalato muy variable, por ejemplo, las «verduras de hoja verde». Una porción de dos tazas de arúgula cruda solo tiene 3 mg de oxalato y una porción de dos tazas de lechuga romana tiene incluso menos, 2 mg; sin embargo, las espinacas crudas tienen de *doscientas a trescientas veces* más oxalato que la lechuga y la arúgula, con 600 mg (o más) de oxalato en una porción de dos tazas. Las bolsas de ensaladas, especialmente las mezclas de «hojas tiernas», suelen contener espinacas, acelgas y hojas de betabel mezcladas con la lechuga. El contenido de estas mezclas varía, pero podrían contener más de 80 mg de oxalato total por porción de dos tazas. No tienes que comer espinacas ni hojas de betabel para tener un problema con el oxalato, pero es una forma habitual de hacerlo.

El *smoothie*, promocionado incansablemente en la televisión, páginas web, redes sociales y libros, es la respuesta de más éxito actual para adelgazar, mejorar la energía, la salud física y la longevidad. Cuando nos conocimos, mi compañera May me habló orgullosa de su dieta saludable con los mejores alimentos frescos, sin saber que su dieta estaba sobrecargada de oxalatos. Su desayuno diario consistía en un *smoothie* verde que contenía dos tazas de espinacas crudas picadas, una taza de frutos rojos, una taza de leche de almendras y, con frecuencia, la mitad de un betabel crudo.

El resto del día su menú también estaba sobrecargado: su comida habitual era una ensalada de espinacas y col rizada con aguacate y almendras picadas; su merienda consistía en una taza de té negro y *crackers* con crema de cacahuate y miel, y, para cenar, solía comer espinacas o acelgas al vapor, papas, pescado y un poco de chocolate negro de postre.

Tabla 3.2. ¿Qué menú es «normal»?

Los números se proporcionan como una herramienta didáctica y se redondearon en las columnas de contenido de oxalato a los 5 mg más próximos, porque es imposible (y confuso) calcular con precisión exacta el contenido de oxalato.

MENÚ 1: 1 000 MG DE OXALATO EN TOTAL		
Comida	Alimentos (mg de oxalato)	Total de oxalato por comida (mg)
Desayuno	½ taza de cereales All-Bran (73) ½ taza de frambuesas frescas (12) ½ taza de leche entera (0.5)	85
Comida	Burrito de frijoles negros [tortilla de harina blanca, grande (10), ⅔ de taza de frijoles negros (85), queso (0) sazonado con ⅛ de cdta. de comino (3) y pimienta negra (2)] ¼ de taza de salsa picante (10) 8 chips de maíz ½ taza de gajos de mandarina (20) Té helado pequeño	145
Cena	1 taza y media de chiles Hormel (75) 1 taza y media de ensalada de espinacas tiernas (465) 200 g de papa Idaho asada con cáscara (140) y mantequilla (0) 28 g de chocolate negro con almendras (87) 340 g de cerveza Budweiser (3)	770
Total al día		1 000

MENÚ 2: 100 MG DE OXALATO EN TOTAL	
Alimentos (mg de oxalato)	**Total de oxalato por comida (mg)**
1 taza de cereales de arroz (5) ½ taza de moras azules frescas (4) ½ taza de leche entera (0.5) Café solo (2)	12
Quesadilla de queso (0) con champiñones de lata (¼ de taza) (0.3) y camarones pequeños (0), tortilla de harina blanca (10) Salsa de maíz [½ taza de maíz (2) con 2 cdas. de cebolla morada (0.5), chile morrón rojo (0.25), ½ diente de ajo (0.1), 2 cdtas. de jugo de lima (0.2), aceite de oliva (0), ¼ de cdta. de chile en polvo (2), cayena (1.5)] Barrita de manzana y plátano (3) Refresco de limón (0)	20
Pollo al horno sazonado con Shake 'N Bake (4) 1 taza y media de ensalada César, romana (1.5), crutones (3.5) y aderezo (1.5) 1 taza de brócoli al vapor (9) ½ taza de arroz blanco (3) Helado de chocolate con salsa de chocolate (45) 142 g de vino tinto o blanco (0)	68
	100

CUADRO 3.1. RESUMEN DE DENOMINACIONES DIETÉTICAS

Categorías de ingesta diaria de oxalato
- Dieta «normal»: 130-200 mg/día
- Dieta baja en oxalato: inferior a 60 mg/día
- Dieta rica en oxalato: superior a 250 mg/día
- Dieta extremadamente alta en oxalato: más de 600 mg/día

Denominaciones de alimentos
- Alimento bajo en oxalato: inferior a 4 mg/porción
- Alimento moderado en oxalato: 4-9.9 mg/porción
- Alimento rico en oxalato: más de 10 mg/porción
- Alimento muy rico en oxalato: más de 15 mg/porción

Solo con las espinacas, May consumía fácilmente más de 1 000 mg de oxalato al día. Y si a ello añades los oxalatos de las almendras, la leche de almendras, los cacahuates, los frutos rojos, las papas, las acelgas, el té negro y el chocolate, su ingesta diaria total de oxalato era de al menos 2 500 mg. Eso son dos tercios de una dosis potencialmente mortal en alguien con problemas de salud subyacentes, y ella la consumía todos los días. En consecuencia, no es de extrañar que, desde que empezó esta dieta supuestamente saludable, presentara dolor de espalda, niebla mental y bajones de energía cada noche. Pero no se le ocurrió la conexión con su dieta hasta que un amigo en común le mostró mi trabajo.

«NORMAL» Y SEGURO

En personas sanas, una dieta inferior a 200 mg al día es probablemente lo suficientemente baja como para evitar los problemas del oxalato (60 mg de oxalato por comida). Este nivel de ingesta ofrece la posibilidad de recuperarse de problemas renales leves e incluso aliviar los síntomas de intoxicación por oxalato. La primera fase al adoptar un estilo de vida con conocimiento del oxalato se dirige hacia este intervalo objetivo. El alivio de los síntomas relacionados con el oxalato podría producirse a los cinco o diez días después de haber reducido sistemáticamente la ingesta de oxalato. Todo lo que necesitas es un poco de atención continua, ya verás que es factible.

Oxalato bajo terapéutico

Los investigadores sugieren que una ingesta de oxalato inferior a 100 mg al día es el objetivo para alguien con antecedentes de cálculos renales y que 75 mg al día es viable.[14] La definición clínica típica de una dieta realmente baja en oxalato es inferior a 60 mg al día[15] (20 mg o menos por comida) y este es el objetivo utilizado para revertir la enfermedad crónica causada por depósitos de oxalato. No obstante, antes de precipitarte a adoptar una dieta baja en oxalato, debes ser consciente de que alcanzar este nivel es la segunda fase en el proceso de deshacerse de la sobrecarga de oxalato, *no* la primera. Más adelante te comentaré cómo llegar ahí de forma segura, pero, como adelanto, vuelve a mirar el menú 2 mencionado en la **tabla 3.2**. Para transformar ese menú «bajonormal» de 100 mg de oxalato en una dieta que anime al cuerpo a eliminar depósitos de oxalato de los tejidos, la solución simple es elegir helado de vainilla, en vez de helado de chocolate con salsa de chocolate. Siendo conscientes del oxalato, el sabor de vainilla es maravillosamente satisfactorio, estimulante y gratificante.

May, mi compañera amante de las espinacas, tuvo en cuenta mis consejos y dejó completamente de beber *smoothies*. También sustituyó las espinacas por arúgula, col china y lechuga romana, y abandonó los frutos secos, la leche de almendras, las papas, el té negro y el chocolate. A los diez días de hacer el cambio de dieta, la niebla mental desapareció, dejó de tener los bajones de energía vespertinos y, en dos meses, el dolor de espalda crónico también se había ido.

¿Por qué «demasiado» es demasiado?

Con el tiempo, la sobrecarga de oxalato da lugar a las dos bases esenciales de toda enfermedad: toxicidad y deficiencia. El oxalato es tóxico por sí mismo. Ya sea en el tracto digestivo o en los vasos sanguíneos, en los huesos o en el cerebro, una cantidad excesiva puede revolver las estructuras celulares y los sistemas energéticos y alterar la función celular básica. Con el tiempo, ingerir oxalatos de forma rutinaria y en exceso provoca acumulaciones y crea una toxicidad inflamatoria crónica. Para colmo, los oxalatos pueden activar y amplificar los efectos de otras toxinas y rehuir su culpa.[16]

Sobrecargar la dieta con oxalato crea o empeora diversas deficiencias nutritivas y priva a las células de los nutrientes que necesitan para realizar su función.

A largo plazo, la exposición a toxinas (de muchos tipos) desempeña un papel fundamental en el desarrollo y la progresión de enfermedades neurodegenerativas y de disfunción intestinal.[17] La exposición al plomo, el talio o el mercurio en las primeras etapas de la vida y a lo largo de esta produce un porcentaje significativo de lo que con frecuencia se considera un deterioro cognitivo «normal» relacionado con la edad. Incluso entre los tóxicos identificados comúnmente se ha prestado poca atención a los efectos *subclínicos* (síntomas que no llaman la atención ni conducen a un tratamiento).[18]

Las exposiciones más leves a estos peligros podrían no tener unos efectos evidentes e inmediatos en tu salud, pero el estrés metabólico persistente y una inflamación crónica leve consecuencia de la toxicidad pueden acabar en enfermedad. La toxicidad puede tardar años en manifestarse y los efectos pasan fácilmente desapercibidos. Parte del problema al identificar la toxicidad es que solo la asociamos con crisis potencialmente mortales (intoxicación aguda, cáncer o insuficiencia renal súbita).

Muchos de los cambios dietéticos que nos llevan a un mayor consumo de oxalato también hacen que sea más probable que acabemos con deficiencias de nutrientes clave. Si la toxicidad y la deficiencia pasan desapercibidas y no se corrigen, la enfermedad y el envejecimiento acelerado son inevitables. Toxicidad y deficiencia en tándem entrañan sufrimiento humano.

Cómo y qué comemos actualmente nos ha llevado a problemas insospechados porque ingerimos más oxalato que en ningún otro momento de la historia de la humanidad.

4

Delirios tóxicos y tendencias preocupantes

Los comelones de ensaladas, definidos como personas
que comen ensaladas más de dos veces por semana en
invierno o cuatro veces por semana en verano, están
programados maliciosamente con tres creencias relacionadas: primera, que todos los alimentos son tóxicos, que te hacen gordo o endeble, o medicinas, que te
hacen estilizado y atractivo; segunda, que las verduras
crudas, como ensaladas y crudités, entran en la categoría de medicina; y, tercera, que el reino vegetal ha sido
puesto ahí por cierta fuerza benigna para el placer y el
bienestar del hombre. Las tres son delirios tóxicos.[1]

JEFFREY STEINGARTEN,
The Man Who Ate Everything, 1997

Hoy, gracias a la producción a escala industrial, a los camiones
refrigerados y al transporte intercontinental, una espectacular
cinta transportadora nos abastece de oxalato los trescientos se-
senta y cinco días al año sin descanso. Los alimentos ricos en
oxalato se emplean cada vez más como alimentos básicos diarios.
Las estadísticas agrícolas de Estados Unidos muestran que los camotes y las espinacas —dos alimentos muy ricos en oxalato— fueron los cultivos con los mayores aumentos de superficie de 2012 a
2017.[2] Los camotes aumentaron un 38%, y las espinacas, un
51%. Los alimentos populares ricos en oxalato son a menudo aña-

didos recientes a nuestra dieta; la mayoría de las verduras comestibles fueron creadas por prácticas hortícolas humanas.

La lista de alimentos populares ricos en oxalato no es larga (véase la **tabla 3.1**, «Más culpables»), pero aun así consideramos que la mayoría son «saludables». Muchos se comercializan como «regalos» nutricionales de la naturaleza, incluso avalados por algunos investigadores.[3]

Hace un tiempo, no hace mucho, cuando durante los inviernos del clima nórdico se necesitaba una dieta centrada en la carne o en alimentos de origen marino —especialmente en nuestro lejano pasado de cazadores-recolectores—, las pocas plantas comestibles disponibles eran el último recurso en momentos de escasez. Con la propagación de las tecnologías agrícolas, la escasez de alimentos vegetales en las economías avanzadas ya no es una condición humana. Ahora podemos encontrar moras y espinacas en cualquier estación del año. El *marketing*, el transporte global y la ideología determinan las elecciones de los alimentos. La Madre Naturaleza ya no tiene voz.

Aunque la disponibilidad durante todo el año hizo que los alimentos ricos en oxalato sean más abundantes y económicos, otros cambios culturales los han popularizado universalmente, haciendo del hiperconsumo de oxalato casi inevitable.

Veamos cómo estamos poniendo a muchas personas en peligro con las dietas de moda actuales, basadas en plantas y teorías nutricionales erróneas que ignoran las carencias nutricionales y los secretos tóxicos de los alimentos ricos en oxalato.

DEMASIADO PICOTEO

El *snacking*, o picar entre horas, es un patrón de alimentación típicamente moderno que consiste en ingerir platos preparados entre las comidas principales. Según un estudio realizado en la Universidad de Carolina del Norte, el porcentaje de adultos que come algún *snack* en un día cualquiera aumentó del 71% en 1997 al 97% entre 2003 y 2006.[4] Las tres grandes influencias que impulsan esta tendencia son las siguientes: recomendaciones dietéticas pobres en grasas y ricas en carbohidratos, productos para adelgazar y comer más veces en movimiento y menos sentados a la mesa.

Mientras que una comida grasa rica en proteínas puede saciarnos durante horas (o incluso todo el día), las comidas ricas en carbohidratos crean mayores subidas y bajadas de azúcar en la sangre, y las bajadas nos predisponen a tener siempre hambre. Para abordar estos problemas, algunos expertos en dietética han promovido la práctica del *grazing* ['pastar'], es decir, comer poco y a menudo (incluidos platos preparados), incluso aunque a los nutricionistas e investigadores les preocupa que una alta frecuencia de comidas sea una posible causa de caries, obesidad y cáncer. Si comiéramos una comida completa con más grasa y proteína, reduciríamos drásticamente el impulso físico de picar entre horas.

Algunos *snacks* populares son las bolsas de frutos secos, chips, *pretzels* y, evidentemente, «alimentos» procesados como los Cheetos. Suelen venderse como híbridos de comida y tentempié, con frecuencia en forma de barritas que incluyen frutos secos, semillas y chocolate ricos en oxalato. Los recién llegados como las chips de plátano, plátanos, camotes, papas moradas y betabeles son aún más ricos en oxalato que las chips de papa blanca. En la **figura 4.1** se muestran los niveles de oxalato por 28 g de seis *snacks* de chips populares. Son alimentos deshidratados concentrados y es fácil comerlos en exceso. Nos acostumbramos al «crujido» y a los carbohidratos que hacen que sean no solo antojables, sino también adictivos. Comer en exceso sería menos problemático si eligiéramos queso, huevos duros o un yogur natural entero, pero estos alimentos se han demonizado porque contienen colesterol y grasa. En cambio, los comerciantes ofrecen enormes selecciones de «mezclas de frutos secos» con chocolate y fruta seca, todos comercializados como «alimentos saludables».

SUSTITUCIÓN DE ALIMENTOS

La alimentación moderna está plagada de sustitutos de alimentos tradicionales. Con el tiempo nos conformamos con menos sabor y menos nutrición *y* no somos conscientes de la mayor toxicidad. Un ejemplo muy arraigado es el error de sustituir la mantequilla y la manteca de cerdo (que contienen vitaminas y minerales esenciales) por margarina y manteca tóxicas y carentes de nutrientes. Al menos se logró algún avance en este problema, porque los ácidos grasos trans de estas grasas sintéticas ahora son prácticamente ilegales. Recuerda que durante más de cinco décadas estas grasas tóxicas fueron vendidas como más saludables.

Figura 4.1. Oxalato por 28 g de refrigerios seleccionados.

Promedio de mg de oxalato por 28 g

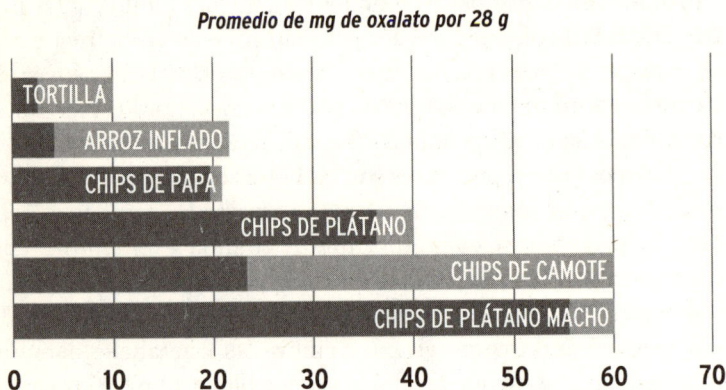

Quizá el ejemplo más evidente de alimentos ricos en oxalato nutricionalmente inferiores que desplazaron a alimentos tradicionales bajos en oxalato es la integración de bebidas de aspecto similar a la leche producidas con semillas de legumbres, hierbas y árboles. En los últimos años, las bebidas vegetales pasaron a ser un gran negocio. En 2016, solo la venta de leche de soya en Estados Unidos generó 881 millones de dólares y la venta de leche de almendras se disparó hasta los 1 300 millones de dólares en 2019.[5,6]

Actualmente, las tiendas de alimentación ofrecen diversas variedades de formulaciones no lácteas de extractos hidrolizados y homogeneizados de semillas de soya, arroz, almendras, nueces de la India, avenas, semillas de cáñamo, coco y semillas de lino. La elaboración de estas «leches vegetales» incluye blanqueamiento, triturado, extracción química, tratamiento a temperatura elevada —que vuelve tóxicos a aceites finos y proteínas— y adición de agua, sabores, colores, estabilizantes, espesantes, conservantes, vitaminas y minerales.[7]

Tabla 4.1. Contenido de oxalato en las leches alternativas.

TIPO DE BEBIDA	OXALATO POR TAZA (MG)
Nuevos tipos	
Leche de almendras casera (80 g de nueces por taza)	160
Leche de almendras comercial	14-35
Leche de soya comercial con sabor a chocolate (Silk)	20
Leche de soya comercial sin sabor (Silk y otras)	4-20
Leche de cáñamo sin sabor	11
Leche de arroz con sabor a vainilla	2-10*
Leche de vaca con sabor a chocolate	9
Leche de avena orgánica, marca Pacific	8
Leche de coco	3
Leche de lino	0.5
Leches clásicas	
Leche de vaca	2
Leche de cabra	0

Nota (*): 25 mg, según The Vulvar Pain Foundation en *The Low Oxalate Cookbook*, es probablemente un error en la introducción de los datos.

Muchos (aunque no todos) de estos productos tienen un contenido muy alto de oxalato (véase la **tabla 4.1**).[8] Por ejemplo, una taza de Almond Breeze contiene entre 18 y 30 mg de oxalato, y en la leche de almendras casera, que contiene más almendras, puede ser muchísimo más alto. En este punto, conviene señalar que la leche de vaca y las bebidas de coco o lino son bajas en oxalato.

La reciente tendencia hacia los sustitutos no lácteos de la leche con frecuencia es provocada por la intolerancia a la lactosa y la alergia a la leche, signos frecuentes de mala salud intestinal, una epidemia moderna por sí sola. Sin mejores respuestas para explicar nuestra pérdida de tolerancia a la leche, a los consumidores les resulta cómodo y práctico adoptar las nuevas bebidas vegetales. Las personas utilizan sustitutos vegetales de la leche como si fueran equivalentes a las leches reales, pero nutricionalmente son muy diferentes. Muchas de sus calorías derivan de los carbohidratos y carecen de las proteínas, vitaminas, calcio biodisponible y minerales completos hallados en la leche de vaca. Si bien en los envases se afirma que las bebidas vegetales enriquecidas tienen niveles de calcio equivalentes a los de la leche de vaca, la sedimentación y la poca solubilidad del carbonato de calcio (tiza) añadido significa que gran parte de este calcio ni siquiera se consume y mucho menos se absorbe.[9] La biodisponibilidad del calcio añadido puede reducirse aún más por el oxalato presente en la bebida.

Es interesante señalar que, para varios de mis pacientes, las aparentes intolerancias a la leche (y al gluten) parecen reducirse al comer poco oxalato.

Los aislados de proteínas vegetales muy procesados se usan muchísimo como aditivos alimentarios y en polvos proteicos vegetarianos, fórmulas de soya para bebés, falso queso y «carnes» vegetales. El método estándar utilizado para producirlos provoca importantes daños en las estructuras de las moléculas proteicas y crea toxinas adicionales, como una sustancia tóxica para el riñón llamada *lisinoalanina*. Los problemas resultantes incluyen la reducción de la digestibilidad de las proteínas y una menor utilidad nutricional.[10] A pesar de las repercusiones en la salud, especialmente de los niños y adultos mayores, la atención por parte de las autoridades de la salud pública es escasa.

Los consumidores perciben estos productos muy procesados como una alternativa saludable y ética a los alimentos de origen animal, y no son conscientes de la potencial toxicidad y el escaso valor nutricional. Comer alimentos nutricionalmente inferiores y que contienen toxinas puede desembocar finalmente en una amplia variedad de síntomas frustrantes. El daño inicial no suele provocar síntomas al principio y, cuando lo hace, no admitimos que la dieta está actuando en nuestra contra.

DEFICIENCIA Y TOXICIDAD

Según el National Research Council, más del 80% de los estadounidenses consume una dieta deficiente en vitaminas y minerales.[11] Incluso un nivel ligeramente subóptimo de nutrientes dentro de las células puede llevar a una mala salud, aunque es posible que la conexión no se evidencie nunca. La falta de minerales y vitaminas puede producir un deterioro neurológico, como problemas del estado de ánimo y la conducta, déficits de aprendizaje, poca destreza manual, debilidad y atrofia muscular.[12] Y la deficiencia de nutrientes puede predisponernos a lesiones, malas recuperaciones y enfermedades de todo tipo, y contribuye directamente a la muerte humana.[13] La contribución de los oxalatos en las deficiencias es un factor clave en su toxicidad.[14]

La malnutrición materna altera el desarrollo de los órganos fetales y durante las primeras etapas de la vida, poniendo a los niños en un alto riesgo de sufrir enfermedades durante la edad adulta.[15] Las consecuencias incluyen dolencias «misteriosas», envejecimiento prematuro y enfermedades inflamatorias, como artritis o problemas digestivos.

Sabemos que la comida basura favorece nuestro estado deficiente en nutrientes debido a que sus procesos de elaboración eliminan y destruyen los nutrientes. Actualmente, incluso los alimentos naturales son menos nutritivos de lo que se había pensado por los métodos agroindustriales con agotamiento del suelo utilizados en su cultivo.

Menos evidentes aún siguen siendo los problemas de bioaccesibilidad inherentes a todos los nutrientes de origen vegetal, incluso en «alimentos naturales» frescos, orgánicos o de cultivo local. Los nutrientes esenciales que contienen (como calcio, hierro, zinc y algunas vitaminas) pueden estar en formas difíciles de digerir o acaban estando parcialmente no disponibles por el oxalato, la fibra y otros compuestos naturales que impiden su absorción.

Los iones de oxalato son «ladrones» que nos roban los minerales en los alimentos. En consecuencia, una dieta rica en oxalato es intrínsecamente deficiente en minerales, especialmente en calcio y magnesio.[16] El oxalato dietético tiene cómplices que aumentan este efecto. Dos ejemplos clave son el *ácido fítico* y los *polifenoles* (una amplia categoría de más de ocho mil compuestos vegetales). Los polifenoles (ácido tánico y ácido gálico) interfieren en la digestión de los carbohidratos, las proteínas y las grasas (los *macronutrientes*). El ácido fítico (o fitato), indigerible también, interfiere en la digestión de los macronutrientes y, como el oxalato, impide la absorción de calcio, magnesio, zinc y hierro.[17]

Aunque podemos medir cuánto calcio contienen los alimentos, esta determinación no siempre nos dice si nuestro cuerpo puede utilizar el calcio. Véase a continuación una explicación de los expertos en oxalato P. M. Zarembski y A. Hodgkinson, que data de 1962:

> Está aceptado [...] que el contenido de calcio [y magnesio] del alimento tiene poca importancia nutricional, salvo que se considere junto con el contenido de ácido oxálico y ácido fítico [...]. Evitar una dieta rica en oxalato podría ser especialmente importante en ancianos, quienes [...] no pueden permitirse el lujo de desperdiciar el calcio por la combinación con oxalato. También es indeseable una dieta rica en oxalato en [...] el síndrome de malabsorción y la deficiencia de vitamina D.[18]

Peor aún, los compuestos de los alimentos que se adhieren a los nutrientes y obstruyen la digestión alteran nuestros requisitos de nutrientes.[19] Cuanta mayor sea la proporción de alimentos vegetales en nuestras dietas, mayor será el volumen de alimentos que debemos comer para obtener los nutrientes adecuados. Irónicamente, estos alimentos vegetales se consideran «bajos en calorías», pero su bajo contenido de nutrientes hace que, en la práctica, esto sea una falacia.[20]

La alimentación basada en plantas nos predispone a ingerir demasiadas calorías y, al mismo tiempo, a seguir malnutridos. La obesidad es una enfermedad por malnutrición y una epidemia mundial.

LA TRIPLE AMENAZA DEL OXALATO

El oxalato tiene múltiples maneras de crear cuerpos malnutridos. No solo bloquea nuestro acceso a los minerales de los alimentos, sino que, cuando el ácido oxálico entra en nuestra circulación sanguínea, también «roba» minerales de los líquidos corporales y las células. Y por si esto no fuera lo suficientemente malo, los iones de ácido oxálico y los cristales que forman interfieren directamente en el funcionamiento adecuado y la integridad de nuestras células y nuestros tejidos, lo que filtra aún más los nutrientes de las células y aumenta nuestras necesidades de nutrientes.

Desde hace casi setenta y cinco años, conocemos el potencial del oxalato dietético de provocar malnutrición. En 1939, en la revista *Journal of Nutrition* se publicaron los resultados de un experimento en el que fallecieron cinco de las doce ratas alimentadas con espinacas.[21] Las ratas sobrevivientes desarrollaron huesos débiles y finos, pesaban poco y no consiguieron reproducirse con éxito. El investigador de este estudio, el doctor E. F. Kohman, quien trabajó en el Research Laboratory of the National Canners Association (Washington, D. C.), intentó utilizar las espinacas para asegurar el calcio adecuado en el contexto de una dieta con alimentos de lata, pero, para su sorpresa, las espinacas no aportaron el calcio esperado según el análisis de minerales del alimento. En vez de *proporcionar* calcio, las espinacas privaron a las ratas del calcio necesario. Kohman podría haberlo sabido antes de utilizar las espinacas, porque en 1937 ya se había demostrado en varios estudios que alimentar con espinacas a lactantes humanos reducía el calcio y el hierro,[22] pero algunos investigadores eran contrarios a la necesidad de anunciar esta propiedad tóxica de las espinacas, por lo que se mantuvo oculta.[23] En investigaciones posteriores (con alimentos ricos en oxalato) se confirmó esta investigación inicial, incluidos un estudio de 1968 en el que se usó ruibarbo, un estudio de 1988 con administración de espinacas a seres humanos y un estudio de 1989 en seres humanos en el que se demostró que «las espinacas no solo tienen poco calcio biodisponible, sino que parecían disminuir la biodisponibilidad del calcio de la leche en polvo descremada si se consumían al mismo tiempo».[24,25,26]

El doctor Kohman explicó que, debido a su contenido de oxalato, «las espinacas [...] decididamente interfieren en el crecimiento y la formación ósea [...]. Por otro lado, las verduras con un contenido insignificante de oxalato, como los grelos, la col rizada, las hojas de mostaza y la berza, mejoran notablemente el crecimiento y la formación ósea en condiciones similares».[27]

A los niños en edad de crecimiento les cuesta más excretar el oxalato y tienen una mayor disposición a sufrir los efectos de las deficiencias de nutrientes y exposiciones a tóxicos.[28] Por eso debería preocuparnos el oxalato de ciertos alimentos actuales para bebés que contienen granos y purés de verduras, como camotes, zanahorias y betabeles, ricos en oxalato.

La falta de atención a la poca *biodisponibilidad* en los alimentos vegetales es una gran limitación de la nutrición moderna. Los análisis nutricionales de alimentos ricos en oxalato no tienen en cuenta el hecho de que los minerales podrían unirse al ácido oxálico. La falta de información útil sobre las cantidades y las consecuencias de los compuestos que impiden el acceso a los nutrientes de los alimentos es una fuente oculta y no reconocida de confusión sobre la alimentación saludable.[29] Actualmente, las espinacas son muy elogiadas por su alto contenido en calcio, aunque el calcio sea inútil (y tóxico, por el oxalato de calcio), pero se han dedicado pocos esfuerzos para formar a expertos en nutrición sobre los problemas de biodisponibilidad y toxicidad inherentes a los alimentos ricos en oxalato.

Además de privarnos del calcio y otros minerales esenciales, el exceso de oxalato genera una demanda adicional de las vitaminas B_6 y B_1 que contribuye a las deficiencias funcionales de estos nutrientes.

La deficiencia es solo la mitad de la historia de la interferencia de los oxalatos con una buena salud. Si bien es fácil hablar del tópico según el cual un cuerpo bien nutrido crece adecuadamente y está protegido frente a una enfermedad potencialmente mortal, desatendimos en gran medida el axioma complementario: un cuerpo intoxicado está básicamente afectado y no puede mejorar, independientemente de cuántos nutrientes, suplementos o medicamentos se tomen.

IDEAS PARA «COMER MEJOR»

Dado que una de las objeciones principales de la alimentación baja en oxalato es que no «tenemos plantas suficientes», vamos a mirar más de cerca algunas de las ideas que nos mantienen aferrados a comer plantas ricas en oxalato, aunque nuestros cuerpos pidan a gritos algo mejor.

Durante décadas, la Asociación Estadounidense del Corazón, organismos de salud pública y muchos libros de dietas nos han dicho que reduzcamos la ingesta de grasas y calorías sustituyendo el queso rico en grasa, los huevos, las carnes y la leche por versiones con menos grasas, y que consumamos montones de fruta fresca y verdura, especialmente «verduras de hoja verde oscuro». Con la caída del consumo de mantequilla, huevos y carne en los últimos treinta años, explotó la obesidad y la diabetes. Para solucionarlo, nos dicen que comamos más alimentos «integrales» con poca grasa, como frijoles, granos enteros o pseudogranos «ricos en proteínas», como la quinoa y el trigo sarraceno.

Sustituir las carnes por tofu y frijoles negros, beber agua de almendras en vez de leche de vaca y saciar el hambre con una mezcla de frutos secos y chocolate: ¿qué podría ir mal? Cereales, legumbres, frutas y muchas verduras carecen de vitamina B_{12}, proteínas completas y otros nutrientes procedentes de los alimentos de origen animal. Para las personas modernas, la reducción resultante de proteínas y otros nutrientes esenciales no es evidente, y la carga tóxica adicional lo es aún menos.

Con el tiempo, el énfasis de los gurús de la salud y los libros de dietas cambió de simplemente perder peso a obtener beneficios más amplios para la salud. Muchas personas sienten que les falta energía o que incluso están enfermas y buscan cualquier alivio. Si a ello le añadimos la presión de seguir el ritmo de vida tan activo del mundo actual, la esperanza de obtener aunque sea un mínimo alivio nos convierte con facilidad a nuevas filosofías dietéticas que prometen abundante energía y salud.

Cada vez más, las «dietas saludables» que utilizan el método de sustitución de alimentos «malos» favorecen, sin saberlo, el consumo de alimentos ricos en oxalato. Un autor afirma que tomar nueve tazas de verduras al día revertirá la degeneración neurológica progresiva grave y recomienda alimentos ricos en oxalato, como espinacas y acelgas, que por sí mismas ¡empeoran la degeneración neurológica![30]

INTOLERANCIA ALIMENTARIA

Muchos programas de dietas recientes intentan abordar el problema de la intolerancia alimentaria o afirman que comer al menos un ingrediente equivocado (trigo o gluten, por ejemplo), o quizá varios (como lácteos, soya, huevos, maíz, cacahuates y aditivos), afectará a tu rendimiento y te hará engordar porque desencadenan inflamación. Evitar los alimentos alergénicos supuestamente disminuye la inflamación y mejora el metabolismo, que libera energía. El concepto es esencialmente positivo, pero ignora las toxinas naturales de las plantas. Por tanto, las soluciones no son buenas, especialmente cuando nuestros lentes de colores de los «superalimentos» nos llevan a seleccionar alimentos ricos en oxalato, proinflamatorios y tóxicos, que contribuyen a la intolerancia alimentaria y la inflamación.

Mis esfuerzos para evitar mis cada vez más numerosas alergias alimentarias motivaron una gran dependencia de los camotes durante más de diez años. Los camotes me ayudaron a evitar el trigo, la soya y otras legumbres que pensaba que alentaban mi fatiga extrema y los problemas hormonales. Pero no funcionó. A pesar de evitar cuidadosamente los alergenos, acabé necesitando una histerectomía total y mi fatiga empeoró hasta ser víctima de un colapso devastador que acabó con mi vida laboral y mi capacidad para hacer ejercicio.

Una popular dieta para la intolerancia alimentaria y evitar las alergias, que recomienda bebidas y licuados verdes a partir de proteínas veganas y semillas de chía en polvo, es la dieta Virgin, una marca registrada por J. J. Virgin. Para ayudar a nuestro estómago, Virgin aconseja una dieta rica en fibra con frambuesas, frutos secos, semillas de chía y quinoa, ricos en oxalato, con entre 1 y 5 g de suplementos de vitamina C al día. Por desgracia, el exceso de vitamina C es una fuente potencialmente significativa de oxalato y los alimentos ricos en oxalato son importantes instigadores de la inflamación crónica.

Otra característica destacada de la alimentación moderna es que muchos de nosotros seguimos cuidadosamente algún protocolo de nutrición conocido que promete adelgazar, mejorar la salud, evitar enfermedades importantes y la longevidad. Entre los ejemplos se incluyen las dietas DASH (por sus siglas en inglés) —que parecen disminuir la presión arterial sin medicación—, la paleo, la paleo autoinmune, la pescatariana y la «keto».

La dieta *paleo* excluye todos los frijoles, granos y la mayoría de los lácteos, a partir de la observación de que los seres humanos del Paleolítico no comían estos alimentos y, según el análisis de los restos óseos, eran fuertes y robustos. Tiene sentido que basemos nuestra dieta en alimentos apropiados para nuestra especie y disponibles para los seres humanos durante los millones de años que precedieron a las eras de tecnología industrial y agrícola. Los seguidores actuales de la dieta paleo se decantan por frutos secos, ensaladas, *smoothies*, carnes con poca grasa y montones de verduras. Y se compensan con chips de verduras y chocolate, mientras siguen comiendo pan, galletas, *muffins* y postres creados con ingredientes modernos, como harinas de frutos secos y sustitutos del azúcar, como el xilitol. Sin duda, una representación más fiel de las dietas de la Edad de Piedra estaría menos plagada de oxalato.

La *paleo autoinmune* (PAI) es una versión más estricta de la dieta paleo que también evita los alimentos identificados frecuentemente como desencadenantes de inflamación (huevos, jitomates, chiles, papas blancas, granos y legumbres), con la esperanza de calmar la inflamación autoinmunitaria. Por desgracia, las verduras ricas en oxalato, como las espinacas, el betabel, las acelgas y los camotes, son populares entre los impulsores y seguidores de la dieta paleo autoinmune.

La *keto* —abreviatura de «cetogénico»— es una versión popular de dieta muy baja en carbohidratos (20 g de carbohidratos o menos al día) diseñada para crear un cambio metabólico saludable al quemar grasas (cetonas) para obtener energía. De hecho, la reducción drástica del uso de alimentos vacíos, ricos en carbohidratos, es indispensable para corregir los epidémicos problemas de salud actuales. Pero en la práctica —como los seguidores de la dieta paleo y los que tienen intolerancias alimentarias—, a quienes siguen la dieta keto se les anima a utilizar frutos secos y harinas de frutos secos para imitar los productos de pastelería. Usar harina de almendras hace que nuestros panes, *muffins*, pizzas y *hot cakes* sean «bombas de oxalato».

Otros protocolos dietéticos son el *pescatariano* (pescado, pero ninguna otra carne), el *vegetariano* (ninguna carne animal) y el *vegano* (ningún producto animal). Cada una de estas estrategias hace hincapié en los alimentos vegetales y adopta con facilidad alimentos modernos ricos en oxalato. Es posible seguir una dieta basada en plantas que sea baja en oxalato, pero, sin conocimientos suficientes, cualquiera de estas tendencias modernas nos llevará rápidamente a una sobrecarga de oxalato y a problemas relacionados con deficiencias nutritivas. Olvidamos que rechazar los alimentos derivados de los animales rumiantes es una variante no analizada de millones de años de seres humanos que dependían de ellos para su desarrollo, su supervivencia y su vitalidad. Una elección que no debe tomarse a la ligera.

Para ilustrar cómo puede añadirse oxalato, consulta la **tabla 4.2**, que muestra un grupo de menús diarios contemporáneos que representan tres formas populares de alimentación «saludable». El contenido de oxalato calculado de estos menús es de 800 mg al día, unas cinco veces más alto que los 150-200 mg al día que los investigadores consideran «normal» y seguro. (Más adelante te mostraré cómo consumir poco oxalato dentro de los límites de estas estrategias dietéticas).

La mentalidad basada en las plantas

La toxicidad del oxalato es un síntoma de la obsesión con la ingesta de plantas que impregna nuestra cultura alimentaria contemporánea. Aunque los tratamos como hechos, muchos de los mitos a favor de las plantas que refuerzan nuestro apego innecesario a los alimentos ricos en oxalato son muy discutibles. Por ejemplo, tal y como Nina Teicholz describe en su libro *La grasa no es como la pintan*, la dieta mediterránea se describió erróneamente como una dieta rica en plantas, en la que destaca el aceite de oliva, con grasa poco saturada o la carne roja.[31] Esta imagen se desarrolló basándose en datos muy limitados, muy sesgados y quizá también fraudulentos, y estuvo muy respaldado por la industria del aceite de oliva. La dieta mediterránea del «mundo real» (en la medida en que exista algo semejante) es bastante diferente a la descripción popular, y existen menos pruebas de que algunas de las características que le son atribuidas tengan claros beneficios sobre la salud. La grasa saturada que antes pensábamos que era tóxica resulta que es benigna e incluso beneficiosa. Como sucede con gran parte de los consejos nutricionales modernos, la prescripción de la dieta mediterránea actual está impulsada por lo que *queremos* creer, no por lo que se ha demostrado que funciona.

FITONUTRIENTES

Sin haber considerado adecuadamente las toxinas intrínsecas y los problemas de los antinutrientes, muchas propiedades saludables de los alimentos vegetales son inmerecidas. El riesgo de deficiencia y toxicidad del oxalato con frecuencia se minimiza o justifica porque las plantas contienen compuestos supuestamente beneficiosos conocidos como *fitonutrientes* (*fito-* significa 'planta').

Una larga lista de frutas, verduras, frutos secos, semillas y hierbas se llaman «superalimentos» porque se dice que los compuestos naturales que contienen tienen poderes extraordinarios. La idea del superalimento permite un gran marketing, al dar a los productos un resplandor saludable y heroico, pero los efectos que estimulan la reputación de los «superalimentos» nunca son tan claros como parecen.

El término «fitonutriente» es inapropiado. En lenguaje coloquial, utilizamos indebidamente la palabra «nutriente» simplemente para indicar «algo que es bueno para nosotros». Los *nutrientes esenciales* son algo que debemos ingerir para que el cuerpo funcione y entre ellos se incluyen los carbohidratos, las proteínas y las grasas (los *macronutrientes* que aportan energía y materiales estructurales), además de vitaminas y minerales (los *micronutrientes* que continúan las reacciones químicas para mantener la vida).

Los fitonutrientes son nutrientes no esenciales, por lo que no consumirlos no provocará ninguna deficiencia. De hecho, su mecanismo de acción es más como el de una toxina que, consumida ocasionalmente, estimula las defensas metabólicas y modifica los procesos metabólicos, lo cual puede ser beneficioso de manera ocasional, aunque a menudo con efectos secundarios indeseables.

Tabla 4.2. Tres estilos de dieta moderna.

Las muestras de menús presentados aquí incluyen múltiples opciones en algunos casos para ilustrar otros ejemplos. Los números en la columna de contenido de oxalato se redondean a los 5 mg más próximos.

	DIETA MIXTA BASADA EN ALIMENTOS NATURALES		DIETA PESCATARIANA
	Alimentos	Contenido de oxalato (mg)	Alimentos
Desayuno	1 taza de avena (20 mg), 1 cda. de pasas (1 mg) 1 cda. de nuez de la India (23 mg) y 1 pizca de canela en polvo (0) 1 taza de café (2 mg)	45	Pudín de chía: ¼ de taza de chía (265 mg), 1 taza de leche de almendras (30 mg) y 1 cda. de mermelada de fresas (3 mg) Starbucks White Chocolate Latte (227 g) con leche descremada (10 mg) O 4 Boca Breakfast Patties (120 mg 2 rebanadas de pan tostado multicereales (32 mg) y 2 cdas. de crema de almendras (120 m 1 kiwi (30 mg) 1 café corto con ⅛ de cdta. de cúrcuma (7 mg)
Comida	Ensalada de atún (10 mg) con pan multicereal (32 mg), 1 tallo de apio (8 mg) 28 g de chips de papa (20 mg) 1 taza de jugo V-8 (20 mg) O Ensalada de pollo Applebee's Paradise (55 mg) *Brownie* de 7 cm (37 mg)	90	1 taza y media de sopa de frijoles negros (45 mg) 1 bagel (15 mg) 1 taza de té verde (15 mg) 85 g de palitos de zanahoria (40 mg) O Tabulé de garbanzos y chícharos verdes a la menta (43 mg) 1 mandarina (20 mg) 85 g de palitos de zanahoria (40 mg) 1 taza de té verde (15 mg)
Merienda	1 mandarina (20 mg)	20	28 g de chocolate negro 86% Ghirardelli (90 mg)

Contenido de oxalato (mg)	DIETA PALEO	
	Alimentos	**Contenido de oxalato (mg)**
310	Licuado (150 mg en total): 1 taza y media de leche de almendras (46 mg), 1 taza de frutos rojos (25 mg), 4 cdas. de cáñamo en polvo (50 mg), ½ plátano (5 mg), ½ cdta. de cúrcuma molida (24 mg) 5 cdas. de granola paleo (60 mg)	210
115	Ensalada de col rizada: 1 taza de col rizada picada (5 mg), 3/4 de taza de camote asado (140 mg), aderezo (3 mg), 1 cda. de semillas de girasol (5 mg) y 7 aceitunas negras (9 mg) O 1 taza y media de sopa de almejas con nuez de la India paleo (80 mg) 1 taza y un cuarto de ensalada Mezclum de hojas tiernas (60 mg), 80 g de corazones de alcachofa en conserva (20 mg)	160
90	Barrita de frutos secos Trail Mix (65 mg)	65

	DIETA MIXTA BASADA EN ALIMENTOS NATURALES		DIETA PESCATARIANA
	Alimentos	Contenido de oxalato (mg)	Alimentos
Cena	Pequeña ensalada romana (5 mg) con betabel encurtida (20 mg), 1 cda. de piñones (17 mg) Muslos de pollo (0), con 170 g de papas asadas (85 mg) ½ taza de acelgas (500 mg)* o espinacas cocidas (500 mg)	625	Salmón con especias indias (10 mg), con zanahorias especiadas con comino (30 mg) y chutney de pera (5 mg) 1 taza de quinoa (100 mg) 1 taza y media de ensalada Mezclum (70 mg) Té descafeinado (10 mg)
Postre	2 galletas pequeñas con chispas de chocolate (20 mg)	20	10 galletas de vainilla (10 mg) 2 cdas. de crema de cacahuate (50 mg)
Total		+800*	

Nota (*): el contenido de oxalato de las acelgas podría de ser de hasta 900 mg.

En estudios de investigación, los fitonutrientes con frecuencia no mostraron ningún beneficio y, a veces, muestran pruebas explícitas de daño.

El té, por ejemplo, se ha estudiado extensamente por su potencial beneficioso para la salud, pero en las investigaciones no se ha demostrado de forma concluyente ningún beneficio más allá de la carga de alerta de la cafeína del té. Concentrar el té verde en suplementos amplifica el poder de ciertos flavonoides (catequinas) para alterar la función tiroidea y provocar daño hepático.[32]

La *quercetina* (un pigmento flavonoide vegetal que se encuentra en las cebollas, el té verde y otros alimentos) es un popular suplemento saludable que altera las membranas celulares y aun así se presenta erróneamente como beneficiosa debido a métodos de investigación imprecisos.[33] De forma similar, en una investigación sobre la cúrcuma y su extracto, la curcumina, se observó enfáticamente que «ningún ensayo clínico con doble enmascaramiento, controlado con placebo de curcumina fue satisfactorio [demostra-

	DIETA PALEO	
Contenido de oxalato (mg)	Alimentos	Contenido de oxalato (mg)
225	Calabacitas a la parmesana con «queso» de frutos secos, salchicha y una pizca de espinacas (250 mg) 43 g de palitos de hinojo crudo (10 mg) 2 rollos de harina de tapioca y ajo pequeños (20 mg)	280
60	3 *macarons* de chocolate caseros (85 mg)	85
800		**800**

do efectos beneficiosos]».[34] Los autores de este estudio destacan que la curcumina es «inestable en un entorno biológico» y son muy críticos con el volumen de investigaciones no concluyentes, explicando que «los informes [de investigación] cautelares [de los efectos tóxicos e inefectividad] parecen haber sido arrasados por el raudal de artículos, revisiones, patentes y páginas web que pregonan el uso de la curcumina». En uno de estos artículos, se observó que «el hecho de que la curcumina sea un componente dietético común no es suficiente para demostrar su seguridad, porque otros componentes dietéticos comunes [como el betacaroteno] mostraron toxicidad cuando se usan como suplementos dietéticos».[35] El cuerpo limita la absorción de la curcumina y el hígado la degrada rápidamente, tratándola como una toxina.[36] Es bueno que nuestro tracto digestivo y nuestro hígado desintoxiquen la curcumina —salvo que se tome con pimienta negra, como se recomienda ahora—, porque, si no, la curcumina probablemente causaría un daño en el ADN e infertilidad (reversible).[37]

La exposición constante a estos compuestos produce un estrés metabólico constante. En un estudio experimental directo, los investigadores observaron que *evitar* los flavonoides vegetales y los polifenoles *reduce* el estrés celular. Alimentaron a voluntarios con una dieta con solo huevos, carnes, pescado, mariscos, productos de grano, papas, zanahorias, café liofilizado y agua mineral. Como publicaron, «El efecto global del periodo de diez semanas sin frutas ni verduras en la dieta fue un *descenso* [lo resalto yo] del daño oxidativo del ADN, proteínas en la sangre y lípidos plasmáticos...».[38] Este resultado podría sorprenderte: ¡sin fruta y menos verduras mejoró la salud celular! (En caso de que te preguntes por el consumo diario de oxalato de los voluntarios del estudio, según los menús administrados, el contenido total de oxalato de esta dieta probablemente fue de 130-200 mg al día; las comidas proporcionaban entre 85 y 125 mg de oxalato del pan de centeno, la ensalada de zanahoria y, a veces, las papas).

En otro estudio con adultos sanos no fumadores, el consumo diario de 600 g de frutas y verduras bajos en oxalato durante veinticuatro horas *no tuvo efectos beneficiosos* en el daño oxidativo del ADN en las células inmunitarias o la orina, comparado con la eliminación completa de fruta y verdura o la ingesta diaria de la cantidad correspondiente de suplementos de vitaminas y minerales.[39] Los investigadores concluyeron que consumir fruta y verdura *no* protege a las células. Es importante señalar que los investigadores (quizá accidentalmente) seleccionaron alimentos bajos en oxalato (jugo de naranja, manzana, brócoli y cebollas) que contenían, en total, entre 50 y 100 mg de oxalato al día y probablemente menos. Por tanto, incluso en el contexto de una dieta baja en oxalato, aumentar el consumo de verdura no fue beneficioso. En ensayos extensos en seres humanos con suplementos de antioxidantes, se hallaron efectos perjudiciales, como problemas digestivos, cáncer, enfermedad cardiovascular y un aumento de mortalidad general.[40]

Otros investigadores coinciden y uno lo expresó de esta forma: «No existen pruebas claras en poblaciones humanas "en general" de que, en ausencia de deficiencia, consumir niveles altos de antioxidantes nutricionales [polifenoles, carotenoides, ascorbato o vitamina E] las protegerá frente al desarrollo de enfermedades».[41] Asimismo, en una revisión extensa de la influencia de los polifenoles en la salud humana, se concluye: «Es prematuro utilizar compuestos polifenólicos como agentes terapéuticos».[42] Por otro lado, tomar suficientes nutrientes esenciales es sumamente protector para la salud. Por ejemplo, la vitamina B_1, además de ser esencial para la producción de energía y la función cerebral, protege directamente a las células de la oxidación.[43] Por cierto, el cerdo es la mejor fuente de vitamina B_1, mientras que consumir té, café y frutos rojos la destruye.[44]

A pesar de la recomendación de tomar cinco piezas al día, realmente no sabemos cuántos o qué alimentos vegetales pueden sustentar una vida larga, saludable y productiva. Es imposible resolver la cuestión de cuántos fitonutrientes se necesitan para producir los supuestos beneficios, y a qué costo, dados los efectos no reconocidos del oxalato y otras toxinas vegetales. Mi intención es darte la seguridad de que, si necesitas reducir la ingesta de alimentos vegetales para evitar el oxalato o sanar tus intestinos, el daño es improbable. Aun así, es posible comer numerosos alimentos vegetales y evitar el oxalato. Pero, como se mostró en el estudio clínico con manzanas, cebollas y otros alimentos bajos en oxalato, existen pocos beneficios de una ingesta elevada de fruta y verdura en cuanto a la protección de las células. Lo que ganas es placer culinario.

IGNORAR LOS EFECTOS NOCIVOS

En gran medida, estos resultados aparentemente improbables tienen una probabilidad superior a la media de acercarse a la realidad porque, como un destacado investigador dijo, los resultados de las investigaciones suelen ser «medidas exactas del sesgo predominante».[45] El sesgo predominante es que los alimentos vegetales y los compuestos que contienen son apropiados, beneficiosos e incluso necesarios para la salud y, por tanto, no pueden ser malos para nosotros. Nuestra adoración simplista de las plantas ignora sistemáticamente una gran cantidad de evidencias en su contra.

Los partidarios que pregonan el valor nutricional de las plantas con frecuencia exageran los beneficios de los fitonutrientes como sus poderes antioxidantes y minimizan los riesgos de las *fitotoxinas* como el oxalato. Hacen que resulte fácil creer que ingerir alimentos orgánicos vegetales cargados de los llamados antioxidantes nos permite, por arte de magia, resistir e ignorar el daño del oxalato. No hace falta que profundicemos en las teorías omnipresentes y con frecuencia exageradas de los beneficios de estos compuestos. Desde un punto de vista práctico, durante mis años de vegetarianismo «perfecto», debería haber experimentado beneficios, no solo creer en ellos.

Los antioxidantes químicos de los alimentos son en su mayoría impotentes ante los efectos tóxicos y malnutritivos de los oxalatos. Tu cuerpo tiene que compensar y finalmente agotarse y, en cierto punto, «trastornarse» por el esfuerzo y los sacrificios necesarios para evitar los peores síntomas a corto plazo de la sobrecarga de oxalato. No hay magia en el chocolate o las hojas de betabel (o cualquier otro alimento rico en oxalato) que compense la intoxicación por oxalato.

Las personas que insisten en que los alimentos ricos en oxalato son beneficiosos, sin hacer ningún esfuerzo por examinar los aspectos negativos, incurren en una forma peligrosa de selección. Centrarse solo en los beneficios teóricos de las plantas puede ser mortal. La carambola y su jugo mantienen el estado de «alimento saludable» popular (especialmente en Asia) a pesar de sus muy altos niveles de oxalato. Existen centenares de casos documentados de personas que se enfermaron (hipo, vómitos y dolor de espalda) e incluso murieron por tan solo 300 ml de jugo. Como un equipo de nefrólogos y patólogos escribió, «[la] neurotoxicidad provocada por la ingestión de la fruta o el jugo, a veces mortal, es bastante más frecuente de lo descrito».[46] Ser conscientes del peligro no impide que otros ensalcen la carambola y desestimen el daño y las muertes que ha causado, incluso llamándola «un importante regalo de la naturaleza a la humanidad».[47]

LAS PLANTAS SON COCTELES DE TOXINAS CON DISTINTOS EFECTOS

Las plantas tienen muchos otros compuestos peligrosos que se convierten en toxinas activas debido a las cantidades y las estrategias de preparación actuales. Por ejemplo, los taninos son producidos por las plantas como autodefensa microbiana.[48] Estos polifenoles de sabor amargo son abundantes en el té y el café, el chocolate y la algarroba, las frutas, como los frutos rojos y el vino tinto, los frijoles y los chícharos, y el sorgo y el mijo.[49] Los taninos son conocidos por ser carcinogénicos y pueden causar problemas metabólicos y daño hepático.[50] Un equipo de científicos de la alimentación lo explica de esta forma:

> Se considera que los taninos son nutricionalmente indeseables porque precipitan proteínas, inhiben enzimas digestivas [y la función pancreática] y afectan a la utilización de vitaminas y minerales [como el hierro] [...]. No es aconsejable ingerir grandes cantidades de taninos porque poseen propiedades carcinogénicas y antinutricionales, con riesgo de efectos adversos para la salud. Sin embargo, la ingesta de una pequeña cantidad del tipo correcto de taninos podría ser beneficiosa para la salud humana. Por tanto, es importante determinar la dosis correcta del tipo correcto de taninos para promover una salud óptima.[51]

Su mensaje es este: deberíamos comer menos alimentos vegetales con taninos y saber exactamente qué tipos son buenos y cuánto podemos tolerar y quizá obtener beneficios, pero aún no tenemos esos conocimientos. La idea con la que te tienes que quedar es que debemos tomar cantidades limitadas de alimentos ricos en taninos.

Por suerte, la saliva humana contiene unas proteínas que desarman los taninos ingeridos en exceso y ofrecen cierto grado de autodefensa contra sus efectos tóxicos.[52] Pero cuando no masticamos, los alimentos que contienen taninos porque los incluimos en *smoothies*, jugos, tés y suplementos de alimentos naturales, nos saltamos nuestra primera defensa. Aunque los jugos y *smoothies* se promocionan por su capacidad para concentrar y acelerar el acceso a los nutrientes de los alimentos vegetales, también aceleran su toxicidad. Por suerte, el intestino y el hígado también funcionan para desarmar los taninos y evitar su absorción.

En general, las investigaciones sugieren posibles beneficios de muchos compuestos vegetales, como flavonoides y fenoles (antes considerados antioxidantes), siempre que tengas las bacterias intestinales «correctas» y la genética «adecuada».[53] Es bastante difícil determinar qué compuestos y en qué cantidades, y aunque pudiéramos identificar las combinaciones correctas de bacterias y genética que hacen especialmente beneficiosos a los componentes vegetales, las esperanzas de alcanzar dichos beneficios a través de la ingesta rica en plantas son un sueño imposible. El estado de la ciencia apenas ofrece promesas para promover alimentos y suplementos vegetales, y cero garantías de que cualquier persona vaya a obtener necesariamente beneficios significativos por consumirlos.

Nuestro apego cultural a la idea de los fitonutrientes y la creencia de que las plantas son benignas y esenciales nos impide reconocer los peligros de los oxalatos. Aunque la dieta baja en oxalato funciona, algunos especialistas en el riñón se oponen explícitamente o solo la recomiendan a regañadientes, por miedo a que, si las personas limitan su ingesta de verduras, dejarán de obtener nutrientes importantes. La respuesta bien documentada es sencilla: los oxalatos y otras fitotoxinas no son buenos para nosotros, y los beneficios teóricos de los fitonutrientes y minerales fantasmas no justifican el consumo indiscriminado de las peligrosas plantas ricas en oxalato.

LA FIBRA, UN EJEMPLO DE IR POR MAL CAMINO

La fibra es otro ejemplo de cómo centrar nuestra atención en los beneficios teóricos nos lleva a consumir cantidades elevadas de oxalato. ¡Nos dicen que simplemente debemos consumir fibra! Otro mito. La fibra tiene asociaciones muy alardeadas, pero poco respaldadas, con la salud intestinal, el control del peso, el riesgo de cáncer y la reducción de enfermedad cardíaca. Pero raramente oímos hablar de los documentados efectos perjudiciales de la fibra desde el punto de vista nutritivo y su capacidad para fomentar la inflamación, el sobrecrecimiento bacteriano y el estreñimiento.

Allá por el año 1980, antes de que todos temieran al gluten, el *muffin* de salvado y los cereales de salvado fríos eran los reyes de la ingesta saludable rica en fibra. Pero incluso entonces ya existían problemas que la resplandeciente reputación de la fibra desatendía. Tal y como Jane Brody, una columnista sobre salud y autora de libros de cocina, escribió en 1985: «Un [...] grave inconveniente de aumentar el contenido de fibra de la dieta es su posible interferencia con la absorción de minerales esenciales, especialmente calcio y hierro, ya escasos en las dietas de muchos estadounidenses. Otros nutrientes que podrían ser bloqueados parcialmente por la fibra de la dieta son el zinc, el magnesio, el cobre y la vitamina B_6. No hay duda de que se excretan más minerales con una dieta rica en fibra [...]. Pero los problemas surgen principalmente si la dieta de una persona empieza con cantidades inadecuadas de los nutrientes que son inhibidos por la fibra».[54]

Considerado incomestible durante mucho tiempo e históricamente eliminado con la cáscara como «paja», el salvado es la cubierta externa de la semilla que queda después de moler los granos y las semillas. La frase hecha «separar el grano de la paja» significa distinguir entre lo que es valioso de lo que no lo es.

Como el salvado es la principal forma de protección del embrión de la planta, no debería sorprender que sea rico en oxalato. Solo dos cucharadas de cualquier tipo de salvado contienen una cantidad significativa de oxalato: el salvado de arroz tiene 25 mg, el de trigo, 20 mg, y el de avena, hasta 10 mg. Una taza de salvado (o Raisin Bran) contiene casi 60 mg de oxalato en total; a medio camino de un total diario «normal» en tan solo una taza de cereales.

Si necesitas una fuente de fibra, el salvado de avena, la avena y el psilio (Metamucil) son relativamente bajos en oxalato. La pulpa y la harina de coco son mejores fuentes de fibra insoluble porque casi no tienen oxalato y, además, también saben bien. El tema de fondo es que es innecesario mantener la fibra en nuestra dieta, por lo que no debe ser una gran prioridad.

Los mensajes omnipresentes también afirman que se necesita una dieta rica en fibra para cuidar y alimentar el *microbioma*, la variada comunidad de microorganismos (o flora) que favorecen la salud en el intestino. Pero ¡lo contrario también podría ser cierto! El intestino controla activamente las bacterias que alberga. Las células intestinales producen moco (con moléculas de proteínas y azúcares llamadas glucoproteínas) como «comida» para las bacterias sanas. Cuando las poblaciones bacterianas son demasiado altas, desencadenan la inflamación en el intestino (y en cualquier otra parte), porque la respuesta inmunitaria ataca a las bacterias intestinales con antimicrobianos para reducir sus cifras. Los propios esfuerzos del cuerpo para controlar la flora intestinal se ven obstruidos por la fibra de la dieta. La fibra alimenta indiscriminadamente a las bacterias beneficiosas y a los microorganismos patógenos, provocando potencialmente un desequilibrio, un sobrecrecimiento o *disbiosis*. La inflamación crónica es más probable cuando las poblaciones bacterianas (incluso las beneficiosas) permanecen altas debido al exceso de fibra.

Cuando te sientas interpelado para mantener alta tu ingesta de fibra, recuerda que una dieta baja en fibra (que incluye dietas bajas en carbohidratos y ricas en grasas) puede ayudar a mantener un estado equilibrado y saludable de la vida microbiana (y la inflamación) en el colon.

Quizá también hayas oído que la fibra ayuda a prevenir los cálculos renales. Pero en un ensayo con 99 voluntarios, investigadores del Kaiser Permanente Medical Center, en Walnut Creek, California, encontraron que una dieta rica en fibra y baja en purinas y proteínas de origen animal *aumentó* ¡seis veces! la probabilidad de tener otro cálculo renal.[55]

El clásico mecanismo de suministro de fibra antes era el *muffin* de salvado. Actualmente, el *muffin* sigue siendo un alimento popular, pero nutricionalmente se parece mucho a un bizcocho. En la mayoría de los libros de dietas, ya sean keto, paleo u otras, se ofrecen recetas de *muffins*, a menudo aun mejorados con fibra. Consulta la **tabla 4.3** para comparar el contenido de oxalato de un *muffin* «estándar» del libro *The Joy of Cooking* (hasta 21 mg de oxalato por *muffin*) y el *muffin* «potente» de la dieta Virgin, con una cantidad de oxalato tres veces mayor (68 mg). Pero es posible elaborar un *muffin* bajo en oxalato (solo 2 mg), incluso con un contenido similar de fibra, con harina de coco. Comer menos fibra de salvado en una dieta baja en oxalato es probablemente beneficioso a nivel nutricional y mejor para la digestión y nuestro microbioma.

No ignores los aspectos negativos de los alimentos vegetales

Incluso si tienes problemas para dejar de creer en los beneficios de los fitonutrientes o la fibra, la conclusión es que nuestra opinión favorable sobre ellos se formó a partir de una postura sesgada «basada solo en los beneficios»: adoptar débiles evidencias de los beneficios, pero ignorar el riesgo del daño real de los compuestos vegetales.

Te invito a que te relajes respecto a la supuesta necesidad de una dieta abundante en verduras. Recuerda, de muchas plantas se evalúan los beneficios percibidos y se ignoran los riesgos.

No es fácil resistirse al tsunami contemporáneo de propaganda que pregona los supuestos beneficios saludables de los alimentos «naturales» basados en plantas, frutos secos y semillas. La alimentación basada en plantas es una creencia que somos reacios a abandonar y complica los intentos de evitar o revertir la intoxicación por oxalato.

Como mi paciente Liz dijo, «intentaba averiguar cómo podría cambiarlo por mí misma para que mi filosofía de vida siguiera encajando. Los oxalatos no podían ser el problema porque estos alimentos son los alimentos de la Biblia. Estos alimentos forman parte de nuestras vidas; todas las culturas los utilizan, [así que] no pueden ser tóxicos». Liz quería seguir siendo vegetariana, pero su cuerpo no estaba de acuerdo. ¿Quién tenía razón? Al final, ganó su cuerpo.

Los aspectos negativos de la alimentación basada en plantas van más allá de los oxalatos. Los alimentos vegetarianos no aportan la proteína total adecuada ni el espectro completo de aminoácidos esenciales y carecen de otros nutrientes esenciales. Una dieta vegetariana basada totalmente en plantas es nutricionalmente incompleta, por lo que requiere un enriquecimiento con vitaminas y minerales esenciales. Las fuentes clave de las proteínas vegetales —frijoles y frutos secos— son campos minados de oxalato, además de otros «antinutrientes» tóxicos que contribuyen a los problemas digestivos y reducen su valor nutritivo. Los suplementos nutricionales solos no evitan ni corrigen los efectos tóxicos del oxalato.

Más aún, es factible seguir una dieta basada en plantas y no intoxicarse con los oxalatos; sin embargo, tendrás que trabajar más y quizá no recuperes totalmente tu vitalidad.

Tabla 4.3. El muffin: una comparación.

Un *muffin* estándar de nueces y plátano contiene unos 20 mg de oxalato (y 3 g de fibra). El *muffin* de la dieta Virgin contiene 68 mg de oxalato o 3.5 veces más que un *muffin* estándar de nueces y plátano.

Dos *muffins* pequeños sin gluten y bajos en oxalato elaborados con harina de coco solo contienen 2 mg de oxalato (y 3 g de fibra).

MUFFIN ESTÁNDAR DE NUECES Y PLÁTANO (*The Joy of Cooking*)		*MUFFIN* «POTENTE» HIPOALERGÉNICO CONTRA LA GRASA ACTUAL *The Virgin Diet*
Ingredientes (12 *muffins*)	Oxalato (mg) (ingrediente alternativo)	Ingredientes (12 *muffins*)
Harina de trigo común no blanqueada (1 taza y media)	50	Bob's GF Biscuit and Baking Mix (1 taza y ⅓)
Salvado de trigo [o harina de trigo integral] (½ taza)	70 (40)	Almendras crudas molidas (113 g)
Canela (1 cda.)	40	Semillas de chía (4 cdas.)
Nuez moscada (1 cdta.)	5	Semillas de lino molidas (¼ de taza)
Nueces picadas (⅔ de taza)	50	Extracto de fruta del monje
Azúcar morena (¾ de taza)	18	Canela molida (1 cdta.)
Plátano machacado (2 o 3)	21	Leche de coco So Delicious (1 taza y media)
Levadura, bicarbonato, sal, aceite vegetal, huevo, extracto de vainilla	Insignificante	Mora azul (½ taza)
		Levadura, sal, aceite de macadamia, extracto de vainilla
Oxalato Total de la receta **Por *muffin***	**255 (225)** **21 (19)** **Calorías: 215** **Fibra: 3 g**	

Nota: los ingredientes alternativos están entre corchetes y el oxalato total, si se usan los ingredientes alternativos, está entre paréntesis.

Pero ¿comer plantas no nos hace sentir mejor?

Solía estar convencida de que, para mí, una ensalada de lechuga romana dos veces al día era algo básico para tener una función intestinal normal. (Ahora veo que mis ensaladas eran sabrosas y una ayuda práctica para mi intestino, tan dañado por el ibuprofeno, las lectinas y los oxalatos.)[56] Además, muchas personas di-

Oxalato (mg)	*MUFFIN* BAJO EN OXALATO	
Oxalato (mg)	Ingredientes (10 *muffins*)	Oxalato (mg)
35	Harina de coco (½ taza)	4.4
	Almidón de papa (¼ taza)	1.3
460	Coco rallado (¼ de taza más 1 cda.)	1
260	Azúcar orgánica (⅓ de taza)	2.5
2	Agua (agua de coco)	0
0	Plátano machacado (½ taza)	7
55	Nuez moscada (2 mg) (o pimienta de Jamaica [5 mg]	2 (5)
4	[¼ de cdta.])	
	Mantequilla, huevos, sal, bicarbonato, extracto de	Insignificante
5	vainilla, extracto de almendra, *ghee* o aceite de	
Insignificante	coco	
821		18 (21)
68		2
Calorías: 175		Calorías: 167
Fibra: 4 g		Fibra: 3 g

cen que se encuentran bien cuando aumentan el consumo de verduras. Incluso mis pacientes enfermos por oxalato con frecuencia se encontraban bien mientras seguían las dietas con abundantes verduras que acababan intoxicándolos. La respuesta de «bienestar» inicial que presentaban se debía a un potente elixir: los poderes combinados de la biología, la psicología y la cultura.

Consideremos en primer lugar el papel de nuestra biología. La dieta basada en plantas empieza con el poder de la sustracción. Los cambios a una dieta saludable casi siempre incluyen cocinar en casa y restar muchos ingredientes perjudiciales. La comida casera reduce el uso de aceite de semillas de soya, alimentos fritos, azúcar excesiva, granos procesados y otros ingredientes de baja calidad utilizados en restaurantes. Los menús caseros saludables también limitan los platos preparados cargados de sabores artificiales y conservantes, y pueden incluir cambios sustanciales en el consumo habitual de alcohol. No solo podemos sentirnos orgullosos de liberarnos del tirón adictivo de estos alimentos, sino que es probable que nuestros cuerpos nos agradezcan que nos libremos de estas toxinas artificiales con una mejoría del sueño, el estado de ánimo y el nivel de alerta.

Además, las comidas con abundantes verduras (como *smoothies*, salteados y tazones de arroz) tienden a ser bajos en proteínas y calorías. La restricción de proteínas y calorías, cuando dura poco, puede estimular un proceso saludable de limpieza de tejidos dañados, que puede aportar algunos de los beneficios «revitalizantes» del ayuno, pero es insostenible a largo plazo. De forma similar, varios componentes vegetales tienen efectos medicinales que pueden estimular las defensas del cuerpo y producir reacciones sanas a corto plazo. Sean cuales sean los efectos terapéuticos de los altos niveles de consumo de plantas, las recompensas son transitorias y pueden enmascarar el precio que esconden: la toxicidad a largo plazo.

En el caso de la sobrecarga de oxalato, el cuerpo puede resistir de formas que podrían ocultar qué está pasando en realidad: una carga creciente de cristales de oxalato, estrés metabólico constante y un aplazamiento del costo final. El intervalo de tiempo transcurrido entre la causa y el efecto nos impide ver los efectos negativos. Este podría haber sido el caso de Liam Hemsworth, quien explicó en *Men's Health*: «Durante los primeros dos años [de mi dieta vegana] me encontraba muy bien. Sentía una gran energía. Sentía que mi cuerpo estaba fuerte, mi nivel de cardio era alto, todo estaba realmente bien».[57] Aunque su dieta vegetariana acabó llevándolo al quirófano.[58]

Después, en efecto, aceptamos la prometedora historia de las plantas, licuadoras y «superalimentos». Invertimos tiempo, dinero y esfuerzos, además de nuestras esperanzas y aspiraciones. Todo este convencimiento tiñe nuestra interpretación de los resultados. Para empeorarlo todo, se sabe que una experiencia claramente ritualizada (como un *smoothie* por la mañana) es la base del efecto placebo. Si estamos convencidos de que licuar espinacas es saludable y nos hace sentir bien al hacer lo que es correcto, tardaremos más en advertir que lo que estamos haciendo no funciona o atribuiremos los signos negativos a los efectos «desintoxicantes». En consecuencia, muchas personas seguirán a rajatabla con ello incluso después de que sea aparentemente imposible ignorar las consecuencias negativas para su salud. De nuevo, Hemsworth en el artículo de *Men's Health* ilustra esta actitud, explicando al lector que deberían «seguirla» (una dieta vegana) hasta «que no te encuentres bien, entonces tendrás que reevaluarla y después resolverla».[59]

Seguir una dieta con abundantes verduras también está tremendamente reforzado por las normas culturales actuales y la ansiedad de las personas por la sostenibilidad. Con todos en fila india siguiendo la moda de la alimentación basada en plantas, atribuimos erróneamente el origen de nuestro fracaso a no prosperar. «Sabemos» que estas sustancias son saludables y deberían funcionar, así que cuando nos ponemos enfermos, y cada vez más, es un fracaso personal de nuestro propio cuerpo. Y a menudo la respuesta a encontrarnos peor es comer aún más «cosas buenas». Para muchas personas que sufren así, es una gran revelación descubrir que no están solas. El problema no es un fracaso individual; el problema son los consejos que recibimos y la ignorancia general de cómo los «superalimentos» tóxicos nos están arruinando realmente. Esta información es liberadora.

Nada de esto significa que no puedas comer plantas y verduras (o utilizar plantas medicinales para enfermedades concretas), sino que puedes relajarte sobre el hecho de «tomar suficientes» verduras. Aprende a seleccionarlas cuidadosamente, en vez de basarte en ellas como si fueran alimentos básicos o las salvadoras definitivas, y acepta que *es* posible comer demasiadas. Las verduras añaden aromas, texturas y color a nuestras comidas, que seguro tienen valor. Úsalas como alimentos para disfrutar (de temporada), pero no te obligues a comerlas. Recuerda que nuestras creencias esenciales sobre los alimentos saludables son, en el mejor de los casos, incompletas y, en cierta forma, peligrosas, totalmente equivocadas. (Sigue siendo un excelente consejo evitar los restaurantes y gran parte de lo que se vende en los supermercados). Consulta las «Apuestas seguras» en la **tabla 4.4** para disfrutar de tus verduras y otros alimentos bajos en oxalato.

No puedo asegurarte que puedas mantener todas tus antiguas creencias ante lo que revela la historia de la toxicidad del oxalato. Nuestras opiniones incompletas y erróneas sobre los alimentos saludables nos han llevado por la vía rápida a la sobrecarga de oxalato. Piensa en qué es más importante: darle al cuerpo la posibilidad de curarse intentando comer poco oxalato o seguir con los alimentos que, con toda probabilidad, no son tan buenos para ti como su reputación sugiere.

La historia paradójica y desafiante de los oxalatos que están arruinando nuestra salud no debería ser noticia; aunque lo es porque la olvidamos bastante. A continuación, echemos un rápido vistazo a cómo nos enteramos de las cualidades nocivas (y útiles) de los oxalatos.

Tabla 4.4. «Apuestas seguras» bajas en oxalato.

MUY BAJO (< 4 mg/porción)	MODERADAMENTE BAJO (4-10 mg/porción)
Bebidas (porciones de 227-340 g)	
Agua con gas, café, cerveza típica, ginger-ale, infusiones, kéfir, leche de coco, leche de vaca, sidra de manzana, vino, jugos de fruta (arándano rojo, cereza, lima, limón, manzana, naranja)	Algunas cervezas
Caprichos, postres y refrigerios	
Chocolate blanco, ralladura de coco tostados, cortezas de cerdo, *crackers* de lino, dátiles (6), helado (vainilla o coco), jengibre confitado (4 cdtas.), mermelada de mora azul, crema batida, pepinillos	

MUY BAJO (< 4 mg/porción)	MODERADAMENTE BAJO (4-10 mg/porción)
Frutas y bayas (tamaño de la porción: ½ taza de fruta entera, 1 taza de jugo)	
Aguacate Hass (maduro), mora azul, arándanos (frescos), cerezas, coco, dátiles, naranja china, manzanas, duraznos, melón (cantalupo, verde, sandía), pera (solo Bartlett), uvas (sin semilla), jugos de fruta (lima, limón, manzana, naranja, piña)	Ciruelas (frescas), mango (fresco), papaya, plátano
Frutos secos y semillas (porción de 28 g)	
Semillas: calabaza, lino, sandía Aceites: aunque bajos en oxalato, evitar los aceites de cártamo, girasol, maíz, semilla de algodón y soya tanto como sea posible por los componentes de descomposición inflamatorios y la naturaleza inestable/rancia de estos aceites	Castañas, semillas de girasol
Granos y sustitutos de granos, productos de grano (tamaño de la porción: secos ¼ de taza, cocidos ½ taza)	
Almidón de arroz, almidón de maíz, almidón de papa (no harina), arroz blanco cocido, arroz Uncle Ben's, «arroz» o fideos shirataki, espaguetis de arroz blanco, fideos celofán, frijol mungo (soya verde), harina de coco, mazorca de maíz, rollitos de coco	Cebada perlada, fideos de quelpo
Hierbas y condimentos (tamaño de la porción: ½ cdta. secas, 2 cdas. frescas o en salsa)	
Sal, pimienta blanca; salsa Frank's Redhot; tabasco, rábano picante; ajo (fresco o seco); edulcorantes (azúcar, estevia, miel); hierbas secas (ajedrea, cebolla en polvo, condimento para aves, eneldo, estragón, hoja de laurel, mejorana, romero, salvia, tomillo); especias (cayena, granos de mostaza, macis); extractos (chocolate, limón, menta, vainilla)	Cardamomo molido, condimento italiano, orégano (seco)

MUY BAJO (< 4 mg/porción)	MODERADAMENTE BAJO (4-10 mg/porción)
Legumbres/frijoles (porciones de ½ taza)	
Chícharos de ojo negro, alubias Utilizar en porciones moderadas. Siempre poner en remojo las legumbres antes de cocerlas a fuego alto para desactivar las lectinas Mantequilla sin frutos secos de chícharos amarillos partidos	Chícharos partidos (amarillos o verdes), chícharos verdes (frescos o congelados), frijol mungo
Productos de origen animal	
Carnes, grasas animales, huevos, lácteos, mantequilla	Atún (la mayoría de los alimentos de origen marino no han sido analizados)
Verduras y hortalizas (porciones de ½ taza)	
Alcaparras, berro, col china, brotes de alfalfa, calabacita, calabaza de invierno, castañas de agua, cebollas, cebollines, champiñones, cilantro, col, col rizada (Lacinato o morada cocida), coliflor, colinabo o colirrábano, escarola, hojas de mostaza, kimchi, lechuga (romana, francesa o mantecosa, iceberg), mizuna (hojas de mostaza japonesa), rábanos, pepino, chile morrón rojo, raíz de apio (apionabo), rábanos, arúgula	Berza, brócoli (cocido), calabaza, col rizada (cruda), coles de Bruselas (cocidas), endibias, espárragos, chícharos verdes (cocidos), chile morrón verde

5

Las muchas caras de un tóxico

«Sal de limón» [...] es muy utilizada por los sirvientes para sacar manchas de tinta y limpiar arneses, y por los tintoreros [...] a gran escala en la preparación de algodones. Pero la peor característica de su naturaleza es su traicionero parecido con [...] la sal de Epsom, [que] podría confundirse fácilmente con el ácido oxálico y a la inversa.[1]

J. Clendinning,
The London Medical and Surgical Journal, 1833

Un frasco que contenga ácido oxálico debería etiquetarse como veneno y guardarse en un estante alto.

Fannie Merritt Farmer,
The Original 1896 Boston
Cooking-School Cook Book

Mi propio estallido inesperado de buena salud después de cambiar la dieta me llevó a las bibliotecas médicas de la Universidad de la Mancomunidad de Virginia y los Institutos Nacionales de Salud en busca de una explicación. ¿Por qué esta estrategia dietética baja en oxalato funcionó tan bien? ¿Qué sucede con los oxalatos que ingerimos y sus efectos en nuestras células y nuestros órganos, huesos y tejidos? ¿Cuánta parte del daño es reversible?

¿Cómo dejamos pasar este problema de manera tan absoluta para que casi nadie le esté prestando atención?

En la biblioteca, me intrigó la forma curiosa y con frecuencia indirecta en que se ponen al descubierto las conexiones entre los oxalatos y los problemas de salud comunes. Lo que resultó después de incontables horas devorando la literatura médica fue provechoso, pero inquietante. Dispersos a lo largo de siglos de ciencia y medicina, en miles de artículos, los datos se juntaron para explicar una gran historia sobre las consecuencias de los oxalatos para nuestra salud. Durante *casi doscientos años*, autores muy respetados —toxicólogos, investigadores médicos, autores de casos clínicos y otros médicos— han suplicado que se sea consciente de los peligros de los alimentos ricos en oxalato.

El tema de los oxalatos aparecía repetidamente en los artículos médicos de muchas subespecialidades, donde se identificaba como un factor en un amplio abanico de problemas de salud, y siguen apareciendo nuevos estudios y advertencias en publicaciones científicas. La fascinante historia del oxalato como producto químico de limpieza y una ojeada a su química nos ayuda a empezar a comprender por qué esta diminuta molécula es mala para nosotros.

La acedera culinaria (género *Rumex*) —una verdura de hoja verde clásica apreciada por reputados chefs europeos y estadounidenses— y una planta forestal llamada acedera de madera eran fuentes principales de ácido oxálico para los primeros boticarios. Las plantas de acedera tienen un fuerte sabor amargo por su alto contenido de ácido oxálico. En inglés, el término *sorrel*, que procede del francés antiguo *surele*, significa «sour» ['amargo'].

El término «ácido oxálico» procede de la planta acedera de madera, un tipo de trébol del género *Oxalis*, pero recibió este nombre hasta 1787. Cuando fue descrito por primera vez por unos químicos en 1632, el ácido oxálico se conocía acertadamente como «tártaro», un término genérico para «cualquier concreción sólida de material biológico».[2] Cuando se seca, el extracto de ácido oxálico del jugo de acedera forma un polvo granular blanco inodoro. Los *microcristales* de oxalato pueden aparecer como un residuo similar a la sal en los laboratorios químicos, como una arena polvorienta, muy fina, visible al microscopio, y como depósitos de aspecto costroso en otros lugares.

La «sal de acedera» (ahora denominada ácido oxálico u oxalato de potasio) se utilizó en la industria desde la década de 1780 como blanqueador y fijador de tintes en la producción textil, como solución de grabado electrolítica y pulido en el grabado, y como solución de revelado en la impresión fotográfica.[3] El ácido oxálico tiene poder *quelante* (es decir, la capacidad de fijar metales), lo que lo convierte en un buen agente de limpieza. Con una versatilidad impresionante, la sal de acedera elimina manchas de cobre, bronce y aluminio, disuelve el óxido del hormigón y radiadores, quita tinta, pintura y barniz y blanquea lanas y tejidos. A principios de 1800, el ácido oxálico se utilizaba comercialmente con el nombre de «líquido azul» como lejía desinfectante en las lavanderías y se vendía como polvo de limpieza doméstico versátil, con el atractivo nombre de Essential Salts of Lemon.

A pesar de venderse como un producto de limpieza, en las décadas de 1820 y 1830 se añadían pizquitas de «sal de limón», para dar sabor de limón, a comidas y bebidas. (El jugo de limón tiene muy poco oxalato). Utilizar el ácido oxálico por su amargo sabor fue una desafortunada práctica, porque puede tener graves efectos tóxicos, como malnutrición mineral, huesos finos, blandos o frágiles, anemia hemolítica o incluso la muerte. Las mismas propiedades que hacen del ácido oxálico un potente limpiador también lo convierten en un potente tóxico.

El fácil acceso a la sal de acedera a principios de 1800 produjo una serie de muertes accidentales en Inglaterra, normalmente porque el ácido oxálico se confundía con sal de Epsom y se tomaba para tratar un problema digestivo (haciendo que este error fuera como consumir ocho *smoothies* de espinacas ¡de golpe!).[4] Este emergente problema de salud pública inspiró la publicación escocesa, en 1823, de un gran estudio de toxicología experimental —el primero de este tipo—, que mostró que la ingesta de ácido oxálico diluido produce una intoxicación sistémica.[5]

Diez años después, los peligros diarios de los limpiadores de ácido oxálico seguían siendo un problema de salud pública. En 1833, el toxicólogo J. Clendinning, doctor en Medicina, empezó su intervención ante la Royal Medico-Botanical Society of London[6] con este lamento: «Desde 1814, [el ácido oxálico] justificó plenamente su dignidad como un tóxico activo y ocasionó más muertes accidentales que quizá ningún otro».[7] Denunció las «cualidades nocivas» del oxalato y mostró su preocupación por utilizarse con mucha frecuencia, ser fácil de obtener y tener un «nombre alarmante, sal de limón».

El ácido oxálico sigue empleándose en el siglo XXI en muchas aplicaciones industriales y en productos de uso doméstico, como el limpiador en polvo Bar Keepers Friend y el producto de limpieza Zud. Si tienes que utilizar limpiadores que contienen oxalato es importante que uses guantes, porque el contacto prolongado con la piel puede causar un daño grave. En un texto de toxicología de 1979 se describen los problemas derivados de la absorción cutánea: «El contacto prolongado con soluciones de ácido oxálico produce parestesia [hormigueo y entumecimiento], cianosis de los dedos [color azulado por oxígeno bajo en la sangre], decoloración amarillo-pálida de las uñas e incluso gangrena».[8]

Además, algunos de los alimentos que contienen oxalato tienen potenciales usos industriales por el poder del ácido oxálico de atrapar minerales. En un moderno experimento de laboratorio se demostró el poder del ácido oxálico en cáscaras de plátano secas y trituradas de «secuestrar» metales pesados tóxicos (plomo, cobre, níquel, zinc) de agua contaminada.[9] Los investigadores universitarios esperan que el proceso «biosorbente» de las cáscaras de plátano pase a instalaciones de tratamiento de aguas y cree unos ingresos adicionales a los granjeros pobres de Malasia.

Dada la potencia limpiadora a nivel industrial del ácido oxálico, es razonable preguntarse cómo los oxalatos que ingerimos pueden afectar a nuestros cuerpos. Y, para ello, tenemos que saber un poco más de las diversas formas que adoptan los oxalatos.

NOMBRES PARA VARIAS FORMAS DE OXALATO

Los actuales nombres químicos oficiales e inequívocos del ácido oxálico son un poco aburridos: 2-hidroxi-2-oxoacetato o *ácido etanodioico* y, en términos prácticos, algo más específicos. En cambio, los términos *ácido oxálico*, *oxalato* y *oxalatos* siguen utilizándose indistintamente en la literatura científica (y en este libro), porque las diversas formas que adoptan en cualquier situación en general son mixtas, indefinidas y cambiantes. Este es también el motivo por el que con frecuencia los denominamos «oxalatos» en plural. Las diferentes formas que adoptan (según su entorno bioquímico) tienen diferentes efectos.

En el medio acuoso de los alimentos y en el cuerpo, las sales solubles de oxalato (oxalato de potasio o sodio y ácido oxálico) se disuelven en iones muy diminutos que se desplazan y reaccionan libremente en su entorno. Incluso los iones de *ácido oxálico libre* pueden adoptar dos formas diferentes (con una o dos cargas eléctricas), añadiendo complejidad a las diversas consecuencias biológicas.[10] Durante las horas posteriores a consumir comidas ricas en oxalato se produce un flujo de estos iones por la circulación sanguínea, que se desplazan por el cuerpo dañando estructuras celulares, generando estrés oxidativo, provocando inflamación y entrando en las células, donde alteran su función e interfieren en la producción de energía celular.

Los iones de oxalato atraen con facilidad minerales del plasma sanguíneo, los líquidos corporales o las células, especialmente calcio y magnesio, y los oxalatos *insolubles* resultantes *no* se desprenden fácilmente (al menos no en la acidez y la temperatura corporal típicas).[11] Cuando se forman moléculas de oxalato insoluble, se pierden minerales esenciales y se convierten en toxinas, que pueden dañar las células. Por ejemplo, el oxalato de calcio tiende especialmente a convertirse en nanocristales con cargas electrostáticas que pueden destruir la propia maquinaria de la vida, las membranas celulares. Cuando se enganchan a glóbulos rojos sanos, los cristales de oxalato producen suficiente daño en la membrana para que las células viertan su contenido.[12] Las células no solo pierden pequeñas moléculas, como iones de potasio, sino también moléculas grandes de hemoglobina, que transportan oxígeno a los tejidos.

La capacidad de los oxalatos para dañar el metabolismo celular tiene incluso aplicaciones clínicas. El oxalato de potasio se introduce en los tubos de extracción utilizados en los análisis de los niveles de glucosa en la sangre.[13] Los iones de oxalato atrapan rápidamente iones de magnesio de las células sanguíneas e impiden que las enzimas celulares utilicen la glucosa para producir energía celular. Entonces, el laboratorio obtiene una medida exacta de la cantidad de glucosa en la sangre muchas horas después de la extracción. Si esta unión mineral se produce con frecuencia en el cuerpo, acaba siendo más difícil convertir el alimento en energía celular.

Los nanocristales tienen el potencial de acumularse en los tejidos y formar microcristales más grandes, similares al vidrio, en cualquier parte del cuerpo. Estos residuos arenosos crean problemas complicados de limpieza a los tejidos y al sistema inmunitario.

Como consecuencia de las comidas ricas en oxalato, el «robo» de calcio del ácido oxálico reduce los niveles de calcio en la sangre, especialmente si las comidas no contienen abundante calcio. El desequilibrio electrolítico resultante y la escasez de calcio en la sangre y otros líquidos corporales obligan al cuerpo a filtrar calcio y otros minerales de los huesos para compensar. Incluso un nivel bajo transitorio de calcio en la sangre puede interferir en la actividad eléctrica del corazón, los músculos y los nervios, que a veces produce síntomas visibles en forma de temblor, tics, hipo, convulsiones, coma, palpitaciones o insuficiencia cardíaca. Otros signos más comunes de daño nervioso asociados a la toxicidad del oxalato son los siguientes: problemas para dormir, sensibilidad al ruido y la luz, mal humor, falta de motivación, ansiedad y depresión. En el tracto digestivo, la falta transitoria de calcio y electrolitos en los músculos y nervios genera problemas en la función intestinal, como reflujo, eructación, cólicos, calambres y dolor intestinal, diarrea e incontinencia fecal. En el oído interno, el magnesio bajo puede causar vértigo, zumbidos y pérdida de audición.

En un caso publicado, el ácido oxálico de una sopa preparada con acedera culinaria «limpió» los minerales en la sangre de un hombre, alteró su frecuencia cardíaca y desencadenó una insuficiencia cardíaca mortal. En este caso, la dosis mortal de ácido oxálico fue de unos 3 900 mg, consumidos en solo una comida (esto raramente pasa).[14] El artículo, publicado en la revista médica *The Lancet*, empieza así: [15]

Varón de cincuenta y tres años, con antecedentes de cuatro años de diabetes insulinodependiente, fumador y bebedor importante, que ingresó en el hospital por vómitos, diarrea y pérdida progresiva de conocimiento poco después de ingerir una sopa de verdura que contenía unos 500 g de acedera.[16]

Los médicos, enfermeras y técnicos de laboratorio del mejor hospital de Barcelona aplicaron todas las medidas posibles para salvar a su paciente delirante. Empezaron con la reposición de líquidos y lo sometieron a ventilación mecánica y diálisis. A pesar de los intentos para salvarle la vida, el paciente rápidamente entró en coma y murió dos horas después. Los autores advirtieron: «Algunas plantas que contienen ácido oxálico se utilizan para cocinar y con finalidades médicas, y es importante dar a conocer su peligroso potencial».[17]

METABÓLICAMENTE EXTRAVULNERABLES A ALIMENTOS SALUDABLES

Actualmente se considera que la acedera es un alimento saludable y se utiliza como infusión medicinal, aunque la palabra «acedera» se asoció a intoxicación desde 1814, un hecho desde hace tiempo descartado por banal.[18] Es probable que el hombre descrito en el artículo de *The Lancet* eligiera atiborrarse de sopa de acedera en un intento de «estar sano» o para compensar su alcoholismo. Las personas con problemas crónicos de salud con frecuencia están desesperadas por tener una vida mejor y creen que los «superalimentos» como la acedera las salvarán. Por desgracia, los alimentos con abundante oxalato, como la acedera y las espinacas, tienen pocas opciones nutricionales para cualquier persona estresada metabólicamente.

Aunque es imposible saber durante cuánto tiempo y hasta qué punto la víctima de la sopa de acedera había estado ingiriendo alimentos vegetales cargados de oxalato antes de esta última y mortal dosis, incluso cantidades minúsculas de oxalato en el momento y el lugar inadecuados pueden tener potentes efectos negativos. Cuanto más alta es la frecuencia y la cantidad consumida, más probable es que el oxalato dietético provoque problemas y dé lugar a nuevos puntos de acumulación de cristales y estrés metabólico —o incluso, como en este caso inhabitual, la muerte— no necesariamente de una forma aguda e identificable.

Cuando prolongas una dosis mortal de alimentos ricos en oxalato durante varios días, la depleción mineral y otros efectos perjudiciales son mucho más sutiles y ya no inmediatamente mortales, pero eso no significa que no te perjudiquen.

6

¿Por qué no sabemos del exceso de oxalato?

La prevención de la hiperoxaluria [niveles altos de oxalato en la orina] dietética, evitando una ingesta excesiva de alimentos ricos en oxalato o sus precursores, debería ser parte de la educación alimentaria de la sociedad.[1]

Y. SUN, *et al.*,
Cureus, 2017

La historia de la sobrecarga de oxalato es cada vez más sorprendente cuando analizamos cómo desapareció como tema de estudio de la medicina y la nutrición, aun cuando el volumen de pruebas científicas sobre la diversidad y la gravedad de los efectos del oxalato en nuestra salud sigue creciendo.

En 1842, la incipiente *diátesis oxálica* surgió como una dolencia médica asociada con la dieta que comportaba una elevación de oxalato en la orina.[2] (*Diátesis* se refiere a una tendencia constitucional a un trastorno o un grupo de trastornos.) Los pacientes afectados presentan problemas digestivos, artritis, dolor de espalda, ansiedad, nerviosismo, desánimo u otro estrés mental, fatiga, huesos blandos, forúnculos, piel áspera y descamada, síntomas cardiacos, dolor o pesadez en el vientre, cálculos o malestar en las vías urinarias, semen en la orina y orina turbia. El experto en vías urinarias Golding Bird y un grupo de colegas de las grandes consumidoras de té, las islas británicas, creían que el exceso de oxalato en el cuerpo era malo para la «salud general».

Bird fue un gran profesor, un investigador meticuloso, un médico experto y una autoridad de prestigio internacional en enfermedades renales. Escribió el famoso y completo libro de texto *Urinary Deposits: Their Diagnosis, Pathology, and Therapeutical Indications*, en el que insiste en que «el oxalato de la lima [...] merece una atención especial [...] [señalando la] importancia de estudiar detenidamente las relaciones de [depósitos de oxalato] con ciertos estados de salud».[3] Él y sus colaboradores fueron capaces de identificar la conexión entre la dieta y los síntomas de la enfermedad por oxalato gracias a la estacionalidad de un nuevo alimento rico en oxalato, el ruibarbo. En los albores del siglo XIX, en Inglaterra, el ruibarbo era muy popular y una delicia estrictamente de temporada, presentada en delicadas tartas y sofisticados postres que disfrutaban quienes podían permitirse el azúcar.[4]

En 1933, la enfermedad se denominó *síndrome del ácido oxálico* y la lista de síntomas incluía problemas dispépticos e intestinales, debilidad o falta de energía, ansiedad y depresión, migraña, dolores reumáticos, cálculos renales, vejiga irritable, hipotensión, desequilibrio o sobrecrecimiento de microbios en el colon y conducta errática.[5]

Los cálculos renales con frecuencia van acompañados de otros problemas. El urólogo Carl Burkland observó en 1941 que «muchos pacientes con cálculos de oxalato están nerviosos, neurasténicos, son pesimistas y a menudo sufren problemas crónicos intestinales».[6] *Neurasténicos* significa que están deprimidos, ansiosos o cansados y tienden a sufrir dolor de cabeza, palpitaciones cardíacas y dolor nervioso. Por entonces se pensaba (acertadamente) que la neurastenia era consecuencia del agotamiento de las reservas de energía del sistema nervioso central, pero posteriormente la Organización Mundial de la Salud la clasificó como un «trastorno neurótico» (y sigue siéndolo).[7]

De hecho, la toxicidad del oxalato puede manifestarse como neurastenia. La depresión, la falta de energía y los cálculos renales que presentó Liam Hemsworth como consecuencia de la ingesta diaria de *smoothies* ricos en oxalato y la dieta vegana fácilmente podrían, en 1933, haber desembocado en un diagnóstico de síndrome del ácido oxálico.

Golding Bird temió que el sistema ignorara la toxicidad del oxalato como un problema médico y expresó su frustración personal para que el mundo médico reconociera los efectos gravemente perjudiciales del oxalato en la calidad de vida de las personas, manifestando que el oxalato «parece que ahora corre cierto riesgo de ser apartado a un lado como algo sin consecuencias».[8] Las reflexiones de Bird sobre la toxicidad del oxalato se basaban en su experiencia personal con dolor articular, orina turbia, cálculos renales y salud frágil. Trágicamente (en una época en la que no se disponía de pruebas exactas para determinar los niveles de oxalato en los alimentos), murió a los treinta y nueve años por complicaciones derivadas de cálculos renales.

El síndrome del ácido oxálico siguió siendo una enfermedad desconcertante y discutida, no siempre fácil de identificar, en parte porque nunca se tuvieron buenas pruebas diagnósticas y siempre hemos carecido de conocimientos exactos del oxalato en los alimentos. La predicción oportuna de Bird se cumplió: el diagnóstico dejó de utilizarse a mediados del siglo xx y dejamos de identificarlo.

La medicina renuncia al oxalato

A finales de la década de 1930, mientras las fundaciones financiadas por los Rockefeller vertían millones de dólares en investigación médica, la medicina se fue alejando gradualmente de la identificación del poder de la dieta para generar síntomas agudos y problemas crónicos. Este cambio empezó seriamente en 1910, cuando la Asociación Médica Estadounidense y la Fundación Carnegie para el Avance de la Enseñanza publicaron una crítica sobre la educación médica estadounidense y canadiense. En el llamado informe Flexner se diseñó un programa que volvería a la medicina más «científica», establecería una solidaridad profesional y una ortodoxia basadas en necesidades educativas estandarizadas y guiaría el futuro de la profesión médica.[9] Como consecuencia, se formó a los médicos para utilizar pruebas «objetivas» de laboratorio estandarizadas como base del diagnóstico médico. El «arte» del diagnóstico (que hacía hincapié en las explicaciones de los síntomas de los pacientes y las observaciones de los médicos) se relegó a un segundo plano para dar paso al diagnóstico basado en el análisis. El doctor Abraham Flexner, autor principal del informe de 1910, más tarde lamentó la asfixiante uniformidad y la falta de creatividad que había alentado.[10]

El diagnóstico basado en pruebas comportó mejoras en la gestión de ciertos problemas de salud, pero también se perdió la sabiduría en este impulso hacia la estandarización. La preocupación por la atención preventiva se redujo y se entregó gradualmente a las pruebas de detección de alta tecnología, de manera que la medicina acabó centrándose más en la reducción de los síntomas y en conservar la vida, especialmente en las etapas más avanzadas y mortales de las enfermedades.

El curso clínico de la toxicidad del oxalato encaja especialmente mal en nuestro sistema médico compartimentalizado y basado en pruebas. Como veremos, los análisis de sangre y orina no pueden decirnos si estamos o podríamos estar enfermos por oxalato o cuán enfermos podríamos estar. Aunque los análisis de orina pudieran detectar con fiabilidad picos en el cuerpo después de las comidas, no tienen la capacidad de detectar pequeños efectos tóxicos, sean inmediatos o diferidos.

Actualmente, la investigación del oxalato pertenece básicamente a la especialidad de urología. Los congresos científicos sobre el oxalato celebrados desde 1986, centrados únicamente en los cálculos renales y la enfermedad renal crónica, han sido organizados y copresididos por patólogos especializados en cálculos renales.[11] La estrategia «centrada en el riñón» para el estudio de los problemas relacionados con el oxalato no deja espacio a la identificación de efectos tóxicos en otros lugares ni a un síndrome debilitante por toxicidad del oxalato.

Es importante señalar que el cambio a la visión centrada en el riñón de la enfermedad por oxalato se consolidó en los años siguientes a la expansión en 1972 de la cobertura Medicare para incluir personas con enfermedad renal en fase terminal. A finales de la década de 1970, unos diez años después de la creación de Medicare, el hospital de beneficencia comunitario fue desplazado por una titularidad corporativa y el control de una empresa médica de alta tecnología y con ánimo de lucro.[12]

Las enfermedades relacionadas con la dieta y las soluciones dietéticas ofrecen pocas posibilidades de aumentar los beneficios. La dieta como una forma de tratamiento (o incluso de prevención) médico, estándar en su momento, pasó a ser tangencial a la atención médica convencional. Las consultas dietéticas no suelen estar cubiertas por el seguro de salud y es improbable que la mayoría de los médicos las «soliciten», por la impresión de que los posibles beneficios son leves y lentos y porque es improbable que los pacientes «cumplan» y cambien sistemáticamente su conducta. Y aunque se utilice una dieta baja en oxalato para tratar los cálculos renales (y funciona), es tratada con escepticismo incluso por los nefrólogos más destacados.

En consecuencia, el oxalato se convirtió en una materia principalmente de interés académico y existen grandes lagunas en el conocimiento de sus efectos perjudiciales a largo plazo. Las extensas pruebas de la toxicidad del oxalato —encontradas en estudios de biología celular, experimentos con animales de laboratorio y casos clínicos humanos y animales— están dispersas por diversos campos de estudio. Sin embargo, cuando se juntan, muestran que el oxalato es evidentemente un problema grave. A pesar de esto, estas pruebas dieron lugar a pocos estudios de intervención humana sobre los efectos agudos de los oxalatos en la dieta y a ninguno que estudie sus consecuencias dolorosas, discapacitantes y potencialmente mortales a largo plazo.

NO VER LA TOXICIDAD DEL OXALATO

Ningún campo científico se encarga (ni tiene interés) de desarrollar una teoría «integral» sobre qué nos provoca el exceso de oxalato en la dieta, de forma que es especialmente difícil identificar la sobrecarga de oxalato dietético como un problema unificado con una causa común. No se conocen bien los primeros signos y síntomas de la intoxicación por oxalato: pueden ser bastante comunes y diversos, pueden aparecer gradualmente y de forma intermitente y varían de una persona a otra. Pero más importante es que no detectamos la erosión gradual de los tejidos ni su pérdida de función hasta que las reservas metabólicas se han vaciado y el proceso patológico interrumpe nuestras vidas.

Centrarse en los síntomas independientemente y esperar diferentes causas para cada uno nos impide ver el denominador común.

No reconocer que la comida sana produce problemas de salud es perfectamente comprensible. Los médicos no tienen ni idea de que los alimentos «saludables» contienen toxinas que pueden provocar síntomas específicos a corto plazo y producir efectos diferidos e indirectos que pueden desembocar en una enfermedad crónica. Igual que todos nosotros, los médicos están inmersos en consejos dietéticos convencionales para comer más alimentos vegetales (y evitar los alimentos ricos en grasas y sal). Ven que sus pacientes están ansiosos y estresados y les aconsejan que dejen de preocuparse por sus enfermedades «imaginarias» que no llaman la atención en las pruebas diagnósticas.

Aunque los médicos admitieran que algunos de sus pacientes podrían estar sufriendo problemas inducidos por el oxalato, no tienen herramientas efectivas para establecer el diagnóstico, ni siquiera una lista precisa de alimentos ricos en oxalato o una lista de síntomas relacionados con este. (Véase «Recursos» al final del libro).

Los efectos de los oxalatos en nuestra biología no están recibiendo suficiente atención, aunque las pruebas de su toxicidad no dejan de crecer en la literatura científica. Como escribieron unos investigadores en 2008, «durante muchos años se consideró al oxalato como un producto de desecho metabólico, un contraión en estudios de transporte o un quelante de calcio experimentalmente útil, y no se consideró merecedor de estudios más detallados. Sin embargo, ni la excreción de oxalato ni la regulación de su transporte son como los investigadores esperaban, y se acumulan las pruebas que indican que el oxalato afecta a la fisiología normal».[13]

LOS PROFESIONALES EN NUTRICIÓN IGNORAN EL OXALATO

Por desgracia, el campo de la nutrición no prestó más atención a los riesgos del oxalato de la dieta que la medicina, a pesar de las afirmaciones en sus propias revistas, como esta de *The American Journal of Clinical Nutrition* en 1972: «El consumo excesivo de ácido oxálico por los seres humanos merece mucha atención, porque se ha visto involucrado en diversos trastornos clínicos».[14]

El objetivo inicial en el campo de la nutrición científica no se centró en la seguridad de los alimentos ni en las dietas terapéuticas. En vez de ello, las recomendaciones científicas se desarrollaron a partir de la química alimentaria inicial de mediados de 1890, cuando un químico agrónomo de Estados Unidos desarrolló un sistema para calcular el contenido calórico de los alimentos. El doctor Wilbur Atwater (1844-1907) estableció los conceptos fundamentales del metabolismo energético —en gran medida aún mantenidos— y un mejor conocimiento de los macronutrientes de los alimentos.[15] También institucionalizó la investigación agrícola y alimentaria en el Departamento de Agricultura de Estados Unidos. Fueron muchos los efectos permanentes del trabajo del doctor Atwater, como la creencia de que la elección de los alimentos debería estar dictada por las nuevas ideas de las instituciones científicas y públicas.

Atwater fue un reformador, destacado en el movimiento antialcohólico y creía que las elecciones de los alimentos de los estadounidenses eran extravagantes y excesivas. Su capacidad para medir las calorías de los alimentos rápidamente le llevó a preocuparse —y a educar al público— por cómo proveer suficientes calorías y proteínas de la forma más económica posible. Pensando en los trabajadores con un nivel bajo de ingresos, Atwater se decantó por los frijoles más económicos, granos refinados, queso y piezas de carne más baratas descartando así el rosbif, los filetes y otras carnes de primera que las personas generalmente preferían incluir en cada comida.

Para enseñar al público cómo comer de forma más económica, Atwater colaboró con otra destacada analista química, Ellen Swallow Richards, quien fundó la American Home Economics Association en 1908.[16] Swallow ayudó a Atwater a convertir sus ingredientes baratos en platos incondicionales para los yanquis, como el *corn mush* ['puré de maíz'], la sopa de chícharos y los frijoles al horno, estilo Boston. Con esta asociación, el nuevo campo de la nutrición científica se convirtió en una ciencia «culinaria» incluida bajo el apartado de «economía doméstica», una profesión (bastante alejada de la ciencia médica) que marcó cambios significativos en las actitudes y los hábitos de alimentación de los estadounidenses, ya que divulgó el mensaje de la *nueva nutrición* al elevar los granos, los frijoles y otros alimentos vegetales amiláceos a alimentos básicos de la dieta.[17]

La consideración de la dieta como una intervención médica se desvió aún más a principios de 1900, por el entusiasmo por las recién descubiertas «vitaminas» (así llamadas la primera vez) y las enfermedades por deficiencias de estas, que supuestamente no eran un problema médico, sino más bien un problema de salud pública. Por ejemplo, la pelagra (una enfermedad producida por deficiencia de niacina) afectaba principalmente a los sureños pobres de Estados Unidos y llevó a realizar recomendaciones para enriquecer los alimentos.

Asimismo, la profesión dietética, que trabaja directamente con los pacientes y diseña dietas terapéuticas, tuvo un origen curioso. Fue creada por una vegetariana y devota seguidora de las creencias adventistas, Lenna Frances Cooper.[18] Cooper fue autora del fundacional tratado dietético de 1928 *Nutrition in Health and Disease*, que se utilizó durante muchas décadas.[19] La decimoséptima edición fue el libro que estudié en la Universidad de Cornell a mediados de 1980. Las personas que creen en la alimentación basada en plantas se siguen sintiendo atraídas por el campo de la nutrición. Incluso el profesor que impartió el curso de bioquímica nutricional al que asistí era un destacado activista vegetariano y promovía sus ideas con su investigación y su defensa.

La ciencia de la nutrición, debido a la forma en que se practica actualmente, está mal preparada para identificar la toxicidad del oxalato. Los investigadores que estudian los efectos de los alimentos en la salud dependen en gran medida de un gran volumen de datos de encuestas autoadministradas de baja calidad, obtenidos por medio de cuestionarios de ingesta de alimentos que no distinguen claramente entre alimentos altos y bajos en oxalato y no asocian diferentes síntomas relacionados con el oxalato entre sí. Las conexiones significativas entre una dieta rica en oxalato y los problemas de salud son completamente invisibles en ese contexto. Reunir datos débiles de muchas personas y adivinar la conexión entre los alimentos y la salud (basada en la correlación estadística) es algo que parece «cierto», pero sucede más bien lo contrario.

La toxicología nunca ha tenido una voz influyente en las investigaciones y la docencia de la nutrición. Con independencia de las toxinas que puedan contener, todos los alimentos que son «generalmente reconocidos como seguros» (o GRAS, por sus siglas en inglés) se consideran «comestibles» en cualquier cantidad y frecuencia. Es raro que en alguna recomendación nutricional se considere la posible toxicidad de un alimento conocido que contiene nutrientes deseables, especialmente cuando la toxina en cuestión se produce de forma natural, aunque sabemos que el oxalato producido de forma natural en muchos alimentos populares puede superar nuestro nivel de tolerancia. Es importante reconocer que nuestras impresiones de una nutrición apropiada no provienen de considerar detenidamente qué es seguro y nutritivo.

Siguen publicándose informes de casos de enfermedades relacionadas con el consumo de oxalato, acompañados de firmes advertencias de no tomar demasiado oxalato. Aunque, más allá de un subgrupo de especialistas en riñón, los profesionales médicos y nutricionistas hicieron oídos sordos a estas advertencias y están bastante contentos de enviar a sus pacientes a la sección de frutas y verduras por otra bolsa de espinacas «saludables» sin dudarlo. En un momento en que los alimentos ricos en oxalato son especialmente populares y fiables, este punto ciego los hace aún más peligrosos.

La opinión contraria predominante de los riesgos de ingerir alimentos ricos en oxalato está bien representada en este pasaje de una revisión de 1973 de las toxinas de alimentos naturales, del doctor David Fassett: «Parecería necesitarse una combinación bastante improbable de circunstancias —una ingesta muy alta de comida que contiene oxalato más una ingesta baja simultánea de calcio y vitamina D durante un periodo de tiempo prolongado— para que se noten los efectos tóxicos crónicos».[20]

Por desgracia, la «combinación bastante improbable de circunstancias» del doctor Fassett está bien encaminada a convertirse en la norma. La sobrecarga de oxalato puede parecer extraña, confusa e improbable porque: 1) somos muy inconscientes de ello, incluso la palabra «oxalato» nos es desconocida; 2) las consecuencias se contraponen al dogma nutricional de nuestros tiempos, y 3) nuestra ignorancia y nuestra desconfianza colectivas promueven la falta de atención y las actitudes contrarias, incluso entre investigadores y otros profesionales sanitarios por lo demás bien informados. Cada día podríamos estar ingiriendo el origen mismo de numerosos síntomas y no tener ni idea. Ni tampoco tu médico.

7

Una variedad desconcertante de síntomas y ninguna prueba adecuada

> Parece que muchas personas creen que es una tarea fácil investigar experimentalmente la fisiología de la intoxicación. Pero ciertamente están equivocadas. Se tiene que pasar por una larga formación antes de que alguien pueda observar con precisión los fenómenos de la acción de los tóxicos.[1]
>
> R. CHRISTISON y C. COINDET,
> *Monthly Journal of Medicine*, 1823

El síndrome del ácido oxálico puede estar ausente de los esquemas diagnósticos contemporáneos, pero *no* desapareció. Al perder el campo médico sus conocimientos del síndrome del ácido oxálico, la intoxicación por oxalato dietético se incluyó en la familia diagnóstica de enfermedades llamada *hiperoxaluria*, que significa exceso de oxalato en la orina. Los riñones mantienen la sangre y el cuerpo en buen estado ayudando a controlar el equilibrio electrolítico y eliminando los elementos indeseables, como el oxalato, por la orina.

Pocos somos conscientes del oxalato en nuestra orina, pero en la época de las bacinicas, las «piedras» en las vías urinarias eran un fenómeno bien conocido. La costra de oxalato en la orina humana fue capturada perfectamente en los primeros estudios microscópicos de los años 1600 de dos pioneros científicos preeminentes y autodidactas: el precoz científico rebelde inglés Robert Hooke (1635-1703) y el microscopista holandés Antonie Philips van

Leeuwenhoek (1632-1723). Cada vez que orinamos, eliminamos oxalato, principalmente en forma de iones de oxalato y oxalato de magnesio, pero también como nanocristales y microcristales de oxalato de calcio.[2]

TOLERANCIA RENAL A LA EXCRECIÓN DE OXALATO

Los organismos humanos y animales se han desarrollado para excretar una determinada cantidad de oxalato. Formamos oxalato como un producto de desecho normal de bajo nivel de centenares de reacciones bioquímicas. Los seres humanos adultos generan de manera inevitable unos 12 mg de oxalato cada día.[3] Es un volumen manejable, porque la capacidad de unos riñones sanos para excretarlo es al menos dos veces superior a dicha cantidad.

En promedio, el total de oxalato en la orina que sale del cuerpo es de 15 a 40 mg al día, que resulta de la combinación de la cantidad que generamos de forma natural más el oxalato adicional de la dieta y otras fuentes.[4] El umbral de oxalato en la orina en el que se identifica hiperoxaluria es de 40 o 45 mg al día (véase el **cuadro 7.1**).[5]

Las investigaciones actuales nos indican que podemos tolerar con seguridad unos 25 mg de oxalato al día en la orina si nuestros riñones están sanos, lo que significa que los niveles óptimos son de 25 mg o menos al día.[6] Incluso pequeños aumentos de oxalato total en la orina (por ejemplo, de 25 a 30 mg al día) nos ponen en riesgo de daño renal, cálculos renales, enfermedad renal crónica y otros problemas de salud, aunque los resultados de los análisis no indiquen hiperoxaluria.

CUADRO 7.1. UMBRALES DE OXALATO EN LA ORINA.

Oxalato (mg)/24 horas
- Bien tolerado: < 25
- Normal alto/excesivo: 26-40
- Hiperoxaluria (hombres):   > 40-45
- Hiperoxaluria (mujeres):   > 35-40

Cuando las cargas de oxalato crecen más allá de la capacidad de excreción, el oxalato puede cristalizar en los diminutos conductos de los riñones (*túbulos*), que recogen y tratan la orina. Los riñones sanos tienen múltiples estrategias para evitar que los oxalatos se queden atascados mientras pasan. En primer lugar, las superficies de los túbulos están hechas para repeler cristales.[7] Los riñones liberan citrato (que se une al calcio libre) y magnesio (que se une a los iones de oxalato), reduciendo así el número de cristales de oxalato de calcio que forman. Los riñones también producen proteínas que reducen los acúmulos de cristales y sirven para acompañar a los cristales de oxalato y al calcio de forma segura fuera del tracto urinario. Cuando se forma un gran grupo de cristales de oxalato, los riñones resistentes a los cálculos pueden dilatar sus diminutas vías para eliminar los cristales.[8] Este sistema funciona perfectamente en la mayoría de las personas sanas, aportando a los riñones una tolerancia sorprendentemente alta al exceso de oxalato y la presencia de cristales en la orina, aunque hay un límite.[9]

Algunas personas no pueden defenderse adecuadamente frente a las cargas más altas de oxalato después de las comidas, hecho que podría deberse a los efectos combinados de otras exposiciones tóxicas, diferencias genéticas y estrés metabólico (inducido principalmente por la dieta). Sus riñones no se recuperan completamente después de una gran carga de oxalato, lo que las predispone a tener cálculos o problemas renales crónicos. Las diferencias en nuestra biología individual explican por qué la ingesta y la excreción de oxalato por sí mismas no pueden predecir de forma fiable la aparición de cálculos renales.[10]

Esperar ver una correlación directa entre el oxalato dietético y los cálculos renales en todas las personas, pero no encontrarla, llevó a los médicos a descartar dicha conexión y el valor de evitar los alimentos ricos en oxalato. Los oxalatos dietéticos son unos impulsores clave de los cálculos renales de oxalato de calcio y la enfermedad renal, pero el daño renal es solo un tipo de trastorno que podría ser consecuencia de las elevadas cargas de oxalato. Un alto grado de tolerancia al oxalato en nuestros riñones no nos protege frente al desarrollo de problemas por oxalato en otros lugares.

DIFICULTADES PARA DIAGNOSTICAR LA SOBRECARGA DE OXALATO

Las enfermedades clínicamente identificadas por oxalato incluyen un grupo de trastornos genéticos muy raros llamados *hiperoxaluria primaria*, en los que el hígado produce un exceso de oxalato por defectos enzimáticos.[11] Irónicamente, muchos pacientes con hiperoxaluria primaria *no* tienen un nivel alto de oxalato en la orina en el momento del diagnóstico, porque la carga excesiva de oxalato ya dañó la capacidad de sus riñones para excretarlo. Debido a que habitualmente no se realizan análisis de oxalato en la orina, las fases iniciales de esta enfermedad (cuando los riñones aún pueden excretar cargas altas de oxalato) casi siempre pasan desapercibidas.

Errores similares nos impiden diagnosticar la hiperoxaluria dietética, antes llamada *hiperoxaluria secundaria*. El actual esquema diagnóstico engloba la causa dietética con todas las causas no hereditarias de hiperoxaluria, como insuficiencia renal (pérdida de la capacidad para excretar oxalato), hiperabsorción (un alto porcentaje del oxalato de la dieta entra en la circulación sanguínea) e ingesta de medicamentos y productos químicos que se convierten en oxalato en el interior del cuerpo.

Ausente de este esquema diagnóstico y, por tanto, bastante desconcertante en la práctica para investigadores y clínicos, está la capacidad de la dieta por sí misma, incluso en ausencia de enfermedades médicas diagnosticables, de generar la toxicidad por oxalato. El papel de los oxalatos en la dieta no es obvio para los médicos, incluso en los casos que comportan hospitalización e insuficiencia renal. A continuación, una historia que demuestra cómo se manifiesta este problema en la vida real.

LA HISTORIA DE HANNA

Aunque los análisis médicos de Hanna parecían normales, su aparato urinario había dejado de funcionar, de nuevo. Con tan solo veinticinco años tenía una historia de cálculos renales de dieciséis años de duración. Había vuelto al hospital, habiendo perdido ya la cuenta del número de veces. Sus médicos no tenían ninguna explicación.

Determinada a no volver a pasar por ese sufrimiento, Hanna dejó el hospital y, poco después, visitó a un vidente, quien le dijo que estaba comiendo demasiada verdura. ¿Cómo? Vegetariana desde los cinco años, Hanna no pensó que fuera posible «comer demasiada verdura», pero esto hizo que se preguntara si todos esos años de drama renal y dolor corporal tenían algo que ver con su dieta. Al menos podía hacer algo al respecto.

En la primera nota que me envió, Hanna escribió lo siguiente: «Tengo veintisiete años y estuve ingresada por cólicos renales tres veces; sin embargo, los médicos me decían que los cálculos eran demasiado pequeños [para ellos] para que me hicieran algo. Los problemas continuos por los cálculos me provocaron varias infecciones renales, septicemia y retención de orina. Me hicieron una dilatación uretral y, desde entonces, padecí de dolor lumbar y síntomas de infección del tracto urinario intermitentes. Curiosamente, también tuve codo de golfista [dolor tendinoso], una lesión en el hombro que no se curó y sensibilidad dental. Tengo problemas para dormir y siempre estoy cansada... Pero escuché un pódcast tuyo y aluciné. Me sentí como si me hubiera vuelto loca, con los médicos diciéndome que no me pasaba nada durante AÑOS y ahora ¡todo empieza a tener sentido!».

Hanna había estado siguiendo una dieta vegetariana durante dos décadas. Por sorprendente que pueda parecer, a sus médicos no les preocupaban sus opciones dietéticas al diseñar su plan de tratamiento.

Hanna inició una dieta baja en oxalato (que incluía aprender a comer carne) y su salud mejoró considerablemente. Por primera vez en años, ahora duerme toda la noche. No solo ya no tiene «espasmos cerebrales» a la hora de acostarse, sino que los zumbidos —que solía tener cada noche al acostarse— desaparecieron completamente. Dejó de sentir irritación en la vejiga, ya no necesita orinar de noche y no tuvo ningún cálculo renal en dos años.

La historia de Hanna muestra nuestros problemas para identificar una enfermedad por oxalato. Nos encanta hacer pruebas y esperamos que existan formas establecidas y objetivas para determinar si alguien necesita una dieta baja en oxalato. Pero las pruebas diagnósticas proporcionan una información limitada y, a veces, errónea. La historia de Hanna es solo una entre un gran número de casos en los que las pruebas médicas no mostraron nada.

¿Por qué las pruebas sirven tan poco?

En el contexto clínico actual, los primeros signos de una enfermedad por sobrecarga de oxalato se identifican solo retrospectivamente, como mucho. Los médicos (y profesionales sanitarios) no sospechan la sobrecarga de oxalato, no saben qué pruebas podrían pedir ni conocen las numerosas limitaciones de los test disponibles. Hasta hace treinta años, la determinación exacta del oxalato en la sangre y la orina era un gran problema técnico.[12] Como las pruebas no eran fiables, se retiraron de la práctica médica. Ahora, aunque podemos medir el oxalato en la orina de forma más precisa, las pruebas en la orina (y sangre) siguen diciéndonos poco sobre cuánto oxalato puede encontrarse en nuestros cuerpos.[13]

La falta de correlación inmediata entre la ingesta y la excreción de oxalato ha sido un punto de confusión constante en la investigación para comprender la efectividad de la ingesta baja en oxalato. Los niveles de oxalato en la orina aumentan y disminuyen a medida que el cuerpo controla la tensión que esos elevados niveles de oxalato imponen a los riñones, vasos sanguíneos, órganos y otros tejidos. La excreción urinaria puede ir por detrás de la ingesta de alimentos en horas, días, semanas o meses. Los datos de varios estudios sugieren que la excreción de oxalato se retrasa parcialmente durante un periodo de ingesta elevada y que la excreción *aumentará* cuando la ingesta *disminuya* o incluso se detenga. La excreción elevada puede continuar durante mucho tiempo.[14]

Los análisis de orina son como tomar una fotografía fija de un objetivo en movimiento. Existen ritmos diarios y quizá existan ciclos mensuales y anuales, que influyen en el movimiento del oxalato por el cuerpo y en su eliminación final.[15] En un estudio excepcionalmente extenso asociado con The Vulvar Pain Foundation se midió el oxalato en la orina de casi cuatro mil mujeres con dolor vulvar.[16] Si bien en la mayoría de los estudios se combinan episodios consecutivos de vaciado de la vejiga (micciones) en una muestra de orina recogida durante veinticuatro horas, en ese estudio se examinaron todas las micciones de orina individuales, por separado, durante tres días no consecutivos.[17] En el estudio se reveló que el transporte del oxalato se produce en ciclos, en forma de dos o tres picos breves, pero muy marcados, de excreción elevada que se producen a la misma hora de cada día en cada paciente, pero en diferentes horas para cada paciente. En muchas pacientes, los síntomas también se producían en ciclos. Es interesante indicar que, a pesar de las elevaciones tóxicas de oxalato en la orina, los niveles totales en la orina de veinticuatro horas fueron normales en todas las pacientes. En estudios experimentales de absorción en general no se tienen en cuenta estos ciclos de excreción.

Además de los ciclos diarios, se observaron ciclos estacionales. En un estudio del Reino Unido se realizó un seguimiento de 13 voluntarios durante todo un año (en torno a 1975), recogiendo periódicamente muestras de orina de veinticuatro horas.[18,19] Los investigadores observaron que, aunque el consumo de oxalato era máximo en primavera, la liberación de oxalato del cuerpo es máxima en verano y otoño. Este estudio habría sido menos revelador actualmente porque nuestra ingesta de oxalatos ya no varía con las estaciones, como sucedía cuando se realizó este estudio observacional. En estudios que utilizan cargas de oxalato a corto plazo o de una vez y periodos de observación cortos no se puede detectar una excreción diferida u otros efectos diferidos.

Los niveles de oxalato son tan variables en la población general que los investigadores calculan que para calibrar realmente la cantidad «media» de oxalato liberado por cualquier persona se necesitarían *nueve* análisis de orina de veinticuatro horas.[20] Y, aun así, los promedios no son un indicador útil de los problemas relacionados con el oxalato.[21]

El efecto neto es que los resultados que muestran valores de oxalato en la orina dentro del «intervalo normal» no indican realmente que los riñones están sanos. Unos resultados normales en las pruebas no son garantía de que el sujeto no tenga un exceso de oxalato. De hecho, cuando los riñones están desbordados y dañados por el oxalato, aparece menos oxalato en la orina.[22] Cuanto más afectada está la función renal, peor trabaja. En la enfermedad renal avanzada, los riñones incluso pueden acabar siendo imanes de oxalato, acumulándolo en vez de eliminándolo, como «una esponja selectiva que [retiene] la mayoría de los oxalatos».[23] En estas condiciones, también se acelera el daño y la acumulación de oxalato en los tejidos no renales.

En un caso clínico de la Escuela de Medicina de la Universidad de Saint Louis, en la biopsia renal de un hombre de cincuenta y un años que había seguido una dieta de espinacas, frutos rojos y frutos secos para adelgazar, se encontraron abundantes cristales de oxalato y daño renal extenso. Pero «el nivel de oxalato en el suero [sangre] del paciente era indetectable» y el oxalato en la orina de veinticuatro horas estaba solo ligeramente elevado.[24] Los análisis de sangre y orina del paciente no tenían ninguna correlación con su función renal ni dieron ninguna pista del principal motivo de su grave crisis de salud: intoxicación por oxalato de la dieta.

Los médicos de medicina funcional y los naturópatas utilizan una prueba de orina denominada test de ácidos orgánicos para analizar el oxalato y muchos otros marcadores del metabolismo. Debido a la variabilidad natural de los niveles de oxalato en la orina, esta prueba, al igual que todos los análisis de orina, tiende a dar resultados falsos negativos. El test de ácidos orgánicos ha ayudado a muchas personas a descubrir que el oxalato podría ser un problema en su caso, pero no puede decirte definitivamente que *no* tienes un problema por oxalato ni te puede ayudar a evaluar tu evolución al revertirlo.

Los análisis de sangre son incluso menos informativos que los de orina. En situaciones de sobrecarga extrema de oxalato, los niveles sanguíneos tienden a alcanzar un pico durante unas seis horas o más después de comidas ricas en oxalato, pero después se mantienen bajos, aunque se produzcan subidas y bajadas de la excreción urinaria.

Las pruebas clínicas estandarizadas se realizan en ayunas, doce horas después de comer, aunque es exactamente el peor momento para encontrar un nivel elevado de oxalato en la sangre. Los investigadores concluyeron que «[e]n pacientes con buena función renal, la medición de oxalato en el plasma tiene poco beneficio diagnóstico».[25]

Otras pruebas más invasivas, como una biopsia de tejido, también tienen problemas para mostrar si el oxalato se acumula en los tejidos no renales, irrita los nervios, provoca hiperactividad del sistema inmunitario, adelgaza los huesos o cualquier otra cosa que nos encantaría saber. Por suerte, no necesitamos pruebas especiales para identificar esta enfermedad.

IDENTIFICACIÓN CLÍNICA: QUÉ DEBERÍA BUSCAR TU MÉDICO

En un mundo concienciado sobre el oxalato, diversos signos básicos deberían ser señales de alarma para sospechar un exceso de oxalato. Los signos clínicos más frecuentes se enumeran en el **cuadro 7.2**. Cualquier combinación de estos indicadores, quizá solo de algunos, debería levantar sospechas y motivar una consulta a la historia del paciente sobre el consumo intenso de oxalato (agudo o crónico). Si se sospecha una sobrecarga de oxalato, el paciente debería empezar una dieta baja en oxalato y controlar detenidamente sus síntomas. Como los indicadores de las pruebas quizá no sean drásticos, y también por los problemas de desacumulación de los que hablaré más adelante, algunos indicadores enumerados en el **cuadro 7.2** no siempre son útiles para monitorizar la evolución.

CUADRO 7.2. INDICADORES CLÍNICOS DE SOBRECARGA DE OXALATO.

Signos clínicos
- Orina turbia, indicativo de exceso de cristales en la orina
- Infecciones recurrentes por levaduras o infecciones de vías urinarias, molestias intensas en las ingles
- Vejiga irritable episódica, micción nocturna frecuente, micción dolorosa o frecuencia urinaria alta (disuria)
- Cálculos renales recurrentes
- Hinchazón, dolor o debilidad articular periódica, con bursitis, tendinitis, artritis
- Malestar digestivo o dolor abdominal no explicado

- Niebla mental, problemas de ánimo, otros problemas neurológicos no explicados
- Signos de vasoespasmo (flujo sanguíneo bajo): frialdad, entumecimiento, dolor, síndrome de Raynaud en manos o pies, angina
- Dolor inexplicado, como escozor en la boca y dolor en los dientes, o escozor en los genitales, ano o tracto urinario
- Fracturas óseas sin causa aparente
- Recuperación lenta o incompleta de una lesión o cirugía
- Densidad ósea baja o densidad ósea mixta con una región alta y otra baja
- Problemas de piel o de visión inexplicados

Resultados de las pruebas
- Sangre invisible en la orina (encontrado en análisis de orina), habitualmente episódica (hematuria)
- Creatinina en el suero ligeramente elevada
- Tasa de filtración glomerular en el límite inferior de la normalidad o por debajo de la normalidad
- Recuentos de glóbulos blancos o rojos en el extremo inferior de la normalidad o por debajo de la normalidad
- Anemia no explicada por ninguna otra causa
- Elevación de glicolato y L-glicerato en la orina (podría indicar una producción interna elevada)
- Glioxal alto en plasma (aunque la disponibilidad de la prueba es limitada)

Fuente: Kumar, Aman; Kinra, Prateek y Kashif, A. W., «Autopsy finding in an infant with primary hyperoxaluria (type-1)», *Annals of Pathology and Laboratory Medicine*, 7, 12 (diciembre de 2020), C-178-182; Kuiper, J. J., «Initial manifestation of primary hyperoxaluria type I in adults-recognition, diagnosis, and management», *Western Journal of Medicine*, 164, 1 (enero de 1996), pp. 42-53.

Aprender de los estudios de toxicidad del oxalato

Los estudios de casos publicados sobre los efectos de los oxalatos en pacientes con hiperoxaluria primaria (el trastorno genético) o intoxicación aguda de sustancias que crean niveles extremos de oxalato en el cuerpo (como el anestésico metoxiflurano, xilitol intravenoso o etilenglicol) proporcionan una valiosa información sobre los efectos de cargas elevadas de oxalato en el cuerpo.[26] (Nótese que, si bien la toxicidad de infusiones de xilitol llevó a la interrupción de su uso, las limitadas investigaciones disponibles sugieren que el xilitol *dietético* no crea mucho oxalato en el cuerpo).[27]

Las personas con hiperoxaluria primaria sufren mucho por varias combinaciones de dolor reumático, una tendencia a sufrir fracturas óseas, enfermedades articulares, problemas cutáneos, retraso del crecimiento, arritmias cardíacas, inflamación vascular, ateroesclerosis, daño ocular, daño nervioso, daño cerebral, ictus, anemia, recuentos bajos de células sanguíneas y niveles bajos de hormonas tiroideas y sexuales, todos causados por los altos niveles de oxalato en sus cuerpos.[28] Esta lista es casi idéntica —no por casualidad— a la lista de las enfermedades que mejoran con la ingesta de poco oxalato en las personas que no tienen hiperoxaluria primaria.

Otra característica común de la hiperoxaluria primaria a otras fuentes de toxicidad del oxalato es que cada caso es único con sus síntomas específicos. Un equipo de expertos lo explicó así: «Como la oxalosis sistémica [acumulación de oxalato] produce una *variedad desconcertante de síntomas* parecidos parcialmente a trastornos reumatoides o autoinmunitarios/vasculitis, no es raro que el diagnóstico correcto pase desapercibido durante años» (el énfasis es mío).[29] El oxalato, una toxina renal establecida, también es tóxico para otras muchas células, motivo por el que las personas con todos los tipos de hiperoxaluria crónica acaban sufriendo esa «variedad desconcertante de síntomas».

La intoxicación por etilenglicol también nos enseñó mucho sobre cómo el oxalato provoca daños en los seres humanos. El etilenglicol se encuentra en muchos productos de consumo —especialmente en anticongelante para coches— y produce intoxicación por ingestión accidental o en intentos de suicidio.[30] El principal efecto tóxico del etilenglicol es producir niveles muy altos de oxalato en el cuerpo. Este efecto es útil para los investigadores de oxalato, que utilizan etilenglicol para provocar toxicidad por oxalato y cálculos renales en animales de laboratorio.[31]

Los casos de intoxicación por etilenglicol demuestran los efectos biológicos bien documentados de la toxicidad del oxalato. Debido a que el etilenglicol sigue convirtiéndose en oxalato mientras el cuerpo lo elimina gradualmente y a que el daño por oxalato tarda tiempo en desplegarse, todo el efecto de la intoxicación por etilenglicol se puede retrasar y tardar días o semanas en desarrollarse completamente. El inicio de los problemas neurológicos que suele producirse entre cinco y veinte días más tarde incluye zumbidos, vértigo, parálisis facial, dificultad para tragar, pérdida de audición, letargo y problemas neuropsicológicos crónicos. El depósito de cristales de oxalato de calcio en los vasos sanguíneos produce problemas circulatorios (especialmente en el cerebro), edema y respuestas inflamatorias, a pesar de imágenes de aspecto relativamente normal en la tomografía computarizada o la resonancia magnética del cerebro.[32]

El lento desarrollo de los síntomas durante muchas semanas de eliminación de oxalato del cuerpo aporta algunas pruebas sobre cómo se desarrollan los síntomas y cómo los síntomas de intoxicación por oxalato aparecen primero en una parte del cuerpo y luego en otra. Las víctimas de intoxicación por etilenglicol que sobreviven pueden sufrir síntomas parecidos a un ictus. Algunos de mis pacientes me han comentado síntomas similares a un ictus cuando eliminan oxalato de los tejidos, aunque probablemente es raro. Es más común sufrir brotes de dolor articular, dolor de cabeza, zumbidos, problemas cognitivos, cambios de humor, fatiga mental y emocional, reflujo, problemas para tragar, piernas inquietas y mala coordinación física.

Los casos clínicos de hiperoxaluria primaria e intoxicación aguda por precursores del oxalato proporcionan una confirmación útil sobre el desarrollo de síntomas de sobrecarga de oxalato que se pueden producir por exposición dietética crónica.

A pesar de la falta de perspectiva clínica, sabemos mucho sobre qué sucede con el oxalato que comemos antes de que finalmente salga de nuestro cuerpo. Analizar con mayor detalle los pormenores nos ayuda a comprender mejor las manifestaciones confusas e importantes de la enfermedad y del proceso de curación.

8

Cómo tu dieta empeora la sobrecarga de oxalato

La verdad del antiguo dicho de que «el conocimiento de una enfermedad es la mitad de su curación» está más que confirmada en el diagnóstico de la diátesis oxálica, porque, con tanta certeza como descubrimos la presencia persistente del característico cristal en la orina, igual de cierto es que poseemos los medios de curación con una dieta apropiada.[1]

JAMES BEGBIE,
Monthly Journal of Medical Science, 1849

Sin duda, el exceso de oxalato se aborda mejor cambiando a alimentos que tienen menos oxalato, pero para minimizar el oxalato en el cuerpo tenemos que comprender de dónde procede. Existen tres fuentes principales de oxalato. Según la cantidad prevista de oxalato que aparece en análisis de orina «normales» (20-40 mg), al menos el 50% del oxalato total del cuerpo procede directamente de los alimentos.[2] El resto (unos 12 mg) se forma en el interior del cuerpo (*oxalato metabólico*) a partir de dos fuentes: la descomposición de la vitamina C, que representa aproximadamente 10 mg, y el metabolismo de aminoácidos y otras sustancias, aproximadamente 2.5 mg.[3] En el **cuadro 8.1** puedes consultar una lista de compuestos ingeridos que sabemos que se convierten en oxalato dentro del cuerpo.

La producción metabólica, o *endógena*, de oxalato se produce principalmente en el hígado. Los glóbulos rojos también produ- cen niveles bajos de oxalato, y los investigadores están estudiando la posibilidad de que los riñones produzcan trazas de oxalato.[4]

Es importante comprender que el hígado *aumenta* la carga total de oxalato en la sangre, en vez de reducirla. Un error común deriva de reconocer que el hígado es un órgano «desintoxicante», lo que lleva a la gente a pensar erróneamente que el hígado puede «metabolizar» oxalato o ayudar en su eliminación. El hígado no hace nada de esto, con independencia de si el oxalato es de origen metabólico o dietético. La tarea de excreción la realizan principal- mente los riñones y, en segundo lugar, el colon, la piel y las glán- dulas salivales, y, quizá, a través de otras secreciones, como los lí- quidos del ojo.

Tal como sucede en biología, varios factores de interacción in- fluyen en la cantidad de oxalato que nuestros cuerpos producen internamente. El estrés celular (por las deficiencias de nutrientes, las toxicidades y la inflamación crónica favorecida por los alimen- tos y el estilo de vida moderno) es la principal razón del aumento en la producción de oxalato. Las principales características del estrés metabólico crónico son la inflamación crónica y el estrés oxidativo (exceso de radicales libres) en las células y los tejidos, pero por sí mismos no son la causa. La toxicidad y las deficien- cias de nutrientes son los instigadores subyacentes del estrés metabólico crónico.

Los alimentos corrientes y los patrones dietéticos actuales son el mayor culpable del estrés metabólico, un conjunto destruc- tivo de problemas de salud llamado *síndrome metabólico*, y la diabetes. Este estrés deriva de tres características dietéticas cla- ve: 1) el uso de aceites de semillas poliinsaturadas oxidadas, como soya, canola, maíz, semilla de algodón, cártamo o girasol; estos llamados aceites vegetales son las grasas estándar utilizadas en restaurantes y en guisos preparados comerciales, aderezos para ensaladas, mayonesa, salsas de carne y panadería industrial; 2) un exceso de azúcar y almidón en la dieta, que comporta una elevación crónica de azúcar en la sangre e insulina, y 3) un exceso de calorías en general. (Conviene señalar que, como el aceite de oliva es predominantemente un aceite monoinsaturado y no está muy procesado como los aceites de semillas, es seguro cuando se utiliza con moderación. Sin embargo, obtener un aceite de oliva realmente puro es un tema complicado y las afirmaciones de que el aceite de oliva favorece la longevidad no están respaldadas por investigaciones de calidad).

Los problemas metabólicos aumentan la inflamación y nuestra predisposición a sufrir daños por los oxalatos de los alimentos vegetales. Los riesgos para la salud inherentes a una dieta vegetariana incluyen deficiencias de nutrientes y un mayor riesgo de sarcopenia (disminución de masa muscular), huesos débiles y enfermedad mental (por la mezcla incorrecta de grasas y niveles bajos de nutrientes liposolubles y vitamina B_{12}). Como las dietas vegetarianas se basan intrínsecamente en granos ricos en carbohidratos, frijoles, vegetales amiláceos y frutas, tienden a causar hambre crónica, azúcar alto en la sangre y niveles altos de insulina; estos son los elementos que producen una baja masa muscular, un alto porcentaje de grasa corporal y síndrome metabólico.

Los factores ambientales y nutricionales que influyen en gran medida en la expresión genética (denominada *epigenética*) sin duda afectan a las diversas manifestaciones de la enfermedad por sobrecarga de oxalato. Nuestras historias personales y la genética influyen en nuestra tolerancia y susceptibilidad, qué tejidos son los más afectados, los síntomas específicos y su gravedad. Por ejemplo, los hombres tienen una mayor predisposición a sufrir cálculos renales que las mujeres; las mujeres, con sistemas inmunitarios más fuertes, tienen más tendencia a sufrir enfermedades inflamatorias, como artritis y fibromialgia. El momento también importa: los niños en crecimiento son más susceptibles a los efectos a largo plazo de deficiencias nutricionales y exposiciones a tóxicos.

La dieta y el estilo de vida dirigen nuestro estado nutricional y salud metabólica: las dietas ricas en azúcares y bajas en nutrientes y la vida sedentaria crean debilidad metabólica. Nuestra edad, el uso de medicación, nuestras experiencias traumáticas y las actividades físicas influyen en qué problemas aparecen. Con tantas variables influyentes, deberíamos esperar que una toxicidad que daña funciones celulares básicas adopte formas únicas.

Existen otras fuentes de factores estresantes tóxicos procedentes de productos de consumo, materiales de construcción, hongos ambientales y contaminación de los vehículos y la industria. Los contaminantes dietéticos y del agua potable incluyen pesticidas, plásticos, residuos de medicamentos y metales pesados, además de toxinas naturales como el oxalato.

El óxalato excesivo (de cualquier procedencia) puede generar un ciclo peligroso y autoperpetuante de toxicidad creciente. El exceso de oxalato disminuye los niveles de nutrientes y aumenta el estrés oxidativo y la inflamación. Las deficiencias resultantes, la mayor inflamación y el estrés metabólico dificultan la función hepática, que provoca un aumento de la producción de oxalato. Y la mayor producción de oxalato comporta una mayor deficiencia, que puede amplificar los efectos tóxicos de la sobrecarga de oxalato dietético.

Sin olvidar el oxalato, imaginamos que ingerir una dieta rica en verduras orgánicas «limpias» nos protegerá frente a amenazas tóxicas al reducir nuestra exposición a los pesticidas. Pero cuando ingerimos alimentos ricos en oxalato que afectan al hígado, puede perjudicarse nuestra capacidad para procesar otras toxinas y podemos encontrarnos con una sorprendente carga tóxica, incluso con una dieta orgánica. Consideremos el ejemplo de una mujer de Virginia cuya leche materna estaba contaminada a pesar de una dieta «limpia»:

> Es terrible ver glifosato en mi cuerpo, especialmente en la leche materna que contaminará el cuerpo en crecimiento de mi hijo. Es especialmente molesto dar positivo en glifosato porque tengo que hacer un gran esfuerzo por comer orgánico y sin organismos modificados genéticamente. No consumo carne ni alimentos de origen marino y solo muy de vez en cuando tomo lácteos. Esto realmente me demuestra, y debería demostrar a los demás, lo extendida que está esta toxina en nuestro sistema alimentario.[5]

Aunque su leche materna contaminada indica el extendido problema de los pesticidas transportados por aire y agua, esa no es toda la historia, tal y como sugiere. Su dieta basada en plantas podría haber sido intrínsecamente deficiente en nutrientes y también probablemente rica en oxalato. Estos dos problemas pueden provocar estrés hepático, que podría comportar la bioacumulación de otras toxinas. Con una dieta baja en oxalato somos más capaces de gestionar la exposición a los tóxicos y ser menos sensibles químicamente y más tolerantes a fragancias y otras toxinas aerotransportadas, lo que sugiere una mejor función hepática.

CUADRO 8.1. PRECURSORES DEL OXALATO INGERIBLES.

- Vitamina C
- Aminoácidos de colágeno, posiblemente glicina, hidroxiprolina, fenilalanina
- Glioxal
- Etilenglicol (anticongelante de automoción)
- Medicamentos: Lexapro y oxaliplatino

Nota: al ser un precursor del oxalato, el xilitol intravenoso ya no se utiliza en atención médica. El xilitol oral probablemente no es una gran fuente de oxalato.

Además del oxalato que procede directamente de los alimentos y el metabolismo normal, las sustancias que se convierten en oxalato en el cuerpo (llamadas *precursores del oxalato*) pueden elevar las cargas de oxalato (véase el **cuadro 8.1**). La vitamina C y los aminoácidos del colágeno (de alimentos o suplementos) son precursores potencialmente significativos del oxalato.

Aunque nuestros cuerpos necesitan vitamina C (ácido ascórbico), si tomamos más de la que necesitamos, el exceso aumenta el oxalato en el cuerpo.[6] Se demostró que dosis altas de suplementos de vitamina C (1 g o más al día) aumentan significativamente el oxalato interno y se asociaron a toxicidad por oxalato e insuficiencia renal.[7]

El estrés oxidativo (un exceso de compuestos de radicales libres que pueden dañar estructuras celulares y favorecer la inflamación) puede aumentar la producción interna de oxalato; sin embargo, es probable que tratar el estrés oxidativo con suplementos de antioxidantes (y en concreto, con vitamina C) sea contraproducente. Reducir la ingesta de oxalato, obtener las vitaminas B adecuadas y limitar la vitamina C a cantidades más apropiadas reducirá la cantidad de oxalatos que pueden causar daño celular y tisular, lo que disminuye la capacidad de las células de gestionar compuestos de radicales libres y sus efectos perjudiciales.

La cantidad de vitamina C que necesitamos varía según el consumo de carbohidratos. Si comemos menos carbohidratos, necesitamos menos vitamina C. La cantidad diaria recomendada de 75 mg en Estados Unidos cubre las necesidades básicas para una persona sana que tome una dieta rica en carbohidratos. Tomar de 60 a 90 mg al día a través de alimentos bajos en oxalato, como lechuga o jugo de limón fresco, es probablemente la mejor estrategia para obtener la cantidad de vitamina C adecuada. Las infecciones o la inflamación aguda pueden aumentar ligera y temporalmente nuestra necesidad de vitamina C, quizá hasta 250 mg al día.

El uso de vitamina C, incluso con fines terapéuticos, puede provocar un daño grave. Por ejemplo, los autores de un artículo en la *American Journal of Kidney Diseases* publican un caso de «depósitos masivos de oxalato» en los riñones de un hombre e insuficiencia renal relacionada: «Nuestro paciente probablemente tenía hiperoxaluria intermitente crónica, a la que contribuyó el uso erróneo de vitamina C [intravenosa] y EDTA [oral], irónicamente, en un intento de mejorar su bienestar».[8]

Los aminoácidos glicina e hidroxiprolina, abundantes en los tejidos conjuntivos animales, también son precursores del oxalato, pero contribuyen solo un poco en su producción diaria metabólica. Una fuente de estos aminoácidos es una elevada descomposición de nuestros propios tejidos conjuntivos —por ejemplo, por lesión o ejercicio excesivo— y durante la recuperación del exceso de oxalato.

Normalmente, la cantidad de oxalato producida a partir de estos aminoácidos es pequeña, incluso con una dieta rica en proteínas. La ingesta de proteínas por sí sola no aumenta la producción interna de oxalato y comer carne podría disminuirla. En un estudio en seres humanos se observó que una dieta baja en oxalato con una ingesta alta de proteínas de origen animal disminuyó el oxalato en la orina.[9] En otros estudios se observó que alimentar con carne a ratas redujo su producción de oxalato, lo que indica que los nutrientes de la carne son buenos para la salud hepática.[10] La carne y los lácteos contienen muchos nutrientes básicos que mejoran el microbioma intestinal y reducen la inflamación. En un modelo de rata, los investigadores compararon entre proteínas de la soya y de la carne y explicaron que «la ingesta de proteínas de la carne podría mantener una composición más equilibrada de bacterias intestinales y, por tanto, reducir la carga de antígenos y la respuesta inflamatoria en el huésped».[11]

El uso intenso de suplementos de gelatina o colágeno (1 cucharada de polvo al día o más) podría producir pequeños aumentos en la producción endógena de oxalato.[12] Una fuente popular de colágeno es el caldo de huesos, pero no se han estudiado los efectos de cantidades culinarias de caldo de huesos en la producción de oxalato. El caldo de huesos es nutritivo y muy digerible; animo a utilizarlo. Pero ante su posible, aunque pequeña, contribución al oxalato metabólico, como precaución general limitaría el consumo de caldo a una comida al día y en porciones moderadas (más o menos una taza al día).

Durante varias décadas se sospechó que una dieta rica en carbohidratos contribuía directamente a la producción interna de oxalato; sin embargo, los investigadores ya no creen que esto sea así.[13] No obstante, una dieta rica en carbohidratos a largo plazo ciertamente se asocia a estrés metabólico (deficiencias de nutrientes, inflamación, hígado graso, resistencia a la insulina o prediabetes y diabetes) y podría aumentar la cantidad de oxalato generado internamente. El consumo de azúcar probablemente no sea el responsable directo; sin embargo, su consumo habitual contribuye en los problemas metabólicos que intensifican los efectos tóxicos del oxalato.

Las alteraciones metabólicas, como la diabetes y la resistencia a la insulina, podrían potenciarse, en parte, con el daño causado por el oxalato.[14] Las personas con diabetes o prediabetes tienen niveles más altos de inflamación y producen más oxalatos, que crean más inflamación y distrés celular. Este círculo vicioso podría explicar la conexión del oxalato entre diabetes y enfermedad renal.

Un hallazgo relacionado es que una dieta ultrabaja en carbohidratos aumenta la producción de una enzima (lactato-deshidrogenasa) que aumenta la producción interna de oxalato.[15] En otros estudios se sugiere que las células del hígado humano producen más oxalato cuando están privadas de azúcar.[16] Estas investigaciones coinciden con mis propias observaciones de que las personas que se recuperan de una sobrecarga grave de oxalato están mejor cuando conservan algunos carbohidratos en la dieta (en comparación con seguir una dieta con prácticamente cero carbohidratos, como una dieta cetogénica estricta) y cuando limitan el uso del ayuno a periodos ocasionales de veinticuatro horas o menos. Según el nivel de actividad, incluir entre 75 y 150 g de carbohidratos podría ser beneficioso la mayor parte de los días, pero no necesariamente todos los días.

Estas influencias secundarias en la producción interna de oxalato nos explican que una dieta con comida basura que contiene aceites vegetales, junto con un exceso de azúcar y oxalato, es una mezcla tóxica causante de enfermedades. **Una dieta saludable baja en oxalato debería tener una cantidad moderadamente baja de azúcar y almidón, evitar los aceites vegetales y de semillas (que producen más estrés oxidativo que otras grasas), evitar el uso rutinario de suplementos de colágeno y vitamina C e incluir alimentos de origen animal.**[17] Esto es válido incluso para los pacientes con problemas renales.

Absorción: la entrada del oxalato de los alimentos

La fuente número uno de oxalato en nuestro cuerpo se encuentra en los alimentos que comemos. Si bien una parte de ese oxalato permanece en el tracto digestivo (provocando irritación e inflamación), cierta cantidad de ácido oxálico pasa a la circulación sanguínea.

La cantidad de oxalato que entra en la circulación sanguínea después de las comidas influye en la rapidez —y la gravedad— con la que la gente se pone enferma con una dieta rica en oxalato, pero es difícil observar y medir la velocidad de absorción. Los cálculos de cuánto absorbemos han ido aumentando en las últimas décadas y ahora se sitúan entre el 10 y el 15% de la cantidad consumida. Dado el frecuente nivel de ingesta de oxalato actual, incluso una velocidad de absorción del 10% es suficiente para tener consecuencias importantes en la salud. Se denomina *hiperabsorción* cuando una persona absorbe más del 15%.[18]

En algunas personas, la proporción de oxalato que penetra en la sangre puede ser drásticamente más alta, hasta del 72%.[19] Por desgracia, el estilo de vida y los factores ambientales que crean la hiperabsorción son comunes y con frecuencia compartidos por familiares, creándonos problemas con un intestino permeable, aumentando nuestra absorción y, por tanto, nuestra vulnerabilidad a los oxalatos que estamos ingiriendo.[20] La hiperabsorción es una realidad en aquellas personas con una inflamación gastrointestinal por cualquier causa, ya sea obesidad, resistencia a la insulina, síndrome metabólico u otra enfermedad inflamatoria.[21]

Debido al mal estado nutricional y el mal funcionamiento intestinal crónico que acompañan a la cirugía bariátrica, se debería informar de la vulnerabilidad adicional al oxalato de los alimentos a todo aquel que elija este procedimiento quirúrgico, aunque no suele ser así. Existen muchos ejemplos, como el de la mujer de Nueva York mencionada en el capítulo 1. Aunque previamente su función renal era buena, una «limpieza con *smoothies* verdes» de diez días le hizo perder la función renal para siempre.[22] Diez años antes se había sometido a una cirugía con derivación gástrica en Y de Roux para la obesidad.

Existen muchas fuentes de toxinas que dañan los intestinos y los riñones, pero merece la pena señalar con cierto detalle unos populares analgésicos porque afectan el doble en cuanto a la vulnerabilidad a los oxalatos. Los antiinflamatorios no esteroideos, como Motrin, Advil y medicamentos similares para el dolor,[23] pueden provocar graves problemas intestinales y renales (véase el **cuadro 8.2**).[24] El distrés tisular de estos medicamentos nos hace más vulnerables al daño y la acumulación por oxalatos.

CUADRO 8.2. EFECTOS SECUNDARIOS DE LOS ANTIINFLAMATORIOS NO ESTEROIDEOS.

Ataques cardiacos, perforación intestinal, ardor, úlceras gástricas, inflamación del intestino delgado y permeabilidad o «intestino permeable», daño renal.

Según un artículo de investigación publicado en la revista *Arthritis Research & Therapy*, del 60 al 70% de los usuarios de antiinflamatorios no esteroideos tienen inflamación intestinal, y del 44 al 70%, intestino permeable.[25] Incluso una dosis única de la mayoría de estos antiinflamatorios puede provocar un intestino permeable tan solo doce horas después de la ingestión. Más de un tercio de los usuarios de antiinflamatorios no esteroideos tienen ulceraciones intestinales, con riesgo de hiperabsorción de oxalato, además de fomentar alergias e intolerancias alimentarias, inflamación generalizada y otras enfermedades crónicas.[26]

El nivel de funcionamiento del intestino tiene un efecto directo sobre cuánto oxalato se absorbe. Los iones y las moléculas de oxalato entran en la circulación sanguínea «flotando» entre las células intestinales.[27] Las células intestinales sanas están equipadas con *transportadores de iones de oxalato* en la membrana que limitan la *absorción neta*, la cantidad de oxalato que pasa más allá en el cuerpo.[28] Las personas con inflamación intestinal absorben más oxalato porque los espacios entre las células inflamadas son más amplios y el oxalato se desliza más fácilmente entre ellas y porque la producción reducida de energía en las células produce menos transportadores de oxalato activos.[29]

La elección de los alimentos también influye en la absorción. La cantidad de oxalato que entra en la sangre es mayor cuando nuestras comidas contienen irritantes intestinales, poco calcio o un alto contenido de agua.[30] Algunos ejemplos son la leche de almendras, los jugos vegetales, las ensaladas de espinacas y la mayoría de los *smoothies*.

Una vez en la sangre, los oxalatos se mezclan con las células inmunitarias, los glóbulos rojos y las células que revisten capilares, venas y arterias. Los oxalatos absorbidos se desplazan por la sangre desde el intestino directamente al hígado y después al corazón, los pulmones y otros tejidos, llegando finalmente a los riñones. Cuanta mayor es la cantidad de oxalato que entra y sale del cuerpo, más tóxico es.

En el **cuadro 8.3** se resumen los conceptos imperantes sobre las fuentes de oxalato que se determinan en los análisis de orina.

Alguien que empieza con un *smoothie* de espinacas o que come muchísimos frutos secos o harinas de frutos secos podría ingerir 2 000 mg de oxalato a diario, que es trece veces superior al nivel de tolerancia de 150 mg supuesto en el **cuadro 8.3**.

CUADRO 8.3. FUENTES HIPOTÉTICAS DE OXALATO EN LA ORINA AL DÍA.

Oxalato de los alimentos
- 15 mg absorbidos de una ingesta de alimentos con 150 mg de oxalato (a una velocidad de absorción del 10 por ciento)

Oxalato producido internamente
- 10 mg de la vitamina C
- 2.5 mg de la descomposición de los aminoácidos

Oxalato excretado en la orina
- 27 mg

Y 2 000 mg en los alimentos se traduce en *al menos* 200 mg de oxalato absorbido (aunque podría ser de cinco a siete veces más) que entran en la circulación sanguínea (pero no siempre aparecen proporcionalmente en la orina, como sería de esperar).

Un exceso de oxalato en las comidas crea picos de oxalato en el cuerpo. El oxalato entrante no se puede eliminar del cuerpo inmediata ni completamente. Incluso aunque los riñones funcionen al máximo rendimiento, las altas entradas de la dieta crean una situación llamada (históricamente) *insuficiencia renal transitoria*, similar a lo que sucede en la enfermedad renal crónica, aunque los riñones pueden recuperarse cuando disminuye la exposición.

Dado que comemos con bastante frecuencia y la absorción tarda horas, los picos después de comer pueden superponerse. Es posible que nuestros riñones no hayan eliminado la carga de oxalato de la comida anterior cuando la siguiente comida presenta un pico adicional de oxalato. El impacto tóxico puede ser mayor cuando comidas ricas en oxalato continuadas acrecientan la exposición. La primera comida —por ejemplo, una taza de chocolate caliente (80 mg de oxalato) con el desayuno— inicia un aumento de los niveles de oxalato en la orina que alcanzan el máximo unas cuatro horas después de la ingesta y siguen (en niveles más bajos) durante un total de más de seis horas. Los niveles de oxalato en la sangre y la orina ya estarán elevados cuando llegue la siguiente comida o un tentempié con oxalato.[31] Sean casi constantes o en picos discontinuos, las elevaciones de oxalato en la sangre crean problemas inmediatos y diferidos, especialmente en nuestros vasos sanguíneos, en el sistema inmunitario y en cada tejido en el que actúan.

Las personas no son conscientes de que esta ingesta provoca un exceso de oxalato. Sin esta información, no tenemos ningún incentivo para cambiar nuestra dieta hasta que la sobrecarga desemboca en una crisis médica. Este fue el caso en un hombre de ochenta y un años de Pensilvania que siguió una dieta rica en antioxidantes durante años, con resultados nefastos.[32]

Previamente este paciente tenía los riñones sanos, sin síntomas urinarios de ningún tipo ni antecedentes de cálculos renales. Un episodio de lesión renal aguda provocó un súbito final de su entusiasmo característico y su vitalidad «juvenil». Sin encontrar ninguna otra explicación para esta crisis de salud súbita y traumática, sus médicos culparon a su dieta rica en oxalato, que incluía licopeno diario (a través de pasta de jitomate), antioxidantes (con verduras, cacao en polvo y germen de trigo) y un abundante uso de leche de almendras y frutos secos enteros. Su hija explicó lo que le había sucedido a su padre: «Se convirtió en un hombre viejo de la noche a la mañana [...]. [S]e mueve más lentamente y está menos ágil, y parece tener algún tipo de trastorno por estrés postraumático [...]. Además, los déficits en sus riñones se acompañan de otros problemas que nunca ha tenido que afrontar, como anemia e hipertensión arterial». Los médicos le dijeron a su padre «que siguiera una dieta baja en oxalato, que bebiera líquidos abundantes, dejara la vitamina C y tomara acetato de calcio para fijar el oxalato en los intestinos».

SOBRECARGA EN LA CADENA DE MONTAJE

Para visualizar la limitada capacidad de nuestros cuerpos para excretar el oxalato y cómo esto contribuye en su exceso, veamos una famosa escena de la comedia de televisión de la década de 1950 protagonizada por Lucille Ball, *I Love Lucy*. La protagonista, Lucy Ricardo, trabaja en una cadena de montaje en una fábrica de chocolate. Lucy es nueva en el empleo y trabaja junto a su amiga Ethel, ambas están envolviendo los bombones individualmente en papel a medida que pasan a la sala de embalaje. Aunque es su primer día, la velocidad de la cadena de montaje es cada vez más rápida y muy pronto una corriente incesante de bombones las sobrepasa. Cada vez se deslizan más bombones, sin envolver. El frenesí resultante se parece a tu cuerpo después de una comida rica en oxalato.

Para evitar que su supervisor lo descubra, Lucy y Ethel apartan desesperadamente algunos de los bombones sin envolver. A un ritmo creciente, esconden el excedente aún por envolver en las blusas de sus uniformes, bajo sus gorros y en la boca. Estos bombones nunca llegan a la sala de embalaje. Las estrategias de gestión de Lucy y Ethel acaban siendo ridículamente divertidas, con sus uniformes y sus bocas repletos y embadurnados de chocolate.

Las enfermedades crónicas por depósito de oxalato, como los cálculos renales y la *nefrocalcinosis* (depósitos difusos de calcio en los riñones), además de los depósitos en otros tejidos, son bastante parecidos a la blusa de Lucy y a las mejillas embutidas de oxalato; ¡ay!, quería decir chocolate. La sobrecarga de Lucy con los bombones que van entrando desemboca en un problema de acumulación, con consecuencias nefastas, ser despedida. ¿De quién es la culpa del fallo aquí? ¿De las hábiles trabajadoras, igual que nuestras células y riñones, que se esfuerzan al máximo? ¿De la velocidad de la cinta transportadora que, de forma parecida a nuestras dietas, nos aporta constantemente una corriente incesante de oxalato, día tras día, con consecuencias patológicas?

Existe otro grupo de trabajadoras que deben rescatar a Lucy y Ethel de su sobrecarga excesiva. Son las bacterias degradantes de oxalato, que pueden descomponerlo en el colon. La bacteria más eficiente es *Oxalobacter formigenes*. Aunque la *O. formigenes* puede descomponer los oxalatos en nuestros alimentos, su papel principal sigue siendo alentar al colon a excretar más oxalato.[33] Cuando exige con éxito su cena, esta bacteria disminuye la tensión constante en los riñones y mejora la capacidad del cuerpo de deshacerse del oxalato que se ha desplazado por la circulación sanguínea (procedente de las células o las comidas).

Pero ahí radica el *quid* de la cuestión: la *Oxalobacter* ha desaparecido. Menos de un tercio de los adultos estadounidenses sanos tienen colonias detectables de *O. formigenes*.[34] La razón de esta desaparición es que no colonizó en la infancia o que la población la aniquiló con los antibióticos o una ingesta excesiva de oxalato. Incluso cuando están presentes, las bacterias intestinales no tienen mucho poder para detener la absorción de oxalato. La *Oxalobacter* parece prosperar gracias al oxalato que suministra el cuerpo, pero no gracias a una dieta sobrecargada de oxalato. El oxalato de los alimentos entra en la sangre desde el estómago y, en gran parte, desde el intestino delgado superior, que son lugares donde las poblaciones bacterianas son limitadas.[35]

Tener bacterias en el colon que digieren oxalato no liberará al estómago ni a otros tejidos del oxalato de los alimentos. Sus esfuerzos no protegen al tracto digestivo de los cristales abrasivos, ni a otros tejidos vulnerables de la exposición crónica al ácido oxálico excesivo. Considera, por ejemplo, las células inmunitarias circulantes. Cuarenta minutos después de que una persona sana coma espinacas, el ácido oxálico absorbido empieza a dañarlas y este es solo el principio de sus problemas con el oxalato.[36]

La idea de que la *Oxalobacter* nos libere de comer espinacas con impunidad es una fantasía. No te creas el mito de que las bacterias intestinales nos protegen frente al oxalato excesivo que comemos.

Cuando ingerimos demasiado oxalato, «alguien» debe hacerse cargo de la materia que no se secreta porque entra demasiado deprisa. Ese «alguien» es el resto del cuerpo, de lo que hablaremos a continuación.

9

Cómo se acumula el oxalato

Es justo asumir que cualquier acumulación de material extraño en el cuerpo comporta un riesgo para la salud.[1]

ROSTYSLAV BILYY, *et al.*,
Nanomaterials, 2020

La idea de que los riñones eliminan rápidamente *todo* el oxalato que comemos (sin que quede nada en el cuerpo) es, quizá, el principal obstáculo al reconocimiento médico de la toxicidad del oxalato dietético. La evidencia de que cierta cantidad de oxalato permanece en nuestro cuerpo es sólida. Cuando lo examinamos al detalle, incluso con una función renal excelente, encontramos depósitos de oxalato en el cuerpo (un trastorno antes llamado *oxalosis*).

El oxalato se acumula con el tiempo y provoca problemas crónicos, difíciles de revertir y con tres grandes efectos: 1) afectación estructural de huesos, médula, tendones y otros tejidos conjuntivos; 2) exposición continuada al oxalato, incluso después de detener el oxalato dietético, y 3) activación del sistema inmunitario, que potencia la enfermedad inflamatoria crónica.

La dieta favorece el desarrollo —y la eliminación— de los depósitos de oxalato, por lo que no fijarse en los depósitos o en el papel de la dieta en su formación llevó a los investigadores a subestimar el potencial de los oxalatos de afectar a nuestra salud. No obstante, la elección relativamente simple (pero infrecuente) de abandonar los alimentos ricos en oxalato puede destapar un problema oculto de acumulación. Este es un dilema potencial en los estudios de investigación, como observó un revisor de investigaciones: «Los cristales de oxalato de calcio preexistentes adheridos a los tejidos pueden disolverse en algunas condiciones elegidas [y confundirse con] la biosíntesis de oxalato».[2]

La formación de cristales y el daño celular probablemente son mínimos en personas sanas con muy poco oxalato en sus dietas diarias. Pero con unos antecedentes de ingesta alta de oxalato o hiperabsorción intestinal, disminuir el consumo puede provocar una expulsión visible de cristales de oxalato a medida que el cuerpo inicia un largo proceso para desprenderse del residuo tóxico. Los sorprendentes síntomas varían ampliamente, pero suelen afectar a los tejidos con funciones excretoras y se manifiestan como cambios en la orina, las deposiciones, la piel, el moco nasal, los ojos y el sarro dental. La experiencia de cada persona es única, pues muchas otras solo tendrán reacciones leves que no comportarán la expulsión de cristales visibles.

En algunas personas, las reacciones como consecuencia de una ingesta reducida de oxalato se manifiestan como moco arenoso, arena fina o cristales blancos que salen de la piel que rodea los lechos ungueales, nubes de polvo blanco que surgen de la piel, bultos rojos, blancos o «fríos» y descamación de la piel de los dedos de las manos y pies: una mujer tuvo que llevar guantes de algodón durante seis meses por irritación en las puntas de los dedos con descamación extensa de la piel; otra me envió fotografías de la reacción de su cuerpo a la súbita adopción de una dieta sin plantas: presentó una erupción con ampollas en la piel de las piernas, y de cada bulto rojo salían trocitos blancos que recordaban a un cristal de roca o cuarzo, y algunas personas presentan irritación de los ojos, por los que sale un líquido con una arena fina y blanca durante la siesta o el descanso nocturno, o sus ojos amanecen pegados por la mañana con un residuo arenoso grueso.

Después de cambiar a alimentos bajos en oxalato, las personas a veces describen cambios drásticos en la consistencia de sus deposiciones. Días, semanas, meses o incluso años después del cambio de dieta, informan que sus deposiciones son arenosas o que contienen numerosas manchas extrañas. Varias han compartido lo mismo: «¡Mis deposiciones son prácticamente como arena!». Los niños y los hombres adultos presentan una arena blanca en la punta del pene, y tanto los hombres como las mujeres explican la necesidad imperiosa de orinar y, con frecuencia, la presencia de una orina turbia (*cristaluria*) que viene y va.

Merece la pena prestar atención al hecho de que tantas personas eliminen arena de sus cuerpos, pero a menudo los médicos no saben qué son estos cristales o por qué se producen. Algunos tienen el tiempo o la habilidad para averiguarlo, pero como la dolencia no parece poner en peligro la vida y no tienen ni idea de qué hacer, simplemente lo ignoran. Cuando una de mis pacientes pidió a su médico que analizara los cristales que salían de su piel, este la ignoró diciendo: «No es más que calcio antiguo».

DOSIS DESENCADENANTES Y DE MANTENIMIENTO

Pero ¿cómo se acumula todo ese oxalato sin que nadie sepa que está ahí? La acumulación es una respuesta inevitable al exceso de oxalato. Después de comidas ricas en oxalato, el ácido oxálico viaja por la sangre y puede dañar las membranas celulares, unirse al calcio y al magnesio y formar cristales, especialmente en puntos de daño celular. Las superficies de los cristales de oxalato son intrínsecamente tóxicas y sus caras cargadas positivamente se unen a los lípidos y proteínas de la membrana celular. Los cristales se pegan a las células y fragmentos celulares, dejando un invisible polvo ultrafino disperso de manera difusa e indiscriminada en las glándulas, los huesos y otros tejidos.

Una pequeña fracción del oxalato absorbido puede quedarse en el cuerpo, posiblemente durante años, y esta acumulación resulta especialmente probable cuando determinadas comidas ocasionales «desencadenan» periodos de oxalato elevado en la sangre en una dieta que suele liberar cantidades moderadas «de mantenimiento» de oxalato. En un importante estudio publicado en 1967 se demostraron las condiciones necesarias para el desarrollo de depósitos de oxalato y su persistencia en los riñones. El doctor C. W. Vermeulen, de la Universidad de Chicago, añadió un derivado de ácido oxálico (*diamida*) a las dietas de las ratas, y su equipo determinó que una dieta con oxalato moderado acaba siendo una dieta que deposita oxalato cuando *ocasionalmente* se consumen «picos» o niveles desencadenantes de oxalato.[3]

CUADRO 9.1. PATRONES DE INGESTA DE VERMEULEN.

Tres escenarios de nivel de exposición a oxalato
1. Desencadenante + mantenimiento = enfermedad
2. Sin desencadenante + mantenimiento = eliminación
3. Desencadenante + sin mantenimiento = eliminación

Cuatro décadas y media después, en un estudio realizado en la Case Western Reserve University, se analizó la teoría de desencadenante-mantenimiento del doctor Vermeulen (véanse en el **cuadro 9.1** los hallazgos de Vermeulen).[4] La investigadora Susan Marengo y su equipo simularon los niveles crónicamente elevados de oxalato en el cuerpo resultantes de la hiperabsorción intestinal o de una dieta rica en oxalato. El equipo implantó cuidadosamente unas diminutas bombas bajo la piel de doce ratas para «administrarles» cantidades exactas de oxalato soluble radiactivo en dosis suficientemente bajas para no desbordar los riñones. Durante el estudio, el equipo de la doctora Marengo computó los niveles de radiactividad en la orina y las heces y determinó cuánto oxalato se excretaba. Al cabo de trece días, la disección meticulosa de las ratas y la detección cuidadosa de oxalato radiactivo en diferentes partes del cuerpo reveló una gran sorpresa: *en los cuerpos de las ratas permanecía un 4% del oxalato inyectado, disperso por muchos órganos y tejidos.*[5] Todos los animales tenían oxalato en los huesos, los riñones, los músculos, el hígado, el corazón, los pulmones, el bazo y los testículos. Algunas ratas también tenían depósitos de oxalato en la aorta, el cerebro y los ojos. Debido a la corta duración del estudio, aparecieron cantidades más pequeñas de oxalato en la piel y la grasa.

El trabajo de la doctora Marengo sugiere que la teoría de desencadenante-mantenimiento del doctor Vermeulen apunta hacia la acumulación no solo en los riñones, sino también en el resto del cuerpo y demuestra que un nivel de dosis de oxalato desencadenante inicia la formación de cristales y, después, esos cristales siguen creciendo incluso con dosis de mantenimiento inferiores.

Las concentraciones de oxalato que permanecieron en los cuerpos de las ratas estaban por encima de los niveles circulantes en su sangre. Este sorprendente resultado nos muestra dos puntos muy importantes: en primer lugar, que la acumulación de oxalato *no* se distribuye uniformemente por el cuerpo y, en segundo, que la acumulación es consecuencia de mecanismos activos, y no necesariamente de una mala función renal. En los estudios de la doctora Marengo, los riñones de las ratas mantuvieron una excelente función mientras se acumulaba el oxalato en sus cuerpos.

En la medida en que estos estudios en ratas reflejan una fisiología que compartimos, los resultados sugieren que, con una ingesta diaria moderada de oxalato (especialmente cuando se acompaña de picos ocasionales en la ingesta), el depósito de cristales en el cuerpo puede ser un problema común o quizá universal incluso cuando la función renal es normal. En un estudio similar, también en ratas, realizado en 1986, un equipo de investigadores alemanes inyectó pequeñas cantidades de oxalato de sodio radiactivo a ratas y usaron la técnica de autorradiografía para identificar el oxalato en los tejidos de los animales.[6] Justo una hora después encontraron depósitos de oxalato dispersos en el corazón, el hígado y los pulmones de las ratas.

En los seres humanos, las potenciales dosis desencadenantes de oxalato se consumen normalmente en la vida real. Dosis notablemente moderadas de alimentos ricos en oxalato provocan picos de oxalato urinario que pueden desencadenar una acumulación. Una vez desencadenada la activación, los niveles de ingesta de oxalato, que de otro modo podrían no haber causado problemas, pueden seguir favoreciendo la acumulación y, posiblemente, dar lugar a problemas crónicos.

En el estudio de la doctora Marengo, todo lo que necesitaron los cuerpos de las ratas para contaminarse fue una única inyección durante cinco segundos seguida de una corriente constante y moderada de entrada de oxalato a lo largo de trece días. Para traducirlo en términos humanos, consideremos un estudio alemán con 25 voluntarios. Cuando estos ingirieron solo 60 mg de oxalato al día (más un suplemento de calcio de 1 000 mg), su cuerpo absorbió unos 5 mg de oxalato al día de los alimentos. En cambio, cuando se aumentó la ingesta a 600 mg de oxalato al día durante solo dos días (con la adición de 150 g de espinacas cocidas en la comida), la absorción calculada de oxalato de los alimentos aumentó hasta 84 mg.[7] Es decir, comer tres cuartos de taza de espinacas un solo día fue equiparable a una exposición a oxalato «normal» de diecisiete días, aunque los desencadenantes no siempre resultan tan altos.

En otro estudio se observó que comer solo 50 g de chocolate con leche (con unos 35-40 mg de oxalato) puede aumentar la excreción urinaria de oxalato en un destacado 235% y este considerable aumento de oxalato puede desencadenar nuevos depósitos.[8] Cualquier persona influenciada por las tendencias dietéticas que hemos examinado en los capítulos anteriores es probable que esté ingiriendo dosis moderadas de mantenimiento de oxalato a diario (150-250 mg) y también es increíblemente fácil tomar dosis del nivel desencadenante en la mayoría de las comidas. Así que recuerda, incluso un consumo ocasional del nivel desencadenante puede comportar problemas crónicos si tu dieta habitual sigue teniendo un contenido de oxalato moderadamente alto.

DIFÍCILES DE VER

Los depósitos de oxalato son prácticamente indetectables en las imágenes de alta tecnología o al evaluar los tejidos. Las biopsias y los análisis de los tejidos para examinar los depósitos de oxalato se reservaron para los enfermos críticos y fallecidos. Aun así, los problemas técnicos del análisis directo de los tejidos provocan que resulte bastante fácil pasar por alto los depósitos de oxalato.

Los oxalatos adoptan muchos tamaños físicos. Los más pequeños —moléculas e iones de oxalato— son invisibles incluso con la tecnología más avanzada; los estudios de oxalato radiactivo los midieron, pero no se puede utilizar esta técnica para el diagnóstico. Los nanocristales también son invisibles en patología clínica, e incluso los microcristales más grandes y agregados son difusos y difíciles de ver; su detección requiere una preparación cuidadosa y un microscopio de luz polarizada, pero incluso así se pueden confundir fácilmente con otros cristales que no son de oxalato.[9,10]

El pequeño tamaño y la distribución dispersa de estos depósitos, la falta de atención a la edad de la muestra en medicina clínica y el proceso de preparación de las muestras de los patólogos se confabulan para que sea increíblemente fácil perder o destruir cristales de oxalato en las muestras de tejidos.[11]

Aunque los cristales son la forma más común, los depósitos de oxalato de calcio también se pueden presentar en forma de compuestos no cristalinos de oxalato de calcio y grasa, llamados *lípidos de oxalato*. Se encontraron lípidos de oxalato en muestras de hígado e intestino y también en líquidos articulares de pacientes con gota, artritis reumatoide y bursitis traumática.[12] Los lípidos de oxalato son resistentes a las técnicas utilizadas para detectar oxalato en las muestras de tejido y quizá por este motivo raramente aparecen mencionados en la literatura científica.

La forma correcta de asegurar si el oxalato se acumula en el cuerpo de una persona es obtener un pequeño fragmento de hueso y buscar cristales. En la práctica, este procedimiento invasivo solo se realiza cuando los médicos sospechan de una enfermedad avanzada de hiperoxaluria primaria. Puesto que la acumulación de oxalato es irregular, con esta prueba también se pueden pasar por alto los depósitos de oxalato si la muestra de hueso no procede de un lugar donde se hayan formado cristales. Así pues, aunque los médicos fueran conscientes de la retención de oxalato y tuvieran acceso (que no lo tienen) a un examen puntual de tejido, los problemas técnicos seguirían impidiendo de forma efectiva un diagnóstico fiable de oxalosis.

A veces, en las imágenes de resonancia magnética se puede observar inflamación cerebral inducida por oxalato, pero los cristales de oxalato suelen escapar a la detección. La resonancia magnética y la tomografía computarizada utilizadas en diagnóstico clínico no permiten ver los cristales de oxalato de forma fiable aunque los depósitos sean grandes.[13] En un caso de intoxicación por oxalato por ingesta de etilenglicol, los cristales de oxalato que se formaron causaron un deterioro cognitivo duradero, pero incluso en una serie de imágenes de tomografía computarizada craneal realizada el día del suceso y al día siguiente, los resultados fueron básicamente normales y, en una resonancia magnética realizada cinco días después, solo se detectaron anomalías cerebrales inespecíficas.[14,15]

CRISTALES POR TODAS PARTES

Se encontraron cristales de oxalato en tejidos de todo el cuerpo, incluidos ganglios linfáticos, corazón y otros órganos, no solo como hallazgos casuales en autopsias, sino también en tejidos de enfermos crónicos, en personas que sufrieron una lesión corporal y en personas sanas sin problemas renales.[16] Es muy probable que los cristales se acumulen en vasos sanguíneos, ojos, glándulas y huesos. Por desgracia, aunque se identifiquen los cristales de oxalato, no tenemos forma alguna de cuantificar cómo podría estar acumulándose el oxalato en el cuerpo.

Los vasos sanguíneos tienden a dañarse por el ácido oxálico y la acumulación de cristales, que pueden provocar degeneración tisular, como cataratas, problemas de visión y aneurisma cerebral mortal.[17] Se encuentran depósitos de oxalato en arterias y placas arteriales calcificadas.[18] Los cristales de oxalato se asocian a debilidad de vasos sanguíneos, vasculitis (vasos sanguíneos inflamados), ictus y anomalías de la conducción cardíaca y arritmia.[19]

La pérdida de salud ocular puede deberse a un daño de los vasos sanguíneos de la retina derivado del oxalato elevado. Además de en el propio ojo, los patólogos encontraron depósitos de oxalato inexplicados en los párpados.[20] Las neuronas fotorreceptoras especializadas en la parte posterior de los ojos (la retina) atraen fácilmente oxalato de calcio.[21] En un artículo se documentó una gran acumulación inhabitual de oxalato en el ojo dañado de un hombre de veintiún años que, a los trece, se había golpeado el ojo con un plástico duro que dañó su córnea. Los ataques recurrentes de inflamación y dolor en el ojo ciego y contraído requirieron la extirpación quirúrgica de este. En el informe resultante se describieron cristales blancos que se proyectaban desde la retina al interior del globo ocular extirpado como «estalactitas». El patólogo que describió el caso escribió: «El depósito de cristales de oxalato de calcio en el ojo, aunque no es frecuente, posiblemente no sea tan raro como el pequeño número de artículos publicados podría indicar».[22]

Además, habitualmente también se producen cristales en testículos, mamas y glándulas tiroideas. Más del 70% de las tiroides normales muestran acumulación de oxalato.[23] Las células que rodean los cristales pierden su capacidad para producir hormonas tiroideas, lo cual puede dar lugar a depósitos de oxalato aún más grandes con la edad. Las personas mayores de cincuenta años tienen, aparentemente, una probabilidad del 85% de tener cristales de oxalato en la tiroides.

La presencia de ácido oxálico libre o de depósitos de cristales de oxalato en las mamas puede iniciar un proceso de transformación de las células mamarias que desencadena una calcificación de la mama no debida a oxalato y cáncer agresivo.[24]

Los dientes, los huesos, la médula ósea, los ligamentos y los espacios articulares también tienden a presentar depósitos de oxalato.[25] Nuestros huesos ricos en minerales pueden almacenar grandes cantidades de oxalato. Después de encontrar cristales de oxalato con aspecto de pluma en una masa de células inmunitarias gigantes en el hueso del muslo de su paciente, un equipo médico coreano escribió: «La incidencia de [oxalosis ósea] podría estar subestimada por su aspecto [...] benigno, que normalmente no indica la necesidad de una biopsia ósea».[26] Asimismo, los discos, los tendones y otros tejidos conjuntivos que mantienen la estructura de la columna vertebral pueden convertirse en depósitos de oxalato.[27]

La artritis, la bursitis, la tendinitis y la gota se asocian a los variados cristales de oxalato encontrados en y alrededor de los espacios articulares, las células y los líquidos.[28] Por ejemplo, un grupo de reumatólogos detectaron oxalato en la rodilla dolorosa de un paciente con artritis reumatoide y calcificaciones arteriales en las caderas y las piernas.[29] La acumulación de oxalato se asocia a la enfermedad de Parkinson y a la pérdida del tejido graso protector que recubre las células nerviosas (desmielinización), asociada con la esclerosis múltiple.[30]

Los depósitos de oxalato, aunque en su mayoría son invisibles, son duraderos y metabólicamente complicados. El oxalato acumulado tiene consecuencias importantes para nuestra salud a largo plazo y nuestra capacidad para recuperarnos. Es probable que la acumulación previa de oxalato contribuyera a la muerte del paciente de Barcelona por la sopa de acedera, mencionado en el capítulo 5. De haber sobrevivido, las acumulaciones observadas en su corazón, sus pulmones, su hígado y otros órganos probablemente habrían generado problemas persistentes, como síntomas neurológicos e inflamación crónica, además de un daño renal grave e irreversible.

Si bien las investigaciones revelaron cristales de oxalato en todos los tejidos, los investigadores siguen considerando un misterio la presencia de oxalatos, aunque tenemos muchas pistas sobre cómo se produce la acumulación.

¿POR QUÉ EMPIEZAN LAS ACUMULACIONES?

La predisposición a presentar una acumulación de oxalato varía de una persona a otra y de un tejido a otro. Entre los factores que predominan se incluyen: 1) si los tejidos tienen salud y recursos suficientes para repeler, expulsar o contener oxalato y evitar la muerte, y 2) si los tejidos tienen transportadores de iones de oxalato u otras características que atraen oxalato.

Los tejidos sanos intactos que no estén en crecimiento, recuperación o regeneración tienen, con diferencia, más probabilidades de rechazar la adhesión de cristales y repeler con éxito los iones de oxalato.[31] Por otro lado, las células y los tejidos desnutridos, débiles, estresados, inflamados, infectados o lesionados, que ya retienen oxalato o se están regenerando, pueden desarrollar más cristales. Los restos celulares estimulan la precipitación de iones de oxalato en cristales y crean lugares de retención. Los investigadores encontraron que la inflamación, unos niveles bajos de oxígeno y un pH bajo (acidez) interfieren en la gestión celular de los iones de oxalato, aumentando así el riesgo de retención de oxalato.[32]

Cuando las células no pueden repelerlos, los iones de oxalato pueden permanecer el tiempo suficiente para formar oxalato de calcio y desarrollar cristales. Si las células no pueden generar antioxidantes adecuados (por ejemplo, *glutatión*), es más probable que se produzca la agregación y el posterior crecimiento de cristales. Entonces, el oxalato crea estrés oxidativo adicional, mayor daño y muerte celular. Los iones o los cristales también se pegan a los fragmentos de membrana de células debilitadas y restos de células muertas.[33] Si las células circundantes o las células inmunitarias vigilantes no pueden contener completamente el daño, los depósitos iniciales pueden acumular cristales cada vez más grandes.

Las lesiones no tienen que ser graves para promover la acumulación de oxalato, basta con el desgaste diario de la vida. Cuando el cuerpo tiene un nivel alto de oxalato, el proceso de reparación rutinario (gran parte del cual se produce mientras dormimos) puede deteriorarse, provocando debilidad tisular y la aparición final de síntomas o una lesión que no se resuelve.

La acumulación de cristales de oxalato en la dieta es especialmente preocupante si el cuerpo está en tensión, trabajando duro en cierta forma, herido, intervenido quirúrgicamente o embarazado, o la persona tiene un trabajo físicamente exigente. La acumulación por estrés tisular también es probable si alguien tiene un mayor riesgo de algún problema de salud por genética, obesidad, azúcar alto en la sangre, estrés metabólico o por la edad.

También existen características tisulares innatas que pueden atraer oxalato. Por ejemplo, varios tejidos tienen transportadores de membrana que deliberadamente entran y extraen oxalato de las células, entre los cuales se encuentran el intestino, el riñón, el hígado y el cerebro. Otros tejidos con transportadores son las células ciliadas cocleares del oído, el epidídimo testicular y las células de las glándulas pancreática, tiroidea y salivales.[34] En su trabajo diario de gestionar iones, los tejidos pueden desarrollar estrés relacionado con el oxalato y problemas de acumulación de oxalato.

Cuando las glándulas salivales desplazan bicarbonato a la saliva, también excretan oxalato. En condiciones normales, las glándulas salivales concentran oxalato a un nivel de entre diez a treinta veces mayor que en el plasma sanguíneo.[35] Por tanto, el oxalato puede contribuir en la formación de cálculos salivales, problemas de sarro y otras molestias dentales, como inflamación de encías y sensibilidad en los dientes.[36]

El cuerpo parece acumular cristales de forma activa para desviar el oxalato de los tejidos y órganos vitales, evitándoles así un daño excesivo o duradero. Por ejemplo, el oxalato elevado en la sangre provoca daño vascular y nervioso, arritmia e insuficiencia cardíaca. Después de estos graves acontecimientos, retener el oxalato de la sangre en otros lugares parece una alternativa relativamente benigna. Pero cómo ayudan los tejidos no renales del cuerpo a gestionar los niveles de oxalato en la sangre y el papel de la formación de cristales en dicho proceso son temas aún no explorados.

Acumulación e inflamación

Cuando los cristales de oxalato son lo bastante grandes como para verse en un microscopio, los investigadores a menudo los describen como hermosas gemas, vidrio esmerilado, astillas afiladas o polvo de cristal. Estas «gemas» son un problema para las células y especialmente para el sistema inmunitario. Cuando el oxalato se aloja en los tejidos, actúa como un irritante, provocando inflamación adicional que puede causar dolor y fatiga, y prolongar o impedir la curación tisular, aumentando, por tanto, la susceptibilidad a la infección.

Debido a que el sistema inmunitario tiene la difícil tarea de eliminarlos, los depósitos de cristales de oxalato pueden provocar una enfermedad inflamatoria crónica similar a las nanofibras de sílice y amianto.[37] El tamaño de los cristales es un factor importante que influye en sus efectos tóxicos. Los imperceptibles nanocristales son especialmente destructivos para las células y los tejidos.[38] Pero cuanto mayores son los cristales, más difícil es degradarlos. Los depósitos de oxalato por encima de cierto tamaño son más fáciles de ver por los investigadores, resultan más difíciles de eliminar del cuerpo, pero no son necesariamente los que provocan el mayor daño.

La inflamación inducida por el oxalato puede producirse en cualquier lugar del cuerpo.[39] Como se expuso en un artículo, «el oxalato está claramente implicado en las vías inflamatorias y es un perfecto candidato para contribuir en la progresión de la ERC [enfermedad renal crónica] y la inflamación sistémica».[40]

La presencia de nanocristales de oxalato y materiales de células dañadas por oxalato estimula al sistema inmunitario para limpiarlos. Cuando las células inmunitarias no pueden neutralizar o descomponer los cristales, envían alarmas que pueden congregar más células inmunitarias para reunirse y aglomerarse alrededor de las partículas indeseadas.[41] Estos tumores compactos se llaman *granulomas*.[42] Si no se consigue desmantelar el cristal, el granuloma puede desactivarse, dejar de crecer y morir. Los restos de células inmunitarias agrupadas se convierten en un artefacto que contiene cristales, «ocultando» los depósitos para evitar la activación continua del sistema inmunitario.[43] Como las infecciones pueden adherirse a los granulomas y el oxalato se acumula en los focos infecciosos activos, los cristales «enterrados» pueden estar acompañados de virus y bacterias latentes.[44]

Los granulomas que contienen oxalato suelen ser asintomáticos, pero pueden provocar la enfermedad de Crohn, inflamación y daño en los vasos sanguíneos, problemas cutáneos, trastornos reproductivos, sangrado posmenopáusico, fibrosis orgánica, infección fúngica y otros problemas.[45] Los expertos creen que los «agentes que provocan granulomas» son transportados a los ganglios linfáticos y dan lugar a una enfermedad llamada *sarcoidosis*.[46]

El sistema inmunitario tiene otro método para proteger a los tejidos circundantes de los cristales de oxalato: atraparlos con ADN extruido, que se conoce como *trampa extracelular de neutrófilos*.[47] Estas «trampas» que se forman alrededor de los oxalatos pueden contribuir a la formación de cálculos biliares, «lodo» en la vesícula biliar y otras masas similares a tapones que pueden ocluir los conductos pancreáticos y los vasos sanguíneos pequeños.[48] Los problemas de salud a veces se manifiestan después de adoptar una dieta baja en oxalato y suelen resolverse con el tiempo. Hablaré de ello en el capítulo 11.

En conclusión, lo último que necesitas son cristales tóxicos invisibles en tus huesos, articulaciones, glándulas y órganos. Los esfuerzos de contención del sistema inmunitario pueden desactivar la inflamación y las reacciones inmunitarias a corto plazo, aunque los cristales no se descompongan ni excreten. Si el cuerpo también restablece con éxito el equilibrio oxidativo, la toxicidad del oxalato puede permanecer silente o ser leve hasta que se agoten todas las reservas. No obstante, esto no significa que el problema esté resuelto, pues se puede estar acumulando una deuda tóxica que ningún superalimento, brebaje o medicamento tiene el poder de corregir. Pasemos a hablar de qué sucede cuando toca pagarla.

10

Síntomas y síndromes

Con los agentes tóxicos acumulados que alteran los procesos y la fisiología humana normales, es comprensible que la fisiopatología resultante pueda provocar una enfermedad crónica.[1]

STEPHEN J. GENUIS y KASIE L. KELLN,
Behavioural Neurology, 2015

DOS MOTORES DE ENFERMEDAD

Una buena salud requiere que tus células controlen su entorno bioquímico y la actividad; sin embargo, los oxalatos son *antimetabolitos* que interfieren en los fundamentos bioquímicos básicos: alteran el control celular de los iones minerales (especialmente del calcio) necesarios para coordinar las actividades celulares, agotan minerales y otros nutrientes, bloquean la función enzimática y destruyen mitocondrias (las centrales eléctricas de las células). Además, también pueden impedir que las células mantengan bajo control los radicales libres (derivados reactivos), un proceso denominado *estrés oxidativo*.[2] El estrés oxidativo daña las estructuras celulares, altera la expresión genética, consume antioxidantes y nutrientes y desencadena la inflamación. Asimismo, los iones y los cristales de oxalato dañan directamente estructuras celulares básicas: membranas, mitocondrias y material genético. Las membranas celulares son estructuras fundamentales para la vida. Sin ellas no hay bioquímica ni vida.

Y este caos invisible de daño celular, estrés oxidativo, escasez de minerales y disfunción celular se convierte en enfermedad a través de lo que yo llamo los «dos motores de la enfermedad»: una *ausencia de energía y sistemas de reparación*, y una *activación inmunitaria crónica* y control del daño relacionado.[3] Estos problemas perjudiciales pueden provocar resistencia a la insulina, problemas neurológicos, demencia, fibromialgia, enfermedad cardiovascular, cáncer y otras patologías.[4] En los siguientes apartados de este capítulo analizaré brevemente algunos de los mecanismos básicos del caos metabólico que degenera en síntomas inducidos por el oxalato. La desconcertante toxicidad del oxalato y los diversos problemas de salud encajan en un cuadro coherente. En este capítulo —especialmente para aquellos que quieran entender un poco la biología— podremos dar sentido al rompecabezas.

El primer motor de la enfermedad: ausencia de energía y sistemas de reparación

El cuerpo puede gestionar el desgaste diario, recuperarse del daño y vivir una vida larga y productiva, pero solo si las células pueden repararse y reproducirse. Cuando las células no tienen suficiente materia prima, energía o integridad estructural para respaldar dicho esfuerzo, el proceso de reparación se debilita: es más difícil conservar la firmeza tisular, incluso en los huesos y los dientes, y el mantenimiento inadecuado nos predispone no solo a sufrir lesiones, sino también a un problema llamado *fibrosis*, la sobreproducción de colágeno y la acumulación de tejido cicatricial. Por desgracia, el oxalato en exceso crea problemas de mantenimiento básicos y una mayor necesidad de mantenimiento y reparación tisular.

Cuando el oxalato afecta al equilibrio electrolítico, inactiva enzimas y mitocondrias y aumenta el estrés oxidativo, las células sufren un descenso de energía y de producción de glucosa. El bajo aporte de energía resultante dificulta que las células hagan su trabajo, se vuelven letárgicas, débiles, confusas y de corta vida, carecen de los lípidos y la glucosa necesarios, se ralentiza la producción de proteínas y tienen problemas para remplazarse.[5,6] Todos estos problemas de energía y reparación dan lugar a un metabolismo lento, a problemas en la cicatrización de los tejidos, la función nerviosa y la producción de hormonas, así como a una acidez excesiva.[7,8]

La acidez, denominada *acidosis láctica*, se debe, en parte, a la dependencia de una producción de energía anaeróbica ineficiente y es especialmente perjudicial para los huesos y los riñones, además de contribuir a la sensación de malestar.[9] La acidosis favorece el desequilibrio y el sobrecrecimiento de microflora y permite que se produzcan infecciones. La deficiencia mineral puede dificultar corregir la acidez excesiva. Cuando los pulmones y los riñones no pueden eliminar el ácido excesivo, se liberan calcio y potasio de los huesos para mantener un pH correcto en la sangre. La acidez crónica impide el mantenimiento óseo y produce un adelgazamiento de los huesos (osteopenia y osteoporosis).

El daño mitocondrial es un probable factor en la mayoría de las enfermedades, como problemas del estado de ánimo y de la función intestinal.[10] Algunos síntomas esporádicos de trastornos mitocondriales son migraña, dolor muscular, síntomas gastrointestinales, zumbidos, depresión y fatiga crónica. Los episodios son desencadenados por factores estresantes mentales y físicos (como una enfermedad, lesión, cirugía, exposiciones a tóxicos, ayuno y sobreesfuerzo), que pueden crear un aumento de la demanda de energía que no puede satisfacerse porque las mitocondrias no pueden generar suficiente energía.[11]

La baja energía celular también se relaciona con problemas circulatorios, enfermedades vasculares y el desarrollo de ateroesclerosis.[12]

Los tejidos cruciales con altas demandas energéticas, como el cerebro y otras células nerviosas, son especialmente vulnerables a la muerte celular por un suministro bajo de energía.[13] Las células nerviosas necesitan mucha energía. Por ejemplo, un cerebro humano adulto requiere energía a un ritmo diez veces mayor que otros tejidos.[14] El distrés en las células nerviosas contribuye a la debilidad muscular, fatiga, mala coordinación física, dolor abdominal, tirones y espasmos musculares, dolores de cabeza, problemas de memoria, irritabilidad y demencia.

El oxalato también interfiere en las enzimas que reponen el *glucógeno* (carbohidrato almacenado) en los músculos y el hígado.[15] Cuando el glucógeno está bajo, los músculos disminuyen sus demandas energéticas para mantener los niveles normales de azúcar en la sangre. Este sacrificio suele impedir el azúcar bajo en la sangre, pero el glucógeno bajo hace que los músculos tiendan a sufrir calambres y se afecte su función física y la recuperación. Unos crónicos niveles bajos de glucógeno y energía celular pueden generar que el ayuno y las dietas con cero carbohidratos a largo plazo sean estresantes y no saludables y pueden disminuir la tolerancia al ejercicio.

El daño en las glándulas puede provocar problemas hormonales que afectan al sueño, la reproducción, el humor, la energía y el rendimiento. En un estudio en ratas se observó que dietas ricas en ácido oxálico provocaban hipotiroidismo, incremento de la hormona estimulante de la tiroides, menor peso corporal y grasa corporal baja.[16] Además, el hígado, el bazo, los riñones y las glándulas endocrinas de las ratas tenían menor tamaño.

El daño celular y la baja energía también alteran nuestros sistemas de autodefensa, incluido el sistema inmunitario. El oxalato en la médula ósea daña las células sanguíneas inmaduras y las células inmunitarias a medida que se forman.[17] Las células inmunitarias circulantes también se dañan en la circulación sanguínea después de comidas ricas en oxalato. Un equipo de investigación examinó las células sanguíneas después de dar *smoothies* de espinacas a voluntarios y escribieron al respecto: «Es probable que las comidas ricas en oxalato puedan causar inflamación y disfunción mitocondrial en los monocitos [célula inmunitaria que] podría afectar al sistema inmunitario con el tiempo», además de aumentar la propagación de radicales libres que contribuyen a la enfermedad y envejecimiento.[18] Un sistema inmunitario alterado podría explicar la aparición de infecciones crónicas en enfermos por oxalato (infecciones sinusales repetidas, infección del tracto urinario, sobrecrecimiento de levaduras e incluso una infección por la bacteria *Clostridium difficile* que causa una inflamación del colon potencialmente mortal), que con frecuencia desaparecen «milagrosamente» después de cambiar a una dieta baja en oxalato.

El segundo motor de la enfermedad: afectación inmunitaria crónica

Las enfermedades aparecen cuando nuestras fuerzas de protección y defensa trabajan excesivamente. Recuerda lo expuesto en el capítulo 9 en cuanto a que el sistema inmunitario trabaja duro para contener los cristales de oxalato y su daño, además de tratar de eliminarlos de los tejidos. Los problemas surgen cuando la presencia perpetua de cristales tóxicos provoca una intervención inmunitaria crónica (proinflamatoria), que significa que el sistema inmunitario siempre está activado, de forma que se perpetúa el estrés metabólico.

Las respuestas inmunitarias a los oxalatos generan un caos bioquímico adicional, incluido un proceso denominado *inflamasoma*, que coordina las respuestas inmunitarias celulares y lleva a la liberación de *prostaglandinas*, unas sustancias similares a hormonas.[19] Las prostaglandinas dilatan los vasos sanguíneos y permiten que las grandes células inmunitarias alcancen su objetivo: los depósitos de cristales de oxalato. Para mejorar su movilidad, las células inmunitarias se abren camino mediante la formación de enzimas que descomponen los tejidos conjuntivos. Pero ese camino también puede permitir que el oxalato llegue a más tejidos. Si la respuesta inmunitaria no es rápidamente efectiva y la exposición al oxalato sigue siendo alta, el proceso inflamatorio aumenta la probabilidad de daño tisular continuado.

Las prostaglandinas también pueden provocar contracciones musculares (dolor y calambres) en los intestinos, el útero, la vejiga y en cualquier lugar, además de estimular la producción de estrógenos. Si los niveles altos de oxalato provocan niveles altos crónicos de prostaglandinas, esto puede favorecer dolencias «sensibles a los estrógenos», como la endometriosis y algunos cánceres.

Cuando la contención de cristales que he descrito antes funciona, no vemos muchos síntomas. En su gran esfuerzo por eliminar los cristales, un sistema inmunitario sano desactiva los procesos inflamatorios que resultan ser improductivos. Por ejemplo, los ataques de gota cesan cuando las propias enzimas del cuerpo digieren moléculas que, de otro modo, mantendrían la inflamación.[20] En caso de inflamación crónica, en cambio, el sistema inmunitario pierde la capacidad de desactivarse por sí mismo.

La formación de granulomas alrededor de los cristales puede producir cambios a largo plazo en la función inmunitaria al indicar a las células inmunitarias adaptativas (células con memoria) que ataquen a un activador inmunitario dado (que puede ser cualquier cosa con la que reaccionan las células inmunitarias).[21] Esta formación disminuye la tolerancia a otros *antígenos* provocativos y prepara al cuerpo para una *enfermedad autoinmunitaria*, término que hace referencia a una extensa familia de patologías en las que un sistema inmunitario hiperactivo interfiere con los tejidos normales, provocando con frecuencia dolor, fatiga y debilidad de las funciones corporales.

Una interpretación simplista de la enfermedad autoinmunitaria es que el cuerpo «se ataca a sí mismo», pero también se producen síntomas similares a los autoinmunitarios por provocación inmunitaria constante de amenazas externas, como los nanocristales de oxalato. La principal fuerza impulsora del sistema inmunitario «es la necesidad de detectar y proteger frente al peligro», y la «autoagresión crónica observada en la enfermedad autoinmunitaria se debe probablemente más a la presencia inapropiada de un estímulo de bajo nivel» (no a la pérdida de la capacidad de discernir lo propio de lo no propio, como se conceptualiza comúnmente).[22] Los oxalatos son disruptores persistentes de bajo nivel que alteran y sobrecargan el sistema inmunitario.

Esta «autoinmunidad» es un factor en decenas de patologías, como la enfermedad tiroidea de Hashimoto y enfermedades cutáneas con dolor, como el liquen escleroso, que tiende a afectar a los genitales.[23] Por suerte, estas y otras enfermedades «autoinmunitarias» tienden a remitir en las personas que siguen una dieta baja en oxalato.

Más formas del oxalato para crear problemas

En un intento de afrontarlo, el cuerpo recurre a diversas técnicas y ayudantes que pueden encaminarlo hacia el dolor y la enfermedad, entre los que se encuentran una proteína llamada *osteopontina*, la fibrosis (mencionada anteriormente) y células inmunitarias demasiado ocupadas, especialmente los *mastocitos*.

Osteopontina

Al proteger a los riñones de los cálculos durante la sobrecarga de oxalato (después de comidas ricas en oxalato), el cuerpo produce una proteína llamada *osteopontina*.[24] Irónicamente, a pesar de que la osteopontina inhibe la mineralización y previene la calcificación tisular en condiciones de lesión y enfermedad (a corto plazo), la producción crónica de osteopontina favorece la retención de cristales, la inflamación, los depósitos de calcio en los tendones y la enfermedad en otras partes del cuerpo.[25] Incluso picos periódicos de osteopontina en el suero podrían ser un signo de inflamación y cáncer y pueden ayudar a transformar células normales en invasoras malignas que metastatizan en los tejidos.[26] También se sospecha que la osteopontina causa daño metabólico que fomenta la diabetes y la obesidad. La osteopontina sérica está elevada en las personas con síndromes con dolor muscular, como la fibromialgia y otras enfermedades inflamatorias, como la enfermedad de Crohn, la ateroesclerosis y los aneurismas aórticos, además de enfermedades autoinmunitarias, como el lupus, la esclerosis múltiple y la artritis reumatoide.[27,28] La osteopontina elevada favorece la formación de tejido cicatricial (*fibrosis*) en el corazón, los pulmones, la piel y los músculos.[29]

Fibrosis

¿Recuerdas los caballos cojos, mencionados en el capítulo 3, que desarrollaron unas caras distorsionadas e hinchadas por los forrajes ricos en oxalato? La «cabeza grande» es una enfermedad fibrótica inducida por oxalato en la que la pérdida de integridad tisular desencadena el crecimiento descontrolado de tejido cicatricial.[30] La fibrosis normalmente es una fase temporal básica en el proceso de reparación tisular, necesaria para mantener unido el tejido dañado, pero la fibrosis puede acabar siendo un problema cuando el daño causado por el oxalato altera la sustitución de las células normales.[31] Con el tiempo, las células normales disminuyen, pero sigue produciéndose tejido cicatricial porque las células fibroblásticas siguen creciendo a pesar de los niveles altos de oxalato.[32] La fibrosis resultante se puede producir en órganos, articulaciones, piel, médula ósea y en tumores malignos y puede provocar fallo orgánico y muerte.[33] Si bien la fibrosis normal es una respuesta saludable a la muerte celular, la *fibrosis sin resolución* es una característica de muchas enfermedades crónicas y dolorosas y la culpable de al menos una tercera parte de las muertes naturales que se producen en todo el mundo.[34] Entender cómo se descontrola la fibrosis podría salvar vidas.

Aunque la inflamación alta provoca fibrosis, esta no es el verdadero origen, ya que tomar antiinflamatorios no detiene la fibrosis.[35] A juicio de los investigadores, «la eliminación del estímulo provocador es la primera y más eficaz estrategia».[36] En investigaciones recientes se demostró que los cristales de oxalato provocan fibrosis.[37] Mi paciente Dori me escribió lo siguiente: «Me hice el primer análisis de sangre desde que disminuyó el oxalato y... ¿sabes qué? Tengo el fibrinógeno normal, algo que nunca había pasado; ¡incluso el médico está asombrado! Es un milagro. ¡Tuve que luchar con un fibrinógeno muy muy alto durante mucho tiempo!». Dori estuvo enferma y con dolores durante años por problemas articulares, gastritis, encías sangrantes, tejidos urentes, problemas en los ojos y la piel y una enorme cantidad de tejido cicatricial abdominal. Comía «una tonelada de harina de almendras, leche de almendras, espinacas, camotes, betabel, chía, cacao y cúrcuma». La fibrosis de los órganos retrocede y los pacientes se encuentran mejor cuando las células normales recuperan su capacidad para reproducirse.[38]

El daño por cristales de oxalato también puede hiperestimular otras funciones de reparación celular. Por ejemplo, el oxalato puede hacer que otras células se multipliquen excesivamente (como sucede en los pacientes con enfermedad de Crohn) y puede provocar el desprendimiento de células epiteliales vivas (observado en los riñones).

Mastocitos

El oxalato es un potente activador de los *mastocitos*, unas células inmunitarias grandes con muchas funciones.[39] Los mastocitos notan señales del entorno, alérgenos y estrés psicológico, y engloban materiales destinados a la eliminación. Se encuentran en todas partes, como el cerebro, las glándulas (pineal, hipófisis y tiroides) y los tejidos que hacen frente al entorno externo, como la garganta y la vejiga. Se agrupan cerca de las fibras nerviosas y ayudan en la comunicación de los nervios y el sistema inmunitario.

Los mastocitos entran en acción por tejidos lesionados, moléculas inflamatorias u otros desencadenantes como hongos, bacterias, alimentos, toxinas, antibióticos y analgésicos. Los mastocitos activos secretan más de doscientos productos químicos de respuesta, como la *histamina*, que puede provocar muchos síntomas desagradables, como erupciones en la piel con comezón y crisis asmáticas.[40] En efecto, la histamina se conoce bien gracias a los antihistamínicos utilizados para reducir los síntomas alérgicos. La activación de los mastocitos puede provocar espasmo muscular, sensibilidad al frío y entumecimiento, hormigueo, piquetes y dolor urente desagradables. La activación de los mastocitos se asocia a una gran variedad de enfermedades, como osteoporosis, enfermedad de las encías, intestino permeable, alergias alimentarias, cáncer, síndrome de las piernas inquietas, migraña, cistitis intersticial, trastornos menstruales y enfermedades por hipersensibilidad autoinmunitaria, como esclerosis múltiple, síndrome de Guillain-Barré y síndrome de Sjögren.[41]

Los patrones de síntomas por los mastocitos (véase el **cuadro 10.1**) son comunes entre mis pacientes con sobrecarga de oxalato. No existe curación para unos mastocitos excesivamente ocupados; nuestra mejor opción es identificar y evitar los desencadenantes como el oxalato.

CUADRO 10.1. SÍNTOMAS POR ACTIVACIÓN DE LOS MASTOCITOS.

Fatiga crónica; reacciones intensas a frío, alimentos y productos químicos; rubefacción, sofocos; comezón en la piel, psoriasis; sinusitis, rinitis, alergias, asma; palpitaciones, aturdimiento, mareo, depresión, trastorno bipolar afectivo, ansiedad, angustia, enojo.

Enfermos sin síntomas

Los síntomas no son los indicadores más fiables de la enfermedad por oxalato; el 10% de los pacientes con hiperoxaluria primaria no presentan síntomas.[42] Aunque no hayan despuntado problemas subyacentes como el dolor, la fatiga o la pérdida funcional, eso no significa que no estés enfermo o que no lo acabes estando.

Tomemos, por ejemplo, el problema de la deficiencia de calcio causada por una ingesta excesiva de oxalato. La deficiencia de calcio, aunque sea mínima, es mala para la salud general y se asocia al síndrome del intestino irritable, problemas de aprendizaje y memoria y arteriosclerosis cerebral.[43] El estrés fisiológico causado por una deficiencia de nutrientes puede permanecer invisible porque el cuerpo prioriza los niveles de iones necesarios para mantener el buen funcionamiento de los órganos vitales. El cuerpo mantiene niveles normales de calcio y magnesio en la sangre, el cerebro y la médula espinal incluso mientras los huesos pierden minerales por una dieta insuficiente y no equilibrada.[44] Esta priorización, si bien es importante para la función diaria, emplea nutrientes y desgasta de forma silenciosa la resiliencia del cuerpo.

El efecto global esconde los problemas del oxalato bajo la alfombra, pero solo durante un tiempo. En cualquier momento, algún estrés adicional desborda las reservas y las defensas en retroceso y los síntomas surgen de golpe. Esta capacidad (maltratada durante mucho tiempo) de afrontamiento finalmente flaquea, con frecuencia como consecuencia de un incidente que eleva las demandas energéticas o el estrés oxidativo en el cuerpo. Los acontecimientos instigadores pueden ser un accidente traumático, una trágica pérdida, una larga tanda de medicación fuerte, dar a luz o una cirugía mayor. Por otro lado, el inicio de la enfermedad puede ir y venir en forma de molestias imprecisas que aumentan gradualmente de intensidad hasta proporciones invalidantes.

Existe un buen motivo por el que el síndrome original se etiquetó como una «diátesis» o una «tendencia constitucional». Cuándo y dónde aparecen los síntomas específicos depende de la constitución individual de cada persona, de la historia clínica y de factores ambientales. Desde unos mínimos inicios invisibles, las batallas de las células para hacer frente a las partículas tóxicas de difícil eliminación finalmente estallan en casos únicos de enfermedad multisistémica, con múltiples síntomas. Para aumentar la confusión, una misma persona puede experimentar diferentes síntomas en diferentes momentos.

Cuando aparecen los síntomas de forma súbita, suponemos que es un problema agudo, sin considerar la posibilidad de una enfermedad crónica oculta y progresiva subyacente. Recuerda el ejemplo del capítulo 8 del varón fuerte de ochenta y un años que parecía estar bien a pesar de consumir durante un largo periodo de tiempo alimentos ricos en oxalato, hasta que súbitamente dejó de estarlo. Este caso se publicó en la literatura médica porque el colapso se centró en sus problemas renales. Otros casos no se publican porque la mayoría de los médicos no saben que unos síntomas graves o el fallo orgánico en otras partes del cuerpo pueden deberse a la sobrecarga de oxalato. No reconocemos los efectos acumulados en todo el cuerpo que dan lugar a la crisis.

SÍNTOMAS Y SÍNDROMES

Al mermar las funciones básicas de las células, la acumulación de oxalato se convierte en un problema «en todas partes». Donde haya células o tejidos conjuntivos, el oxalato puede provocar daño, dando lugar a diversos síntomas y síndromes.

Intestino, hígado y riñones sufren un duro golpe por las comidas ricas en oxalato porque son los puntos de entrada y salida del oxalato. Clínicamente, los primeros síntomas más frecuentes de hiperoxaluria primaria son sangre en la orina, dolor abdominal, cálculos renales o infecciones urinarias repetidas.[45] No se conocen tan bien las relaciones entre la acumulación de oxalato y las enfermedades crónicas en otras partes del cuerpo. En la **tabla 10.1** se resumen los síntomas y las enfermedades que el oxalato puede poner en marcha y que pueden remitir con una dieta baja en oxalato.

Los efectos tóxicos de demasiado oxalato son interdependientes y mutuamente activadores. El daño del oxalato puede empezar en una zona del cuerpo, pero puede exacerbar otros problemas, autoperpetuarse, propagarse a otro punto y desencadenar diversas enfermedades. Factores estresantes compartidos conectan enfermedades aparentemente diferentes que acaban en grupos superpuestos. Por ejemplo, las personas con síndrome del intestino irritable o depresión también tienden a sufrir artritis reumatoide, dolor muscular, fatiga, migrañas, ansiedad u otros problemas de la función cerebral, y las personas con enfermedad celiaca o síndrome del intestino irritable también tienen más probabilidades de desarrollar osteoporosis y fracturas óseas.[46,47]

Un trastorno en una zona del cuerpo puede dar lugar a reacciones generalizadas. Por ejemplo, en un estudio en la Case Western Reserve University se demostró que los cristales de oxalato inyectados en solo *un* pie trasero de ratas produjeron hinchazón en los *dos* pies traseros.[48] Asimismo, el daño y la inflamación tisular en un lugar (como las glándulas endocrinas) puede generar síntomas en otras zonas. Esto no quiere decir que el oxalato sea responsable de todas las dolencias, pero no debería sorprendernos que *muchos* problemas diversos deriven o empeoren por ingerir demasiado oxalato en la dieta.

Tabla 10.1. Sistemas corporales y síntomas asociados al oxalato.

SISTEMA DEL CUERPO HUMANO	PROBLEMA O SÍNDROME «MISTERIOSO»	SIGNOS
Digestivo	Síndrome del intestino irritable Intestino inflamatorio Reflujo gástrico Problemas de función rectal/intestinal	Dificultad para tragar, reflujo Meteorismo, eructación, indigestión Cólicos, dolor, estreñimiento Deposiciones frecuentes Diarrea, alternancia de estreñimiento y diarrea

SISTEMA DEL CUERPO HUMANO	PROBLEMA O SÍNDROME «MISTERIOSO»	SIGNOS
Metabólico/glandular	Función glandular suprimida Hipotiroides (u otras glándulas bajas) Problemas de función hepática Diabetes Síndrome metabólico Mala resistencia a infección Acidosis sistémica Disfunción mitocondrial Mamas quísticas	Poca energía Cansancio, fatiga crónica Problemas de peso Lentitud de la función cerebral Debilidad, calambres musculares Manos y pies fríos Cicatrización lenta
Inmunitario	Problemas de «-itis» Trastornos autoinmunitarios Alergias, asma, sarcoidosis Fibrosis Hipersensibilidades Activación de los mastocitos	Sarpullidos, comezón, dolor, jaquecas Intolerancia alimentaria, intolerancia al frío Alergias Fatiga Sofocos, rubefacción
Cardiovascular	Ateroesclerosis Vasculitis Arteritis Síndrome de Raynaud	Problemas con la venopunción/ venas tortuosas Intolerancia al frío Ictus/ataque cardiaco Problemas para respirar o enfermedad pulmonar obstructiva crónica Irregularidad en la presión arterial Arritmias cardíacas
Neuro/cerebro	Dolor/escozor Sensibilidad bucal Problemas para dormir (insomnio, despertar nocturno) Dolores de cabeza/migraña Autismo	Sensibilidad a la luz y ruido, problemas de visión Dolores urentes (en cualquier punto) Hipo Problemas del estado de ánimo, indiferencia/ pérdida de motivación, depresión, ansiedad Problemas cognitivos, fatiga mental, niebla mental/ falta de atención Deficiente coordinación física/torpeza

SISTEMA DEL CUERPO HUMANO	PROBLEMA O SÍNDROME «MISTERIOSO»	SIGNOS
Articulaciones/ músculos/ huesos/ dientes	Artritis Gota Osteopenia Fibromialgia Sarro dental excesivo Dolor mandibular, chasquido mandibular, articulación temporomandibular (ATM) Túnel carpiano/tenosinovitis Enfermedad de las encías	Espasmos musculares Rigidez, debilidad, torsión articular (rodilla, cadera, hombro, codo), dolor en el pie Articulaciones inestables, hombro congelado Lesión, cicatrización lenta Tirantez o laxitud de fascias, articulaciones, etcétera Huesos débiles, dientes flojos Hinchazón, calor Sangrado, infección o inflamación de encías
Piel	Liquen escleroso Esclerodermia Dermatomiositis Síndrome de Ehlers-Danlos	Piel frágil, debilidad, cortes o separaciones Manchas blancas, llagas rojas o moradas Sensibilidad al sol, problemas de bronceado, enrojecimiento Hematomas Sarpullidos, eccema, descamación
Ojos	Orzuelos Depósitos	Enrojecimiento y dolor ligero palpebral, problemas de visión Secreciones con costras, turbidez corneal Ojos llorosos, con comezón o rojos Cataratas
Oídos	Zumbidos, vértigo, síndrome de Ménière	Ruidos o zumbidos, mareo, pérdida de audición

SISTEMA DEL CUERPO HUMANO	PROBLEMA O SÍNDROME «MISTERIOSO»	SIGNOS
Pélvico	Dolor genital, vulvodinia Disfunción sexual	Pesadez, presión, dolor ligero, comezón, dolor intenso, quemazón o escozor en la pelvis, vulva o áreas escrotales Enrojecimiento genital, sarpullidos, ampollas Relaciones sexuales dolorosas
Urinario	Cálculos renales/calcificación renal Frecuencia excesiva, urgencia Quemazón, cistitis, ardor vesical, dolor uretral	Incontinencia, enuresis nocturna Orina turbia, con sedimento o arenilla

Problemas digestivos del oxalato

El estrés celular y la inflamación que se producen en el intestino a causa de la exposición crónica al oxalato puede reducir la captación de nutrientes y romper la *función de barrera* de los intestinos, lo cual abre una vía para que las toxinas desencadenen infecciones crónicas de todo tipo y, también, cáncer.[49] El intestino es un importante órgano sensorial que regula la salud del cuerpo al «leer» y transmitir información sobre el entorno para que el cuerpo (y la mente) pueda responder de forma apropiada. Si se dañan las células inmunitarias, las células nerviosas y las células hormonales del intestino, se produce un efecto dominó en todas partes.

El oxalato puede dañar el tracto digestivo y las bacterias saludables que lo habitan, provocando un aumento de la permeabilidad o «intestino permeable» y disbiosis. El oxalato se asoció a inflamación intestinal y disfunción digestiva desde antes de la década de 1850.[50] Por ejemplo, en 1849, en una revisión de once casos de ingesta accidental de ácido oxálico, se describió que una «gran proporción» de los que sufrían «problemas estomacales y nerviosos [...] habían sido los sujetos de la diátesis oxálica».[51]

En 1925, se publicaron en la revista médica *The Lancet* dos casos en los que los síntomas intestinales —dolor, vómitos, distensión abdominal y estreñimiento completo— se resolvieron con «una dieta adecuada con exclusión de todos aquellos productos alimentarios conocidos por ser ricos en oxalatos».[52] En ambos casos, la parálisis intestinal (contracciones musculares digestivas incapaces de relajarse) inicialmente se diagnosticó erróneamente como obstrucción intestinal.

Según la Clínica Mayo, el dolor abdominal es común en los pacientes con hiperoxaluria primaria. También se evidenció una conexión del oxalato con la enfermedad de Crohn y la colitis ulcerosa por los patrones urinarios similares: orina ácida con niveles bajos de magnesio y citrato.[53]

Durante trece años, la incontinencia fecal fue una tortura para mi paciente Debra. Sus frecuentes «accidentes» —de ocho a diez episodios al día— se acompañaban de flatulencias, calambres, náuseas, fatiga y dolor de espalda y cadera. Durante años probó todas las dietas que pudo encontrar, incluso evitar de manera estricta el gluten y los lácteos y el consumo intenso de almendras y camotes. Todo en vano.

El dolor en la zona de la ingle y la cadera se intensificó con los años. Tras numerosas visitas médicas y análisis, no se encontró nada, excepto sangre en la orina. Al final, en las pruebas de imagen se encontró un gran cálculo biliar. Más adelante, en una ecografía se detectaron cristales en los riñones, calcificaciones vasculares y dos claros depósitos de calcio en la pelvis. Al cabo de unas semanas, acabó en urgencias por un dolor inguinal terrible, ante el cual el médico le comentó que «probablemente había orinado un cálculo renal». Meses después, le extirparon la vesícula biliar.

La sangre en la orina y el dolor abdominal continuaron durante años después de la cirugía. En una tercera colonoscopia se encontró un pólipo y diverticulosis, unas bolsas (divertículos) no inflamadas en el colon. En un examen de esófago y estómago se observó irritación irregular de color rojo, granularidad y el revestimiento del estómago dañado, inflamado y débil, aunque sin ninguna infección bacteriana. El médico le recomendó una dieta rica en fibra y le recetó Librax (por un posible intestino irritable), pero eso aumentó sus problemas intestinales.

Después de conocernos, adoptó una dieta baja en oxalato. Sorprendentemente, su función intestinal se normalizó en solo tres días. La rápida recuperación del intestino espástico de Debra sugiere que su problema se debía a efectos tóxicos agudos en los nervios y músculos que controlan las contracciones del intestino, el recto y el ano.[54] Trece años de sufrimiento finalmente se resolvieron con una dieta más variada y fácil de seguir que las que había probado hasta entonces.

Además de los problemas digestivos y las calcificaciones, Debra luchaba contra la ansiedad y el dolor corporal. La ciencia no ofrece buenas explicaciones para las asociaciones conocidas entre los problemas intestinales y el dolor, la depresión, la ansiedad y el insomnio, pero todos estos problemas nerviosos pueden derivar directamente de la toxicidad por exceso de oxalato.[55]

Daño nervioso

El oxalato es una neurotoxina que reduce la capacidad del cerebro y las células nerviosas de generar energía y funcionar apropiadamente. El daño directo en las células y los cristales de difícil observación que los oxalatos dejan en los tejidos producen una activación inmunitaria crónica periódica o repetida que fácilmente desemboca en malestar, ansiedad, depresión, migrañas, niebla mental y otros problemas cognitivos. Los problemas nerviosos también pueden parecer problemas digestivos porque tienen el mismo origen. Los nervios excitables (hiperactivos) y los espasmos musculares son signos de alteración iónica en las células.

Se puede producir espasticidad muscular y nerviosa en cualquier lugar. En el tracto digestivo y el diafragma, espasticidad puede significar reflujo, problemas para tragar, eructación excesiva e hipo. El hipo es común en la intoxicación por oxalato de la carambola, que aparece justo antes de morir en estudios con ratas y en casos clínicos humanos.[56] Tuve ataques de hipo nocturnos incontrolados y dolorosos antes de adoptar una dieta baja en oxalato. Igual que el colon espástico de Debra, mi problema se resolvió rápidamente con el cambio a una alimentación baja en oxalato y no lo he vuelto a tener nunca más.

Daño cerebral

El daño en los nervios y la incitación de inflamación de los oxalatos puede producir parálisis facial, pérdida del habla, ansiedad, depresión, migrañas, problemas cognitivos, etc. Los síntomas neurológicos y psiquiátricos de la intoxicación por oxalato se describen repetidamente en la literatura médica, pero son ignorados en la práctica clínica.[57] A veces, se pueden manifestar cambios notables poco después de cambiar la dieta, como sucedió en el caso de un hombre de setenta y nueve años con ansiedad persistente. Su mujer escribió: «Así que decidimos que también él intentaría ingerir pocos oxalatos. Desde el primer día, ni una sola pesadilla por la noche ni la necesidad imperiosa de correr al baño para orinar o defecar. Tenía una gran queratosis senil en la mejilla que está desapareciendo ante nuestros ojos. Y está mucho menos nervioso... Fue increíble. Comíamos toneladas de acelgas, frijoles negros, betabeles, zanahorias y papas. Estábamos haciendo justo lo que nos habían dicho». A menudo se necesita más tiempo para que estos síntomas se resuelvan, pero incluso el autismo en adultos parece disminuir.

Como se observó en una revisión de 1994 sobre la toxicidad del oxalato publicada en la *Journal of Applied Toxicology*, «los síntomas de los efectos neurológicos [de la intoxicación por oxalato] pueden ser [...] somnolencia, estupor, calambres, reflejos tendinosos exagerados, fasciculaciones musculares, caída de la presión arterial, contractilidad cardíaca disminuida, tetania, convulsiones y coma».[58] Una baja energía y un desequilibrio del calcio son factores en la pérdida de memoria relacionada con la edad y otras formas de degeneración del sistema nervioso, como el ictus, la demencia, la esquizofrenia, la esclerosis lateral amiotrófica, la enfermedad de Huntington, el Parkinson, el Alzheimer y la esclerosis múltiple.[59] Esta última es una enfermedad en la que la vaina de mielina aislante, que envuelve la fibra nerviosa y necesita mucha energía, se degenera y ralentiza la transmisión nerviosa.[60] Los problemas en el metabolismo energético de las neuronas favorecen la depresión.[61]

Una fuente de problemas en el estado de ánimo y la función cerebral es que los niveles elevados de oxalato pueden «agotar» los iones de azufre en las células.[62] Al alterar y reducir iones como el azufre, los oxalatos pueden producir una amplia variedad de efectos en el cuerpo, incluido el cerebro. Los esteroides unidos a azufre —llamados *neuroesteroides*— son hormonas producidas en el cerebro necesarias para el funcionamiento cognitivo, la salud mental, la salud cerebral general e incluso para nuestra longevidad.[63] La falta de azufre puede afectar al desarrollo y el rendimiento cerebral y también puede dañar la función hepática y obstaculizar la hidratación y la integridad estructural de los tejidos conjuntivos, la pared intestinal y la función de los glóbulos rojos.

Dolor

El dolor comporta inestabilidad tisular, inflamación y afectación nerviosa. En los nervios periféricos, el oxalato reduce el calcio o el magnesio, que produce dolor al interferir en la creación o el control de los impulsos nerviosos.[64] Otra forma por la que el oxalato produce dolor es generando «tormentas» inflamatorias en cualquier zona del cuerpo, incluso en las glándulas.[65] Estos asaltos móviles producen episodios transitorios de calor e hinchazón. La activación de los mastocitos también produce sensaciones de dolor y quemazón.

Al ser activadores de mastocitos, toxinas nerviosas y desestabilizadores del tejido conjuntivo, los oxalatos desempeñan un papel en varios síndromes de dolor, como el escozor en la boca, las migrañas, la artritis, la fibromialgia, la cistitis intersticial/vejiga dolorosa, el dolor genital y las hemorroides, incluso el dolor en dientes y huesos.[66] Los efectos en las neuronas intestinales ayudan a explicar la ansiedad, la fatiga y otros síntomas asociados a enfermedades digestivas dolorosas, como el síndrome del intestino irritable.[67]

La inflamación cerebral relacionada con el oxalato podría provocar distrés en la hipófisis o el hipotálamo, causando estrés metabólico y síntomas lejos del cerebro. Las migrañas tienden a agruparse con otros síntomas relacionados con el oxalato, como los no asociados con una inflamación cerebral.[68]

Sistema vascular

El daño, el estrés metabólico y la inflamación relacionados con los oxalatos también contribuyen al estrechamiento y la rigidez de los vasos sanguíneos y la afectación de las arterias.[69] El endotelio vascular, revestimiento celular continuo del aparato cardiovascular, es un regulador fundamental de la salud. Este órgano ayuda al funcionamiento normal de todos los tejidos y órganos del cuerpo, pero unos niveles elevados de oxalato inhiben la función y reparación normal de las células endoteliales.[70] Es decir, las células no pueden remplazarse a una velocidad lo bastante rápida, de forma que los vasos se degeneran.[71] El daño en las células endoteliales y de otros tipos, el desarrollo de hipertensión, ateroesclerosis, degeneración vascular y problemas relacionados son consecuencia del estrés oxidativo y de una inflamación vascular crónica leve. A su vez, la disfunción endotelial favorece un entorno proinflamatorio favorable para los cristales de oxalato, formando un bucle de retroalimentación positivo.[72]

La inflamación vascular, o *vasculitis*, es una respuesta inmunitaria a problemas en las arterias y las venas, y con frecuencia se produce en la hiperoxaluria primaria.[73,74] La inflamación vascular crónica inducida por el oxalato se asocia a espasmos musculares arteriales, como el síndrome de Raynaud, en el que espasmos desencadenados por temperaturas frías bloquean el flujo sanguíneo hacia los dedos de las manos y los pies. Los problemas en los capilares finos del corazón agotan el oxígeno y los nutrientes de las células cardíacas. Esta es una característica de una enfermedad denominada *angina vasoespástica*, que puede causar dolor, falta de aliento y debilidad, y producir un ataque cardiaco.[75]

La disregulación del calcio provocada por el oxalato está relacionada con una presión arterial anómala.[76] Una dieta crónicamente baja en calcio o alta en quelantes de calcio, como el oxalato, altera el metabolismo mineral sistemáticamente y agota el calcio de las membranas celulares. Irónicamente, estos cambios debidos a la deficiencia de calcio pueden causar calcificación vascular e hipertensión.[77]

Debido a que los iones de ácido oxálico alteran el control mineral en las células y el daño por los nanocristales de oxálico aumenta las proteínas que promueven la calcificación (como osteopontina), cambia la expresión génica en las células del músculo liso vascular susceptibles y, por tanto, altera cómo las células leen el código genético.[78] En consecuencia, las células del músculo liso vascular con una alteración del metabolismo del calcio empiezan a seguir la «receta» equivocada y se comportan como células óseas, mineralizando los vasos sanguíneos (y debilitándolos).[79]

Para colmo, los vasos inflamados y dañados recogen directamente depósitos de oxalato de calcio en las células y la placa ateroesclerótica, pero el tipo más común de calcio vascular es la apatita de calcio (el mineral estructural de los huesos y dientes) por una reprogramación epigenética.[80] El daño vascular y la inflamación relacionada aumentan el depósito de cristales no solo en los propios vasos, sino también en el tejido al que irrigan.[81] Como se ha señalado, unos «niveles altos de oxalato en el plasma [...] inician un círculo vicioso de inflamación sistémica mediada por el inflamasoma [...]. En concreto, las consecuencias cardiovasculares de los niveles altos de oxalato en la circulación constituyen un gran problema. En nuestro modelo de enfermedad renal crónica inducida por el oxalato dietético, los ratones desarrollan una clara presentación de enfermedad cardiovascular, como fibrosis cardíaca, y una importante hipertensión arterial».[82]

En los pacientes con hiperoxaluria primaria que dependen de diálisis, el oxalato causa una «obliteración vascular» y un déficit del flujo sanguíneo visible en la superficie de la piel, aportando a la piel de los brazos y piernas un aspecto moteado de color morado y una pigmentación reticulada denominada «livedo reticular».[83]

Ataque cardiaco (bloqueo cardiaco)

Cuando los niveles de oxalato en la sangre o en los tejidos cardiacos son demasiado altos, pueden producirse latidos cardiacos irregulares o arritmias (incluso sin depósitos de cristales evidentes en el músculo cardiaco). El latido cardiaco se sincroniza por una red de fibras musculares y nervios especializados que transmiten señales eléctricas. Este sistema de conducción cardiaca incluye un haz de tejido llamado «marcapasos», que es especialmente sensible a las alteraciones electrolíticas. Cuando existe daño en el tejido cardiaco o problemas electrolíticos, como niveles bajos de potasio, calcio y magnesio en la sangre, se pueden producir problemas en el sistema eléctrico del corazón, o bloqueo cardiaco. La sobrecarga de oxalato puede dañar el tejido cardiaco (provocando fibrosis) y también alterar los electrolitos por deficiencia aguda de magnesio o potasio por fallo eléctrico en el sistema de conducción cardíaca, y provocar una muerte súbita.[84] Síntomas relacionados, observados en pacientes con hiperoxaluria primaria, son falta de aliento, dolor en el pecho, palpitaciones y desmayos.[85]

El hiperconsumo crónico de oxalato puede producir un desorden electrolítico y un caos en la conducción cardíaca. Los problemas de conducción cardíaca se asocian no solo a insuficiencia renal y diálisis, sino también a otras enfermedades autoinmunitarias relacionadas con el oxalato, como lupus, artritis reumatoide y esclerodermia.[86]

El oxalato elevado en el suero es un factor de riesgo de episodios cardiovasculares y muerte cardiaca súbita en pacientes en diálisis.[87] De hecho, la asociación entre unos niveles elevados de oxalato en la sangre y ataques cardiacos es tan fuerte que podría ser un marcador útil para predecir ataques cardíacos en pacientes en diálisis (cuyos niveles de oxalato en la sangre antes de la diálisis pueden ser de diez a cien veces más altos que en las personas con riñones sanos cuando ayunan).[88,89]

Recuerda que al cuerpo no le gusta el oxalato en el suero, aunque raramente se encuentra oxalato en análisis de sangre directos (que nunca se hacen por ser inviables).[90] Hay al menos dos motivos para esto. En primer lugar, los análisis de sangre no reflejan la carga de oxalato en el cuerpo. Además, aunque los glóbulos rojos contienen oxalato, el oxalato de las células sanguíneas no está incluido en los análisis de sangre de oxalato, que solo miden el oxalato en la porción líquida de la sangre (suero y plasma), una vez que han sido eliminadas las células.[91] Y más importante aún: los investigadores y médicos casi nunca intentan recoger los efectos transitorios de las comidas de las personas.

Aparato locomotor

La sobrecarga de oxalato también se asocia a tejidos conjuntivos inestables o degenerantes que afectan a piel, articulaciones, fascias, pulmones e hígado, además de huesos, articulaciones y músculos.[92] En un caso clínico trágico, los médicos detectaron una extensa degeneración de los músculos esqueléticos de una joven alemana de dieciséis años que falleció rápidamente (por paro cardiaco, lesión cerebral e insuficiencia renal) después de haberle inyectado accidentalmente oxalato de sodio en el hospital.[93] Con frecuencia se observa daño muscular en los pacientes con fibromialgia con fatiga, debilidad y dolor muscular. Los afectados de fibromialgia tienen una menor densidad de mitocondrias, niveles más bajos de ATP, flujo de sangre capilar (microcirculación) anómalo, capilares engrosados y oxígeno bajo en los tejidos.[94] También tienden a tener una deficiencia de magnesio. Todos estos factores interfieren en la producción de energía y pueden inducirse o empeorar por un exceso de oxalato.[95]

Daño articular

Artritis, gota y daño articular son respuestas inflamatorias a los cristales de oxalato. Los pacientes en diálisis (que puede aumentar la retención de oxalato en el cuerpo) desarrollan cartílago calcificado por oxalato y dolor articular.[96] La artritis por oxalato suele producirse en las articulaciones previamente dañadas, pero puede ser asintomática hasta que los cristales de oxalato son lo bastante grandes como para producir una inflamación local.[97]

Es curioso que los breves ataques de gota pueden empezar como consecuencia de la adopción de una dieta muy baja en oxalato, probablemente una señal de los intentos del sistema inmunitario de limpiar los tejidos. Se sabe que las reacciones inmunitarias a los cristales de oxalato en los vasos sanguíneos producen el dolor de la gota y pueden provocar más daño articular y fibrosis.[98] En la década de 1930, cuando en un paciente aparecieron dolores de artritis después de ingerir alimentos ricos en oxalato, a esto se le llamó «gota por oxalato».[99] En 1988, el doctor Peter Simkin y editor de *The Journal of the American Medical Association* explicó que el fenómeno de la «artritis inducida por microcristales» queda oculto por la tendencia actual de confinar el término «gota» a un único tipo de cristales (urato). Simkin recordaba a los lectores que la artritis gotosa es consecuencia de cualquiera de los cinco tipos de cristales, como los de oxalato.[100] A pesar de ello, persistió la definición más restringida de gota, que llevó a Simkin, en un artículo de 1993, a volver a explicar que la artritis, bursitis y tendinitis pueden deberse a cristales de oxalato.[101]

Huesos duros, aunque frágiles

Los huesos y los dientes pueden presentar una deficiencia mineral por una sobrecarga de oxalato y son lugares frecuentes de acumulación de los cristales. Las consecuencias físicas de estos depósitos de cristales son microscópicas imperfecciones estructurales que alteran la arquitectura ósea normal. Los huesos se vuelven más duros y densos, aunque también más porosos, quebradizos y con tendencia a fracturarse.[102] Un metabolismo alterado por el oxalato puede producir estenosis vertebral y otras deformidades óseas.[103]

Además de la interferencia directa del oxalato en la estructura y los nutrientes óseos, los depósitos de cristales potencian la pérdida ósea por reacciones inmunocelulares.[104] El impacto de las reacciones inmunitarias a los cristales es incluso más destructivo que un nivel bajo de calcio en la sangre.[105] Cuando el calcio en la sangre es bajo, las glándulas paratiroides indican a los huesos que liberen calcio para mantener los niveles de calcio en la sangre. En respuesta, las células óseas especializadas (*osteoclastos*, un tipo de célula inmunitaria) liberan ácido y enzimas para disolver los minerales y hacer agujeros en la matriz ósea.[106] Demasiada extracción mineral provoca unos huesos finos y frágiles. Una hormona paratiroidea elevada se asocia no solo a huesos finos, sino también al dolor óseo, con depósitos de calcio en los vasos sanguíneos y los riñones, problemas digestivos (úlceras, estreñimiento, náuseas, pancreatitis y cálculos biliares) y efectos neurológicos, como depresión, apatía y convulsiones.[107]

Lo ideal es que las células formadoras de hueso restablezcan el hueso perdido más adelante. Pero para que se produzca el recrecimiento completo de hueso sano se requiere un entorno de soporte nutricional, hormonal y electroquímico, y una dieta rica en oxalato interfiere en todo ello e imposibilita la recuperación ósea.

Dientes sensibles y flojos

Los dientes y las encías son especialmente vulnerables al daño por oxalato. La inflamación dirigida a los depósitos de oxalato puede llegar a ser terriblemente grave. En un caso clínico de 1988 se observó la naturaleza «progresiva e implacable» de los problemas del oxalato producidos como consecuencia de una cirugía de derivación ileoyeyunal, que induce hiperabsorción de oxalato, provocando dolor en la boca, dientes flojos, destrucción dental y pérdida de hueso mandibular.[108]

Audición

Las alteraciones minerales pueden afectar al oído interno, provocando zumbidos, mareo y pérdida de audición. Si bien no existen muchas investigaciones que culpen directamente al oxalato, estas afecciones con frecuencia se resuelven con una dieta baja en oxalato. Un asesor de salud especializado en zumbidos me envió esta nota:

> Silencié zumbidos de personas durante años y mis pacientes más frecuentes han sido veganos y vegetarianos. Les enseño tus entrevistas. Muchos de mis pacientes también obtuvieron resultados auditivos increíbles cuando reducen o suprimen completamente las plantas que contienen ácido oxálico. Con independencia de si los problemas auditivos de mis pacientes se produjeron o no después de un traumatismo acústico, medicación o estrés, como causa de la pérdida de audición siempre se encuentra alguna forma de toxicidad del oxalato.[109]

Anemia

La anemia puede producirse por cristales de oxalato que desplazan la médula ósea e interfieren en la producción de glóbulos rojos sanos o por desplazamiento de ácido oxálico por la circulación sanguínea, interfiriendo en las enzimas necesarias para producir energía de los glóbulos rojos y provocando su explosión (denominada *anemia hemolítica*).[110] Ambos efectos en las células sanguíneas pueden producir una anemia intratable.

Aparato urinario

Existe un considerable tráfico de oxalato en el tracto urinario porque lo elimina del cuerpo. Los problemas renales por oxalato incluyen cálculos que tienden a bloquear el flujo de orina, depósitos de cristales en otras partes del riñón, función renal crónica deficiente e insuficiencia renal crónica, aunque también se producen otros problemas relacionados con el oxalato por todo el aparato urinario. Cuando los riñones están tensionados o fallan, es más difícil regular la presión arterial, la actividad inmunitaria, el equilibrio electrolítico y el pH.

Dolor en la vejiga, dolor pélvico crónico y urgencia urinaria

El síndrome de la vejiga dolorosa (cistitis intersticial) y los problemas de control urinario pueden derivar de respuestas mastocitarias y otras respuestas inmunitarias, además de problemas de la función nerviosa iniciados por cristales de oxalato y deficiencias minerales inducidas por oxalato.[111] La activación inmunitaria que desemboca en dolor crónico o episódico en la vejiga también es un factor clave en el dolor genital (vestibulodinia), la fibromialgia, la endometriosis, el síndrome del intestino irritable, el síndrome de fatiga crónica, los dolores de cabeza, la alteración del sueño, la ansiedad, el asma y la artritis reumatoide.[112]

Enfermedad renal crónica

Los cristales de oxalato pueden provocar una lesión renal aguda que desemboque en insuficiencia renal crónica.[113] En la enfermedad renal crónica, los depósitos difusos de cristales de oxalato pueden causar daño y fibrosis en los tejidos, sin formación de cálculos.[114]

Cálculos renales

Ahora ya sabes que los cálculos en los riñones y el tracto urinario son predominantemente cristales de oxalato que se forman en el tracto urinario, provocando daño tisular e infección y obstrucción del flujo de la orina.[115] Con o sin cálculos renales dolorosos, las oleadas de oxalato, al pasar por los riñones después de las comidas, causan distrés celular, acumulación de cristales de oxalato en los tejidos renales, degradación de la función renal y daño renal a largo plazo.[116] En presencia de estrés renal (células dañadas) y de un descenso de inhibidores de los cristales, un oxalato alto en la orina produce masas de cristales y frena (o impide) la eliminación de cristales, dando lugar a cálculos renales.[117]

Los cálculos renales son un síntoma de que algo no está bien en el cuerpo. Se asocian a muchas enfermedades, quizá porque, como comentó un nefrólogo, «subyace una biología común bajo la formación de los cálculos de calcio, la osteoporosis y la calcificación vascular».[118] La enfermedad por cálculos no es más que una expresión de la sobrecarga de oxalato. Como yo, la mayoría de las personas con las que trabajo —afectadas por el oxalato— evitan naturalmente los cálculos renales.

La bioquímica celular alterada es una causa fundamental de *cualquier* enfermedad. La exposición crónica a las toxinas que alteran las células —incluso a dosis bajas y especialmente en presencia de una deficiencia— es la causa principal de toda enfermedad crónica y del envejecimiento. Cuando la presencia de oxalato es continua, al adherirse y entrar en las células, incluso en cantidades minúsculas, todas las funciones del cuerpo peligran.

Los desconcertantes y dispares síntomas del exceso de oxalato acaban siendo perfectamente comprensibles cuando examinas los mecanismos de la enfermedad; entonces, la posibilidad de que exista un responsable común es más evidente.[119] Pero la cuestión no es decirte que «todo es culpa del oxalato», sino que el mensaje que quiero que recuerdes es este: si tienes síntomas y estás siguiendo una dieta rica en oxalato, un simple y económico cambio en la dieta te volverá a poner en el camino hacia la salud. La buena noticia es que, al eliminar la causa fundamental, puede empezar la reparación; sin embargo, el proceso de reparación no siempre es sencillo.

11

Eliminar los oxalatos del cuerpo

> Muchos suponen que, en ausencia de una exposición continuada, los tóxicos se eliminan eficientemente. Sin embargo, recientemente se ha aceptado que muchos tóxicos [...] son contaminantes persistentes, con semividas que pueden durar muchos años o incluso décadas.[1]
>
> STEPHEN J. GENUIS y KASIE L. KELLN,
> *Behavioural Neurology*, 2015

Nos gustaría pensar que, si eliminamos el oxalato de nuestra dieta, nuestros cuerpos recuperarán de golpe una buena salud. Y, en efecto, la mayoría de las personas que intentan ingerir poco oxalato se ven rápidamente recompensadas con una mejoría de sus síntomas. Pero no podemos solo frotarnos las manos y decir «Mira, estoy mejor». El cambio a una dieta baja en oxalato no es más que el principio de una curación a largo plazo que puede tener sus altibajos. Se necesitaron años para acumular una carga tóxica y ahora es el momento de llevar a cabo una limpieza pendiente desde hace mucho tiempo.

CÓMO FUNCIONA LA ELIMINACIÓN DE OXALATO

La experiencia clínica sugiere que la *desacumulación* —la descomposición de los cristales y la expulsión de los restos— es, y *debe ser*, lenta. La eliminación de los depósitos de oxalato aumenta temporalmente los oxalatos en la circulación sanguínea, los riñones y otros lugares, y podría tener complicaciones tóxicas, especialmente si la velocidad de liberación es alta. En el proceso intervienen células inmunitarias e inflamación, consumo de nutrientes y energía y cierto grado de daño colateral.

Por desgracia para algunos de nosotros, aparecen síntomas adicionales —y quizá incluso peores— meses o años *después* de dejar de tomar demasiado oxalato. La intensidad de los síntomas puede variar, entre ser apenas evidentes y ser graves o incluso peligrosos.

La historia de Gwen

Gwen sufría fatiga extrema, inestabilidad en el cuello y problemas en el tejido conjuntivo. Los médicos le dijeron que padecía el *síndrome de Ehlers-Danlos*, una enfermedad del tejido conjuntivo que incluye hiperflexibilidad articular, degeneración articular y dolor, pero no pudieron explicarle la causa.

Con la esperanza de encontrar una solución, consultó a un naturópata y adoptó la dieta GAPS o del síndrome psicológico intestinal rica en frutos secos, suprimió todos los productos lácteos y añadió más verduras. Durante los seis años siguientes, Gwen se preparó jugos de zanahoria, apio y espinacas y comió verduras salteadas y ensaladas de hojas tiernas, todo rico en oxalato. Su salud se deterioró drásticamente.

Después de leer sobre los oxalatos en internet, rápidamente los eliminó de su dieta. Al principio se encontraba mejor, pero alrededor de un mes después aparecieron nuevos síntomas: insomnio, problemas electrolíticos e irritación de la vejiga. Unos meses después, las palpitaciones cardíacas la llevaron al hospital. En su lucha contra todos estos problemas, acudió a mí en busca de respuestas.

Gwen estaba sufriendo una enfermedad grave por eliminación de oxalatos. El súbito cambio de dieta suscitó un esfuerzo valiente, pero con consecuencias, para eliminar el oxalato.

El complicado proceso de eliminación de oxalatos se parece a excavar en microvertederos de residuos tóxicos y cargar los desechos en camiones de volteo mal cubiertos. Las células inmunitarias perciben los oxalatos nocivos como un signo de peligro y responden desencadenando tormentas inflamatorias.[2] El «fuego amigo» de estas tormentas puede dañar el sistema vascular y los nervios y causar una pérdida adicional de electrolitos.

A medida que el oxalato sale del cuerpo, las células, a lo largo de la vía de salida, están expuestas a él en sus formas más reactivas. Son especialmente frecuentes los síntomas de exposición aguda, como problemas cardiacos y en el metabolismo energético, y un aumento de *acidosis* (pH bajo en las células y los líquidos corporales). Estos efectos suelen ser a corto plazo y se superan cuando el sistema inmunitario declara el problema resuelto, pero los esfuerzos de eliminación se reanudarán, con frecuencia de forma cíclica, y pueden aparecer en cualquier lugar y en cualquier momento. El estrés tóxico, la inflamación y los síntomas resultantes, como el dolor persistente, los problemas del estado de ánimo y la fatiga, pueden continuar mientras siga existiendo un exceso de oxalato en el cuerpo.

Utilizando las herramientas presentadas en la segunda parte de este libro, Gwen estabilizó su situación satisfactoriamente. Al enseñarle cómo funciona la eliminación y qué hacer, pudo seguir por la senda saludable de una ingesta reducida de oxalato y su salud general siguió mejorando.

LA EXPERIENCIA DE LA ELIMINACIÓN DE OXALATO

Para la inmensa mayoría de las personas que inician una alimentación baja en oxalato y disfrutan de sus beneficios, la eliminación será intermitente y menor, o incluso imperceptible, si la cantidad de oxalato que se desplaza por el cuerpo es pequeña. Aunque tengas síntomas, no deberías pensar en ellos como algo diferente a un mal día ocasional o una articulación de la cadera lastimada. ¿Cómo sabría alguien conectar la fatiga, el dolor de cabeza, el mal humor, la sensibilidad dental o el dolor articular de hoy con el chocolate, las ensaladas de espinacas, los frijoles negros y las papas fritas que te encantaban (y que ya no comes)? Pero ahora ya sabes que quizá podrían estar conectados. The Vulvar Pain Foundation denomina a estos problemas «brotes», y Susan

Owens, la directora de la comunidad Trying Low Oxalates, los llama «*dumping*» [eliminación rápida].

Algunas personas notan reacciones inmediatamente, pero en otras pasan meses antes de que aparezcan signos y síntomas, que quizá ocurren hasta que la capacidad de eliminación del cuerpo vuelve a trabajar bien.

Los síntomas de la eliminación pueden durar meses seguidos o ir y venir en una hora y, a veces, son solo leves. Los episodios de eliminación suelen producirse en oleadas, con frecuencia con su propio programa recurrente. En las personas que necesitan mucha eliminación, el proceso puede ser constante, con síntomas complicados, los cuales pueden continuar de forma intermitente entre siete y diez años o incluso más.

Cuando la eliminación es muy activa, la vida puede convertirse en una montaña rusa, porque los síntomas aparecen sin avisar y cambian cada día. Puede ser como vivir en una casa de un parque de atracciones, con suelos desiguales oscuros y espejos distorsionadores por todas partes: te sientes desorientado, perdido y sin puntos de orientación fiables y constantes. Y aunque llegue a parecértelo, ¡esta etapa no dura siempre!

Incluso aunque sean graves, los síntomas de la eliminación de oxalato suelen ir acompañados de mejorías en otras áreas y existe una gran sensación de fuerza y bienestar general; sin embargo, puede ser muy difícil apreciar las mejorías cuando otros aspectos siguen mal. Por ejemplo, un tobillo hinchado que te dificulta caminar te llamará la atención y te hará olvidar que duermes mejor y tienes menos dolor de cabeza. La situación parece estar bocabajo: a medida que el cuerpo se cura, los efectos de los trabajos de reparación pueden irrumpir en forma de síntomas extraños y desagradables; ¡te puedes encontrar incluso peor a medida que mejoras!

Una mujer joven lo explicó así:

Querida Sally:

Durante mis dos años de dieta vegana comí crema de almendras, harina, frambuesas, chía, jugo de apio, es decir, todo. Pero por primera vez en mi vida empecé a tener moscas voladoras, zumbidos de poca intensidad y fatiga.

Desde entonces, volví a una dieta ancestral. Al principio me encontraba bastante bien, pero ahora no tanto. Cuando me froto los ojos noto como un crujido y arena, como si tuviera pequeños cristales. Además, tengo dolor de cabeza, tensión en las mandíbulas y fatiga. ¡El *dumping* de oxalato no es ninguna broma! Afecta al hábito intestinal y la circulación sanguínea. Me siento muy mal, pero también muy limpia y, en general, con más energía. Me encanta.

YVONNE

LOS MECANISMOS DE ELIMINACIÓN

Numerosos factores internos influyen en cuándo y cuánto oxalato elimina nuestro cuerpo. Estos factores incluyen la salud renal, los ciclos hormonales, la nutrición, la inflamación, la salud metabólica, la extensión y la localización del daño del oxalato y la genética, entre otros. En general, son las mismas cosas que influyen en la formación de las acumulaciones originales. También se aplican otros factores, como la velocidad a la que diferentes tejidos se regeneran normalmente y su capacidad general para hacerlo.

El proceso de curación puede ser paradójico: las lesiones y los traumatismos pueden aumentar la «limpieza» y, así, también puede mejorar la salud. Reforzar tus nutrientes, practicar actividades saludables, como el ejercicio y los masajes, o incluso tener un buen descanso nocturno pueden ir seguidos de síntomas de eliminación. Cuando la dieta baja en oxalato mejora la función renal, la mejor capacidad renal puede facilitar la eliminación, que temporalmente podría aumentar el oxalato en la orina y el riesgo de cálculos renales.

El punto clave que se debe recordar es que el proceso es inevitable y tu cuerpo es el responsable. Intentar forzarlo solo podría empeorar la enfermedad por eliminación. Cuanto más lenta sea la salida, más segura será.

EL PRINCIPAL PROBLEMA DE LA ELIMINACIÓN

A menudo, sacamos conclusiones equivocadas con respecto a qué nos está pasando y este puede ser el principal problema de la eliminación.

Cuando intenté por primera vez la alimentación baja en oxalato en 2009 para tratar la vulvodinia aguda, no era para nada consciente de que el oxalato podía depositarse en los tejidos e ir dando vueltas por mi cuerpo durante años. Y no tenía ni idea de que el cambio en la dieta podía instigar la eliminación de oxalato y que debía esperar una respuesta de mi cuerpo.

Tras varias semanas de encontrarme algo mejor y de haberse resuelto el dolor vulvar, tuve nuevos brotes de viejos síntomas (dolor articular y fatiga) y, erróneamente, concluí que aún estaba en el camino de bajada. De haberlo sabido mejor, me habría dado cuenta de que mi cuerpo se estaba curando. En vez de ello, volví a mis antiguos hábitos de alimentos ricos en oxalato y pasaron varios años más antes de que mi deterioro progresivo desembocara en la crisis y los conocimientos que explicaban qué estaba pasando realmente.

Cuando el oxalato se está eliminando, se añade un estrés adicional al cuerpo que puede provocar complicaciones, especialmente cuando una dieta baja en oxalato aumenta el oxalato en la circulación sanguínea.

Para ilustrar el problema, echemos un vistazo al caso clínico de una mujer británica de cuarenta y seis años. Una biopsia renal reveló que tenía los riñones fibróticos llenos de cristales de oxalato de calcio y participación de células inmunitarias.[3] «En este momento no se inició ningún tratamiento específico», escribieron los médicos.[4] No le preguntaron qué comía ni le explicaron que su dieta podría ser un factor en su enfermedad. Seis meses después volvió al hospital muy enferma. Sus síntomas eran compatibles con niveles altos de oxalato: hiperoxaluria, comezón, fatiga, vómitos, hipotensión postural y un absceso en la frente. Una nueva tanda de análisis reveló que su nivel de oxalato en la sangre era diez veces superior al normal y que estaba hiperabsorbiendo el oxalato de la dieta debido a la dilatación de los ganglios linfáticos del tracto digestivo.

En ese momento, los médicos le prescribieron una dieta baja en grasas, rica en calcio y baja en oxalato. En respuesta, su ya elevado nivel de oxalato en la sangre se *triplicó*. Este salto desbordó realmente sus debilitados riñones. Al final, acabó con diálisis para toda su vida.

Estas son las principales lecciones de esta historia:

- El cambio dietético de una alimentación rica en oxalato a otra baja podría desencadenar la liberación del oxalato acumulado.
- Paradójicamente, la movilización resultante de los depósitos de oxalato puede aumentar los niveles de oxalato en la sangre y los riñones, que pueden ser especialmente tóxicos cuando el cuerpo ya está sufriendo estrés crónico por oxalato de calcio o enfermedad renal.
- Tiene sentido empezar una dieta baja en oxalato ante la primera señal de estrés renal, antes de que se produzca una crisis y cuando aún hay tiempo para que los riñones se recuperen.

Por desgracia, el conocimiento de la acumulación de oxalato y los problemas de la desacumulación no han mejorado en los veinticinco años transcurridos desde la publicación de este caso. Se sugiera o no una dieta baja en oxalato como una precaución práctica, o se prescriba como terapia, es un elemento fundamental en la mayoría de los casos de malestar renal y también en otras muchas enfermedades. Solo hasta que los médicos (y dietistas) sepan que la acumulación significativa es común, y que revertirla puede *aumentar* los niveles de oxalato en la sangre y los riñones, podrán ayudar a los pacientes en la transición de la dieta y la recuperación posterior.

Los síntomas de la eliminación

Los síntomas de la eliminación de oxalato surgen del difícil y tóxico trabajo de eliminación del sistema inmunitario, el sistema vascular y los órganos. Si bien a veces podemos presentar remanentes de nuestros primeros problemas, los síntomas de la eliminación con frecuencia no son los mismos que los que nos llevaron a iniciar la dieta. Pueden ser completamente nuevos y, a veces, realmente raros (véase el **cuadro 11.1**).

CUADRO 11.1. POSIBLES SIGNOS DE ENFERMEDAD POR ELIMINACIÓN.

- Erupciones cutáneas, ampollas, comezón, ronchas de color rojo, descamación de la piel, llagas en la boca
- Dolor en los intestinos, espalda, vejiga urinaria, articulaciones, dientes, etcétera
- Inflamación articular, gota
- Diarrea crónica; deposiciones arenosas, hemorroides
- Indigestión, problemas para tragar, reflujo, síntomas de cálculos biliares, mala digestión grasa
- Dolor de garganta, esputos, voz ronca
- Arena en los ojos, orzuelos, enrojecimiento e irritación ocular
- No dormir bien, mala coordinación física, problemas de memoria, migrañas, depresión, pánico, ansiedad, poca motivación, irritación, mal humor
- Oleadas de hambre o cambios de apetito
- Fatiga
- Orina turbia, arenosa, irritante, apestosa u oscura
- Cálculos renales

La eliminación de oxalato produce una mayor exposición interna a los iones de oxalato y unos niveles más altos de inflamación. Los síntomas surgen por deficiencias de electrolitos o minerales, acidez tisular e inflamación nerviosa o cerebral, como si estuviéramos sufriendo una intoxicación aguda una vez más. Estos efectos pueden provocar dolor, ansiedad, ánimo bajo, irritabilidad, insomnio y niebla mental o palpitaciones cardíacas, mareo y fatiga. Los problemas del metabolismo energético celular pueden persistir y el dolor y la inflamación articular pueden reaparecer periódicamente, incluso en articulaciones no afectadas previamente.

Los síntomas de la eliminación de oxalato pueden ser espectacularmente variables, surgiendo de la nada y desapareciendo con igual rapidez. Algunos aparecen con mayor frecuencia durante la eliminación y se relacionan con las tres vías principales de liberación: piel, colon y orina. Los síntomas cutáneos también son comunes; con mucha frecuencia se producen erupciones y descamación de la piel. Asimismo, pueden aparecer problemas en la función intestinal, como diarrea. En el tracto urinario, se pueden producir infecciones, necesidad imperiosa de orinar o una orina más oscura de la normal. La orina turbia (cristaluria) es especialmente frecuente y suele acompañar a la eliminación en otras partes del cuerpo.

Algunas personas explican que su orina tiene un olor fuerte durante varios días, a pesar de beber abundantes cantidades de agua, y una intensa liberación de amoniaco en las axilas u otras partes de la piel. No sabemos por qué sucede esto, pero en la literatura médica se pueden encontrar posibles explicaciones. La urea (el principal origen del olor a amoniaco) tiene efectos antioxidantes y puede disolver el oxalato de calcio en tejidos como las articulaciones.[5] El ácido úrico también puede ayudar en la eliminación de oxalato de los espacios articulares, que comporta una mayor producción de ácido úrico y eliminación de mayores cantidades de amoniaco del cuerpo.

Entre otros tejidos que eliminan cristales se incluyen las glándulas salivales, las glándulas alrededor de los ojos que producen las lágrimas (es frecuente la arenilla abundante) y la vesícula biliar.

Las membranas mucosas que revisten la boca, la garganta y el tracto digestivo pueden liberar oxalatos, además de los pulmones. Un paciente me explicó que tosía tapones de moco a diario, seguido de un objeto duro de color blanco, del tamaño de casi una tercera parte de un grano de arroz y con una forma parecida al recorte de las uñas. Continuó así durante dos semanas, con brotes periódicos durante varios meses.

La eliminación también puede activar infecciones transitorias. Hay riesgo de que aparezcan llagas en la boca y brotes de virus de Epstein-Barr u otras infecciones (pero también pueden desaparecer más rápido de lo habitual). Se pueden producir orzuelos —recientemente tuve tendencia a sufrirlos, aunque nunca los había tenido antes de empezar a seguir una dieta baja en oxalato— cuando los conductos de estas pequeñas glándulas se tapoman durante el proceso de eliminación o por la participación intensa de acciones inmunitarias justo bajo la superficie.

También pueden aparecer brotes en cualquier punto donde se haya acumulado oxalato: zonas de desgaste, como focos de infecciones o lesiones antiguas y «puntos problemáticos» heredados (como mi espalda). En tu propio cuerpo probablemente habrá un lugar preferido donde se producen síntomas con mayor frecuencia.

Un cuerpo en curación puede ser frágil y puede resultar difícil convivir con él, incluso con una recuperación de la salud. Además de que pueden hacerte sentir miserable, los síntomas de la eliminación son una señal de que tu cuerpo está tratando de mejorar su salud. Cuando comprendas qué está pasando y que la eliminación es parte del camino para salir de una situación tóxica, podrás notar muchas otras mejorías y seguir motivado para continuar la alimentación con poco oxalato durante el tiempo necesario para que la curación sea real.

Aunque una enfermedad grave por eliminación puede parecer horrible, esto no es frecuente. La alternativa es seguir dañando tu salud siguiendo con la ingesta excesiva de oxalato. Sabemos mucho sobre cómo hacer que la eliminación sea segura y manejable. Los beneficios de la alimentación baja en oxalato son enormes y la práctica es simple, así que manos a la obra y veamos qué hace falta.

SEGUNDA PARTE

EL PROGRAMA BAJO EN OXALATO

12

Evaluar tu salud con el oxalato

El mejor tratamiento de la oxalosis es la prevención. Si los pacientes presentan una enfermedad avanzada, el tratamiento de la artritis por oxalato consiste en la gestión de los síntomas y el control del proceso patológico subyacente.[1]

Elizabeth Lorenz, *et al.*,
Current Rheumatology Reports, 2013

¿Tu problema de salud está relacionado con el oxalato o es algo más? Esta pregunta puede llegar a ser un verdadero dilema.

No hay ni un síntoma ni un conjunto de síntomas que diga «oxalato». La sobrecarga de oxalato afecta a cada persona de una manera diferente. El daño del oxalato con frecuencia tarda años en aparecer y, en muchos casos, aún transcurre más tiempo hasta que se identifica como lo que es (si es que alguna vez se identifica). Los síntomas con frecuencia son tardíos, variables y cambiantes, y los efectos pueden pasar desapercibidos incluso en personas muy enfermas.

Si estás enfermo, esa enfermedad podría ser ocasionada por otras exposiciones químicas, medicación, malnutrición, traumatismo no resuelto, un patógeno infeccioso o (con toda probabilidad) alguna combinación de factores. El cuerpo tiene muchas formas de quejarse, con independencia de la causa principal. Cuando las cosas se extienden a una enfermedad grave, fácilmente podemos rastrear los síntomas hasta su origen. Pero no tienes que hacerlo, porque incluso si tu distrés físico no empezó con los oxalatos, comer demasiados puede empeorarlo. *Es posible que los oxalatos no sean el motivo original de tu enfermedad, pero podrían tener un papel en por qué no estás mejorando.*

Incluso si los oxalatos son un gran instigador de tus problemas de salud, cambiar a una dieta baja en oxalato no necesariamente producirá un alivio *completo* de los síntomas que también sea inmediato o constante. Pero la frecuencia, la duración y la intensidad de tus episodios de síntomas suelen mejorar.

Dieta reveladora: la historia de Helen

La dieta baja en oxalato puede ser un camino de descubrimiento que revela algunas de las consecuencias de la toxicidad del oxalato.

A los setenta y dos años, Helen estaba (*todavía*) intentando perder unos kilos rebeldes y lidiando al mismo tiempo una batalla crónica con el hambre persistente. A pesar de su reciente éxito siguiendo una dieta estricta sin azúcar y sin gluten, estaba desanimada. No había perdido esos kilos de más. Para empeorar las cosas, algunos de los consejos de su nutricionista y asesor para adelgazar contradecían lo que su cuerpo le decía. Las verduras que insistían que debía comer, con frecuencia le producían dolor de estómago.

En el punto más crítico de su situación, Helen compartió sus frustraciones conmigo y me pidió mi opinión. Le dije que mi propia energía física y la atención mental estaban mucho mejor con una dieta baja en oxalato, que comportaba simplemente evitar ciertas verduras, frutas y la mayoría de los frutos secos. Insistió en que le sugiriera cambios dietéticos específicos. En concreto, quería saber qué *no* comer. En vez de ello, escribí en una servilleta una lista de verduras con bajo oxalato que *podría* tomar y le dije que comiera más mantequilla de verdad.

Unas semanas después me llamó una Helen mucho más feliz. «Siento que recuperé la vida —me dijo entusiasmada—. Sé que suena exagerado, pero esta estrategia hizo milagros. Me encuentro mejor y no tengo dolores de cabeza. Dejé de tomar Advil. Mis dolores de estómago mejoraron y mi digestión está funcionando.

Por fin me siento como si realmente estuviera digiriendo y absorbiendo la comida y por primera vez en años no estoy hambrienta».

RESUMEN DEL CASO DE HELEN

Síntomas
- Dolores de cabeza
- Dolor de espalda
- Dolor en caderas y rodillas
- Incapaz de subir escaleras
- Problemas para caminar
- Alteración del sueño
- Adicción crónica y problemas emocionales

Sus alimentos ricos en oxalato
- Almendras (15; 2 veces/día)
- Otros frutos secos: nueces pecanas (2 veces/semana)
- Camotes (2-3 veces/semana)
- Puré de papas (2 veces/semana)
- Papas fritas (60 g/día)
- Salsa de jitomate (3 veces/semana)
- Frijoles negros (1 vez/semana)
- Especias: curri, pimienta negra (uso intenso)
- Caldo de amaranto o espaguetis de amaranto (1 vez/semana)
- Alcachofas o chirivías (1 vez/semana)

Resultados de la dieta baja en oxalato
- Mejoría de la digestión
- Alivio de antojos y de necesidades urgentes adictivas
- Pérdida de peso
- Capacidad para caminar restablecida
- Alivio del dolor de espalda
- Mejores perspectivas

Tiempo hasta la resolución de los síntomas
1 mes

Helen estaba comiendo menos y le resultó más fácil no atracarse de comida, un gran avance para alguien que toda la vida había mantenido una lucha con la alimentación compulsiva. «Siento que ya no estoy fuera de control», dijo prácticamente llorando de alivio.

Mientras charlábamos, Helen mencionó otros beneficios. Por ejemplo, el dolor crónico diario que tenía desde que sufrió un accidente de tránsito hace trece años había cedido y ahora ya podía subir escaleras. Eso *me* animó, porque la debilidad en sus rodillas, piernas, caderas y espalda le habían impedido utilizar las escaleras durante más de cinco años. Pero Helen insistió que librarse de los atracones de alimentos era bastante más valioso. Describió cómo su lucha con las obsesiones, las emociones y los patrones de negación súbitamente «se habían venido abajo». Se sentía libre, esperanzada y victoriosa.

Helen había estado buscando, durante décadas, ayuda de médicos, nutricionistas, quiroprácticos, sanadores de energía y herbolarios, sin éxito alguno. Dedicó incalculables cantidades de tiempo y dinero a estos esfuerzos y el único resultado había sido un empeoramiento. No es de extrañar que le pareciera un milagro que seleccionar unas pocas verduras diferentes, evitar los alimentos especiados, comer más grasa y utilizar unos pocos y simples suplementos le permitieran dar la vuelta a una compulsión alimentaria autodescrita y reducir la medicación y sus niveles de dolor de manera espectacular; todo ello aumentó su independencia. Finalmente, perdió 23 kilos en total y su confianza se disparó. Helen había encontrado la pieza básica que le faltaba y que la ayudó a explicar toda una vida de lucha.

Al principio me resultó difícil creer los resultados de Helen, pero los suyos (igual que otros) me hicieron que siguiera explorando y leyendo artículos biomédicos en busca de una explicación. Por cierto, este proceso consiste en ver cómo funciona la ciencia. En primer lugar, observamos la realidad y después experimentamos para desvelar los procesos y los fenómenos que hay detrás de las asociaciones que vemos. La dieta baja en oxalato puede ser tu propio experimento.

Pruébalo

La manera más asequible, informativa y útil de determinar si una dieta baja en oxalato funcionará en tu caso es simplemente probarla. Si disminuyes tu consumo de oxalato y lo mantienes ahí de manera constante, tu cuerpo acabará hablando. Y si has leído hasta aquí, ahora estás bien preparado para escuchar a tu cuerpo con mayor conocimiento. Sabes que el oxalato es «una cosa», sabes cómo los alimentos lo liberan, estás equipado para controlar tu ingesta y sabes los efectos ocultos y las señales del problema. Estas herramientas básicas te ayudarán a escuchar a tu cuerpo y a aprender de ello. Quizá te sorprenda ver por dónde empiezas a sentirte mejor, pues podría ser que no fuera para nada lo que esperabas.

El periodo de prueba de tres meses

Como mencioné en la primera parte del libro, piensa en tu prueba de alimentación baja en oxalato como en un experimento de dos partes. En primer lugar, sigue la primera fase, como describo en el capítulo 13, y mantente constante durante tres meses. Y, en segundo lugar, si aún no estás seguro, observa qué sucede cuando reintroduces un nivel más alto de oxalato en tu dieta durante tres o cinco días.

Ahora probablemente sabes cuáles de tus alimentos favoritos son ricos en oxalato, pero vuelve a comprobarlo revisando los alimentos *más culpables* enumerados en la **tabla 3.1** (y en la **tabla 4.1**), cuantas veces sea necesario. ¿Cuáles son los alimentos más culpables que comes habitualmente? De ellos, ¿cuál te gusta menos? Simplemente empieza por ahí: elimina o sustituye uno o dos de los alimentos ricos en oxalato que te gustan menos por algo con poco oxalato (col, arúgula, cebollas, rábanos, arroz blanco, coco). (Los alimentos que son *apuestas seguras* se enumeran en la **tabla 14.1**). Si ya sigues una dieta variada, no es necesario que sustituyas directamente muchos alimentos ricos en oxalato; puedes saltártelos y comer más alimentos bajos en oxalato (confirmados) que ya conoces. Consulta la «**tabla de cambios**» en «Recursos».

No querrás que tu objetivo sea cero chocolate (esto es pedir una «prueba de fuego» durante la enfermedad por eliminación; véase el capítulo 11), ni es necesario que tomes alimentos especialmente bajos en oxalato cuando empiezas. Solo llegar a lo que los investigadores consideran «normal» te hará mucho bien, incluso si nunca vas más allá de la ruta de descubrimiento.

En el capítulo 13 se explican los conceptos de la estrategia en dos fases, con consejos sobre cómo ser constante durante al menos tres meses, una vez hayas reducido tu ingesta de oxalato.

El cambio a alimentos bajos en oxalato no tiene que ser permanente, pero, si vas a intentarlo, comprométete a seguirlo. A diferencia de una dieta para adelgazar, no tienes días «tramposos». Si decides que es necesario dejar un alimento rico en oxalato, es necesario dejarlo. Recuerda que, como los niveles de oxalato aumentan en la sangre y la orina después de que reduzcas tu ingesta, añadir más oxalato resulta especialmente tóxico. Y recuerda también que una ingesta periódica alta de oxalato funciona como un desencadenante, así que, aunque vuelvas a ingerir niveles más bajos, podrías acabar acumulando oxalato nuevamente.

Piensa en el periodo de prueba de tres meses como una oportunidad para aprender a detectar la respuesta de tu cuerpo a disminuir los oxalatos. Tus síntomas pueden reducirse a medida que consumas menos oxalato. Pero también podrías tener reacciones extrañas, como una súbita «gripa», una erupción u otros síntomas raros en la piel, dolor agudo en una articulación o diarrea. Pueden ser signos de una respuesta curativa al cambio de dieta. Si comer menos oxalato no te hace nada y parece generarte demasiados problemas, siempre puedes volver a lo que comías antes, no pierdes nada (excepto, quizá, tu futura salud).

¿Funciona? El test de provocación con oxalato

Si después de unos meses de alimentación constante baja en oxalato aún no estás seguro de los beneficios, puedes probar un experimento ligeramente arriesgado: vuelve a añadir niveles más altos de oxalato a tu dieta. Lo ideal sería que hicieras este *test de provocación con oxalato* intencionadamente, aunque a menudo, debido a un simple fallo de atención, el test de provocación se produce accidentalmente, a veces con drásticos efectos secundarios.

Varios de mis pacientes me han comunicado las lecciones que aprendieron a la fuerza: una mujer aceptó una pequeña ración de un bizcocho cetogénico de chocolate en una fiesta de cumpleaños y sufrió un brutal episodio de diarrea; otra empezó a tomar unas nuevas proteínas en polvo durante dos semanas, sin darse cuenta de que el salvado de arroz era rico en oxalato, aunque el aumento del dolor en el pie la alertó; una tercera padeció tres días angustiosos de micción frecuente y dolor en la vejiga después de comer fruta madura de la higuera de su madre. En cada caso, el precio que tuvieron que pagar fue el retorno súbito de los síntomas, a veces con efectos graves que duraron varios días.

Si tu salud es buena y sigues queriendo intentar el test de provocación, dedícale toda tu atención. Prepara un método para documentar tus alimentos específicos, porciones y síntomas. Procura no excederte en la cantidad de oxalato que vuelvas a añadir. La provocación es eficaz con la adición de tan solo 300 mg de oxalato al día y durante unos dos a cinco días. Por ejemplo, una taza de puré de camote contiene unos 200 mg y media taza de acelgas de penca roja (u hojas de betabel) cocidas tiene unos 400 mg.

A medida que aumentes la ingesta de oxalato, observa atentamente cómo te encuentras. ¿Regresó alguno de tus problemas? ¿Has tenido un brote súbito de dolor articular o muscular? ¿Has tenido un bajón de energía, un cambio de humor o dormido mal por la noche? ¿Has tenido algún rasguño súbito en la piel? Aumentar súbitamente la ingesta de oxalato con frecuencia puede producir reacciones nuevas, a veces intensas. La aparición de síntomas evidentes es una prueba concluyente de que vale la pena prestar atención a los oxalatos.

¿ES REALMENTE DIFÍCIL SEGUIR UNA DIETA BAJA EN OXALATO?

«¡Es la dieta más fácil del mundo!». Así la describen Debra (que tuvo colon espástico y evitó estrictamente el gluten y los lácteos) y muchas personas más. Puede que no estés de acuerdo, al menos, al principio.

Puedes dedicar mucho o poco esfuerzo a mejorar tu método de alimentación teniendo en cuenta los oxalatos que comes, tal y como deseas. En el peor de los casos, tendrás que reconsiderar los alimentos «obligatorios» y buscar nuevos ingredientes. Se trata sobre todo de desarrollar un nuevo filtro para realizar una hábil selección de los alimentos.

Sé fuerte; no tienes que adoptar una alimentación baja en oxalato perfecta para obtener resultados. En los siguientes capítulos te ofreceré algunas guías para ayudarte a obtener el mejor resultado posible. Te mostraré cómo y por qué deberías ser analítico, constante y persistente.

13

Una transición por fases

[L]o importante solo puede revelarse por medio de la práctica.[1]

NASSIM NICHOLAS TALEB,
Antifrágil, 2012

La alimentación baja en oxalato es simple: busca los alimentos ricos en oxalato de tu dieta y sustitúyelos gradualmente por alternativas con menos oxalato. Tú decides cómo hacerlo y qué alimentos comes. En mi página web te ofrezco recetas para ayudarte a empezar a probar nuevos alimentos y encontrar otros favoritos para añadirlos a tu rutina. Antes de empezar a preparar tu propia versión de una dieta baja en oxalato es importante que entiendas el cuadro general.

PRINCIPIOS BÁSICOS

Cero no es el objetivo. Tu primer objetivo es reducir de forma constante, pero no eliminar completamente, los alimentos con oxalato. La toxicidad del oxalato no es como la enfermedad celiaca o una alergia a los cacahuates que requiere la eliminación total de ingredientes concretos. No pienses que tu dieta baja en oxalato es una «dieta exenta de oxalato». De hecho, *no* debería ser una «dieta sin oxalato», sobre todo al principio.

Ve despacio. *Cualquier* cambio drástico en la dieta puede afectar a tu cuerpo, tu microbioma y tu vida. Si tienes problemas de salud y de forma rutinaria has utilizado alimentos ricos en oxalato, podrías tener una carga de oxalato. Un salto súbito de una dieta rica en oxalato a una con muy poco puede provocar una gran movilización de oxalato que puede causar síntomas difíciles y potencialmente peligrosos. Como se mostraba en la analogía de «Lucy y Ethel», las trabajadoras esenciales de la excreción de tu cuerpo (véase el capítulo 8), la sobrecarga solo te lo pondrá más difícil. Descargar depósitos de oxalato exige energía, altera los electrolitos y aumenta la inflamación. En resumen, no puedes mejorar de golpe. Un ritmo acelerado es especialmente tóxico. De hecho, podría ser tan desagradable que podrías estar tentado de pensar que deshacerte del oxalato era el problema, no la solución. Pero hay una respuesta sencilla...

- **Utiliza una estrategia en dos fases**:
  1. *Aléjate del peligro*. En la primera fase, reduces gradualmente tu ingesta de oxalato a niveles moderados o «normales». *Te detienes ahí un momento.*
  2. *Repara tu salud*. En la segunda fase, pasas poco a poco a una dieta baja en oxalato. Esto permite que los años de acumulación de oxalato empiecen a desaparecer; es un trabajo continuo y duro para tu cuerpo. Cuando sigues una dieta baja en oxalato, evitas el caótico uso de alimentos ricos en oxalato.
- **Sé analítico y haz que sea sencillo**. Utiliza alimentos con un contenido conocido de oxalato.
- **Sé constante**. No empieces y dejes una dieta baja en oxalato.
- **Sé persistente**. Los beneficios más importantes aparecerán con los años mientras te ciñas a la dieta. Piensa a largo plazo.

PASO A PASO: LA HISTORIA DE RON

Para mostrar el uso efectivo de la transición por fases, veamos la historia de Ron, un músico jubilado de setenta y tantos años que luchaba contra un dolor en el pulgar que le dificultaba componer con el piano, pero que, por lo demás, se encontraba genial.

Ron y su mujer, Kitty, preferían alimentos de calidad y saludables y una dieta satisfactoria, pero estaban en un continuo tira y afloja.

Kitty, la jefa de cocina en casa, había guiado sus comidas compartidas en la línea de poco oxalato durante el año anterior. Ron toleró con paciencia el cambio de menús para adaptarse, pero no estaba dispuesto a abandonar sus dos momentos más venerados del día: un trozo de chocolate negro *gourmet* por la tarde y un refrigerio de crema de cacahuate y apio por la noche. Juntos, los dos refrigerios diarios de Ron contenían 180 mg de oxalato: 120 mg de los 56 g de chocolate negro al 86% y al menos 60 mg de las dos cucharadas de crema de cacahuate y un pequeño tallo de apio.

Un sábado por la tarde, Ron y Kitty acudieron a una de mis charlas sobre el oxalato. Escuchar a mi marido compartir su historia de recuperación del dolor del túnel carpiano convenció a Ron de que valía la pena intentar renunciar al chocolate y a la crema de cacahuate. Poco después, Ron pudo volver a tocar el piano sin dolor. El chocolate perdió su atractivo y Ron dejó de mirar atrás.

¿Por qué es buena la estrategia de Ron? Él y Kitty habían estado ingiriendo unos niveles desorbitados de oxalato, de 700 a 2 500 mg o más, cada día. Los primeros esfuerzos de Kitty por convertir sus comidas compartidas empezaron con una primera fase en la que la ingesta de Ron cayó hasta alrededor de 250 mg al día. Ese nivel «normal» era una altura más segura desde la que saltar hacia una piscina con poco oxalato, especialmente en comparación con las alturas olímpicas desde las que había empezado. Cuando más adelante Ron tomó la decisión de seguir reduciendo su ingesta, fue una suave inmersión a esta segunda fase baja en oxalato y su futuro sin dolor.

La progresión gradual de Ron permitió un ajuste fácil de su cuerpo, su mente y sus ritmos de vida diarios, sin angustia mental ni física. Así que no tienes que dejar todos tus actuales alimentos favoritos ahora mismo: continuar con algunos de ellos, aunque con moderación, al principio es una *buena* estrategia.

Kitty, una guerrera entusiasta del oxalato bajo, se atrevió con el temerario gran salto y pasó rápidamente a un nivel tan bajo como pudo. Se encontró mejor, pero después de unos dieciocho meses de eliminación de oxalato desarrolló un cálculo renal por primera vez en su vida. Ella fue una de mis primeras alumnas y, en ese momento, yo no tenía los suficientes conocimientos como para advertirle de que pasar a un nivel muy bajo tan rápidamente podía sobrecargar los riñones. Algunos de los que comemos para mejorar nuestra salud, como Kitty y yo, tenemos poca paciencia para consumir alimentos que sabemos que son perjudiciales; instintivamente elegimos la inmersión profunda, los riesgos y todo lo que conlleva.

No todo el mundo tiene un compañero para que haga el trabajo pesado de aprender y cambiar el menú en casa. Si eres tú quien cocina o haces este cambio por ti mismo, tómate tu tiempo y ten una mentalidad relajada pero atenta. Algunas sugerencias de este libro, algunos datos correctos y tu propio deseo y determinación te llevarán lejos. Durante el aprendizaje te encontrarás con pequeñas frustraciones y confusiones hasta que comer poco oxalato se convierta en una segunda naturaleza.

ZONAS DE INGESTA DE OXALATO

El valor de realizar cambios graduales y deliberados acaba siendo claro si comprendemos cómo deben gestionarse las respuestas del cuerpo a sus niveles de oxalato. ¿Está entrando este a un ritmo que alienta la acumulación o su ritmo de entrada es tan bajo que los depósitos de oxalato se pueden descomponer y desplazar?

Los pasos intermedios que llevan a una sobrecarga de oxalato empiezan con las comidas individuales. Una única comida rica en oxalato puede desencadenar el inicio de estos depósitos y una ingesta más moderada puede mantener o aumentar estos depósitos. En la **tabla 13.1** se enumeran los niveles aproximados de oxalato en una comida que podrían *desencadenar, mantener (o aumentar)* o provocar una *reducción* de depósitos sostenida cuando se mantiene una ingesta mínima en cada comida durante muchos días.

Tabla 13.1. Umbrales de ingesta de oxalato.

EFECTO	OXALATO POR COMIDA
Desencadenante	60 mg o más
Mantenimiento	30-50 mg
Reducción	Menos de 30 mg, mantenido en todas las comidas durante al menos cuatro días

Además, la **figura 13.1** puede ayudarte a comprender cómo el cuerpo gestiona el oxalato durante periodos de tiempo más prolongados. Piensa en tus niveles de ingesta diaria habitual como zonas; cada zona describe el nivel de amenaza tóxica para el cuerpo.

Figura 13.1. Ingesta dietética y zonas de acumulación y desacumulación de oxalato.

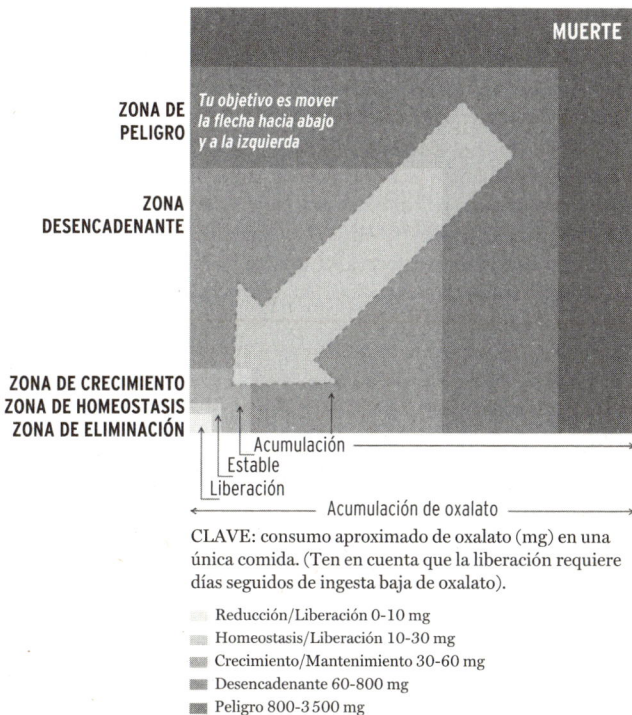

MUERTE

ZONA DE PELIGRO

Tu objetivo es mover la flecha hacia abajo y a la izquierda

ZONA DESENCADENANTE

ZONA DE CRECIMIENTO
ZONA DE HOMEOSTASIS
ZONA DE ELIMINACIÓN

Acumulación
Estable
Liberación

← Acumulación de oxalato →

CLAVE: consumo aproximado de oxalato (mg) en una única comida. (Ten en cuenta que la liberación requiere días seguidos de ingesta baja de oxalato).

- Reducción/Liberación 0-10 mg
- Homeostasis/Liberación 10-30 mg
- Crecimiento/Mantenimiento 30-60 mg
- Desencadenante 60-800 mg
- Peligro 800-3 500 mg

La imagen de la **figura 13.1** tiene dos dimensiones: el eje vertical representa tu nivel de ingesta diaria de oxalato, de cero en la parte inferior a extremadamente alta en la superior; y el eje horizontal representa la respuesta de tu cuerpo con el tiempo, liberación o acumulación de oxalato. La flecha que apunta hacia abajo y a la izquierda representa la dirección hacia la que vas con una dieta baja en oxalato: una reducción constante de tu ingesta diaria (y evitando comidas desencadenantes). La flecha cruza diferentes recuadros, que representan las zonas de ingesta y respuesta tóxica, de peligro y de eliminación.

La zona de **peligro** (una ingesta diaria de aproximadamente 800 mg) provoca estrés tóxico, que somete a todos tus órganos críticos a un alto riesgo de daño. Comer en esta zona fuerza a tu cuerpo a secuestrar oxalato y realizar otras compensaciones que finalmente provocarán graves problemas de salud.

Debajo de la zona de peligro se encuentra la zona **desencadenante** (aproximadamente de 250 a 800 mg al día), en la que la ingesta también supera la capacidad de excreción. La ingesta en esta zona inicia nuevos puntos de acumulación de oxalato después de las comidas desencadenantes y los depósitos son cada vez más grandes y numerosos.

En la zona de **mantenimiento** (de 100 a 250 mg al día), los depósitos existentes siguen en su lugar, aunque pueden crecer. Esta zona está en el extremo alto de la ingesta «normal». Una dieta rica en oxalato con frecuencia te hace estar entre comidas que aumentan los depósitos de oxalato y los que desencadenan otros nuevos, a pesar de una ingesta diaria generalmente moderada.

Debajo de la zona de mantenimiento hay una zona fina de **homeostasis** («seguir igual», de 60 a 100 mg al día). Con este nivel de ingesta, los depósitos no crecen y se puede producir una curación tisular y renal.

Por último, el nivel más bajo de ingesta es la zona de **eliminación**, cuya ingesta a este nivel favorece la eliminación de los depósitos, pero exige a los riñones («Lucy y Ethel») que trabajen a un ritmo alto. Para superar la enfermedad crónica, quizá desearías ir al extremo superior de la zona de eliminación, pero ir demasiado rápido o muy intensamente a la zona de eliminación desencadena la enfermedad por eliminación. *Este proceso suele implicar brotes cíclicos de mayor inflamación que pueden empeorar tendencias individuales hacia un síndrome de activación de los mastocitos, alergias alimentarias e incluso cáncer.* Así pues, es importante entrar en la zona de eliminación con cuidado.

A medida que cambia tu dieta, el cuerpo pasa por estas zonas. El cuerpo es un organismo adaptativo y dinámico que hace todo lo que puede por autodefenderse, así que, cuando cambias el nivel de ingesta de oxalato, la diferencia *relativa* influye en cómo responde tu cuerpo. Además, las cantidades específicas de oxalato correspondientes con las zonas de tu cuerpo variarán. Las cantidades mencionadas aquí y enumeradas en la **tabla 13.1** son conceptuales (con límites confusos), pero te ayudarán a comprender y controlar qué está sucediendo en tu caso.

LAS DOS FASES

Como se mencionó antes en la historia de Ron, el cambio a una alimentación baja en oxalato es mejor si se hace por fases, para dar tiempo a que el cuerpo se adapte.

En la primera fase de alimentación baja en oxalato, el objetivo es detener la formación y el crecimiento de las acumulaciones. Estarás en la primera fase el tiempo suficiente para reconstruir la capacidad de tu cuerpo de afrontar la eliminación. En la segunda fase, el objetivo es liberar las acumulaciones. La primera fase te lleva fuera de la zona de peligro y desencadenante, mientras que la segunda te facilita el paso de la zona de mantenimiento hacia la de eliminación a medida que tu cuerpo se va sanando.

Primera fase: pasar del peligro al mantenimiento

Si has estado siguiendo una dieta moderna del «primer mundo», existe la posibilidad de que hayas estado ingiriendo al menos 250 mg de oxalato al día, probablemente durante años (zona desencadenante). Si comes muchos alimentos sumamente ricos en oxalato, como papas, frutos secos, cacahuates, espinacas y chocolate, podrías estar consumiendo hasta 2 000 mg al día o más (zona de peligro). Tu objetivo inicial es ir hacia la zona de mantenimiento, disminuyendo gradualmente hasta 150 mg al día.

En la primera fase de reducción de la ingesta de oxalato vas a conseguir cuatro grandes cosas: 1) salir de la zona de peligro y parar los asaltos dietéticos agudos; 2) retrasar el proceso de acumulación; 3) aprender a seleccionar y disfrutar de alimentos con poco oxalato, y 4) evitar una eliminación significativa de oxalato demasiado pronto y excesivamente rápida. En la primera fase seguirás comiendo algunos alimentos con una cantidad significativa de oxalato para protegerte cuando este empiece a movilizarse, que es estresante para los riñones y el sistema vascular.

Para lograr esta transición gradual, reducirás poco a poco tu ingesta de oxalato hasta que llegues a 150-200 mg al día o unos 45 mg por comida. Si empiezas en un nivel de peligro de, pongamos, 3 000 mg al día, el descenso podría ser de 3 000 a unos 1 000 mg en la primera semana y después reducir por mitades, quizá semanalmente. Por ejemplo, en la segunda semana reducirías de 1 000 a 500 mg y, después, en la tercera, descenderías a 250 mg. Más adelante ya realizarás el último ajuste para alcanzar el objetivo de 150 a 200 mg.

Durante este tiempo, si estás tomando suplementos de vitamina C, también deberás reducirlos gradualmente para evitar un «escorbuto reactivo» por una retirada súbita. Por ejemplo, deberías reducir las dosis diarias de suplementos de vitamina C a la mitad cada cinco o siete días, hasta que llegues a 50 mg dos veces al día o los dejes totalmente. Recuerda que los alimentos y bebidas envasados están enriquecidos con vitamina C. Comprueba las cantidades en las etiquetas.

La **tabla 13.2** muestra el calendario teórico de reducción de oxalato en la primera fase. Si puedes controlarla, quédate en la primera fase «mediana» durante al menos un mes —quizá incluso hasta seis meses— antes de pasar a la segunda fase, presentada en la **tabla 13.3**.

Tabla 13.2. Primera fase: aléjate del peligro.

SEMANA	INGESTA DIARIA DE OXALATO (mg)	OBJETIVO POR COMIDA (mg totales de oxalato por comida)	EFECTO PREDOMINANTE
0	3 000	–	Peligro extremo
1	1 000	< 300	Peligro muy alto
2	500	< 150	Peligro
3	250	90	Desencadenante
4-24 o más, si es necesario	150-200	40-50	Mantenimiento (recuperación renal/ alivio de síntomas)

La primera fase permite al cuerpo ajustarse y empezar a recuperarse de la exposición diaria a un oxalato alto con mínimos efectos secundarios. Las ganancias metabólicas a este nivel de consumo de oxalato incluyen una mejor función renal y menos inflamación. Estas mejorías metabólicas sitúan al cuerpo en una posición más ventajosa para gestionar la siguiente fase. La primera fase incluye suficiente oxalato para (habitualmente) impedir que el cuerpo elimine agresivamente el oxalato de sus tejidos.

Observa cómo tu cuerpo responde a este nivel de ingesta de oxalato. Si estás intentando evitar una futura enfermedad, puedes seguir en la primera fase a largo plazo. Si no te encuentras mejor y no tienes muchos síntomas de eliminación, considera pasar a la segunda fase, que finalmente consistirá en la mitad del nivel de ingesta con el que te sentiste cómodo durante la primera fase. Recuerda que cada cuerpo es diferente. En algunos casos, los síntomas evidentes de eliminación podrían producirse hasta dos o tres años después, así que tendrás que considerar cuándo (o si) es el momento de pasar a un nivel más bajo.

Tabla 13.3. Segunda fase: matiza tu dieta baja en oxalato.

CUÁNDO	INGESTA DIARIA DE OXALATO (mg)	OBJETIVO POR COMIDA (mg)	EFECTO PREDOMINANTE
Semanas 9-24+, cuando sea necesario*	100	25	Homeostasis: brotes de los síntomas
Empieza cuando estés listo. Siéntete libre de volver intencionadamente a un nivel ligeramente más alto si es necesario	< 60	< 15	Reducción; mejorías globales y síntomas de eliminación
Ajusta tu ingesta de oxalato cuando sea necesario			
Dosis de mantenimiento, de 3 a 5 días seguidos	100	35-50 extra en una comida al día durante 3-5 días	Limitar síntomas de eliminación
Dosis desencadenante ligera, una comida, hasta dos veces por semana	+ 100	60-70 extra en una comida semanal u ocasionalmente	Limitar síntomas de eliminación

Nota (*): las semanas enumeradas aquí indican el tiempo transcurrido desde el inicio de la primera fase y tienen por objetivo transmitir el principio de reducción gradual. Puedes pasar todo el tiempo que sea necesario en cualquier nivel.

Segunda fase: del mantenimiento a la eliminación

En la segunda fase (véase la **tabla 13.3**), la misión es la curación mediante la eliminación gradual y segura de los depósitos de oxalato. En esta fase te diriges hacia una ingesta de oxalato de 100 mg al día o menos de 30 mg por comida. Ahora es el momento de ser consciente de los alimentos con cantidades medias de oxalato y tomarlos solo en porciones que mantengan tu ingesta total cerca de este nivel más bajo.

Detenerte en 100 mg podría ser suficiente, aunque puedes seguir reduciendo las cifras y bajar finalmente a menos de 60 mg al día; sin embargo, unos niveles más bajos de oxalato pueden provocar unas reacciones de eliminación muy intensas (véase el capítulo 11). Debes ir a un nivel de ingesta que te sitúe en tu «punto óptimo», en el que los tejidos del cuerpo liberan los depósitos de oxalato a un ritmo tolerable, que minimiza una eliminación intensa. No podrás saber con seguridad dónde está el punto óptimo hasta que estés por debajo. Si te encuentras «demasiado bajo», con síntomas de eliminación intensos e implacables, puedes ajustarlo añadiendo una cantidad *moderada* de oxalato. No obstante, por mucho que quieras utilizar niveles moderados de oxalato para frenar la eliminación, no podrás tener un control completo del proceso. A veces, lo mejor que se puede hacer es mantener el oxalato bajo (y controlar los síntomas). Te ayudaré con ello en el capítulo 15.

La segunda fase es cuando experimentas y elaboras una dieta con la que podrás vivir para siempre. Recuerda: se trata de un programa ideal basado en la teoría y en generalizaciones a partir de observaciones y, por tanto, destinado a ofrecer alguna base para alcanzar el objetivo de reducir los oxalatos de forma segura. No intentes ser demasiado preciso al ajustar las cifras de consumo, porque no es ni realista ni esencial y hará que las cosas sean innecesariamente estresantes.

Sé constante y persistente

Una vez hayas establecido tu nueva forma de alimentación, debes saber que la constancia es clave para recuperar la salud y la vitalidad. A continuación, te muestro algunos aspectos que debes vigilar:

Evita dosis desencadenantes fuertes. Evita cambiar continuamente tu dieta baja en oxalato. La adición de dosis desencadenantes fuertes (unos 100 mg o más) en el momento equivocado crea un pico de niveles de oxalato y desequilibra el proceso de eliminación. Recuerda estar alerta, no aceptes distraídamente un trozo de tarta de chocolate en una fiesta. Las «trampas», intencionadas o no, pueden producir síntomas desagradables y prolongados.

Utiliza dosis desencadenantes ligeras si es necesario. Paradójicamente, una dosis intencionada más baja de 60-70 mg de oxalato en *una* comida ocasional podría ser suficiente para detener los síntomas de eliminación (véase la **tabla 13.3**). Lo veremos en detalle en el capítulo 14. Consulta la tabla del apartado **«Estimaciones de dosis para alimentos ricos en oxalato seleccionados»**, en «Recursos», para calibrar los tamaños de las porciones necesarias para alcanzar dosis desencadenantes ligeras. Aquí la idea es utilizar la teoría de desencadenante-mantenimiento (comentada en el capítulo 9; véase también el **cuadro 9.1**) para limitar una eliminación agresiva de oxalato de los tejidos. Pruébalo ocasionalmente cuando cantidades más bajas de oxalato (de 25 a 50 mg en una comida) no alivien los síntomas. Además, consulta el siguiente apartado sobre una nueva reactividad que provoca, de manera potencial, respuestas a alimentos ricos en oxalato; esto explica parcialmente por qué la estrategia de dosis desencadenantes ligeras puede dar resultados contradictorios y por qué no siempre produce un alivio de los síntomas (y a veces los empeora).

Come lo suficiente. ¿Cómo resistirte a la tentación de alimentos ricos en oxalato? Si te permites tener demasiada hambre, esto pondrá a prueba innecesariamente tu voluntad y autodisciplina y hará especialmente difícil resistirte a tu antiguo hábito de alimentos ricos en oxalato. Es mejor programar por adelantado y hacer que los alimentos con una cantidad media y baja de oxalato sean la elección por defecto en tu vida. No sentirás que te privas de algo si tomas suficientes nutrientes y calorías, así que *come suficiente a la hora de las comidas*. Y sigue aprendiendo y creciendo. Prueba nuevos alimentos y nuevas recetas para ampliar tu paladar y tu talento culinario. En el capítulo 14 conocerás opciones con poco oxalato.

Vigila las nuevas sensibilidades. Muchas personas que siguen dietas bajas en oxalato me explican que, después de tomar poco oxalato durante un tiempo, tienen reacciones negativas drásticas a alimentos ricos en oxalato, como si ahora tuvieran una «sensibilidad» extra al oxalato. Esto le pasó a mi marido (después de unos nueve meses siguiendo una dieta baja en oxalato) cuando la higuera que teníamos por entonces lo «llamó» como las manzanas en el paraíso. ¡Se comió unos veinte higos! Esa noche no pudo dormir y a la mañana siguiente estaba de un malhumor impropio de él. Tardó unos días en volver a sentirse él mismo.

Hay al menos cuatro motivos por los que las personas adquieren una nueva «reactividad» a alimentos ricos en oxalato después de haber adoptado una dieta baja en oxalato.

Primero: con tus recién adquiridos conocimientos, ahora prestas atención e identificas la conexión entre los alimentos y las reacciones de tu cuerpo.

Segundo: cuando tu cuerpo se acostumbra a una dieta baja en oxalato, tu absorción relativa de oxalato es un poco más alta (quizá un 14%, en vez del 8), es decir, cuando tu cuerpo no lo espera, un alimento rico en oxalato podría tener un impacto ligeramente mayor.

Tercero: tu cuerpo podría estar funcionando a plena capacidad al eliminar el oxalato. Es un estado metabólico diferente del «secuestro» (es decir, la acumulación de depósitos de oxalato en los tejidos). Durante este tiempo, los niveles de oxalato en la sangre y la orina pueden estar elevados y la adición de más oxalato llevaría a tu cuerpo a un estado tóxico de «hipercapacidad».

Y cuarto: el sistema inmunitario puede haber sido entrenado para buscar cristales de oxalato mientras se eliminan. La adición de más oxalato al intestino o la circulación sanguínea podría desencadenar una tormenta inmunitaria, aumentando la inflamación y la reactividad de los mastocitos por todo el cuerpo (también en el cerebro).

Presta atención a los altibajos. Aprende a identificar los altibajos en tu salud a medida que el cuerpo elimina los depósitos de oxalato, quizá durante años. Sigue con la dieta baja en oxalato y vuelve a ella si te desvías brevemente. Es fácil dejarse engañar pensando que terminaste con tu problema con el oxalato. Si vuelves a comer más oxalato de manera rutinaria, es posible que te encuentres mejor durante un tiempo porque se habrá retrasado la eliminación y se habrán calmado sus síntomas, pero volverá a empezar un proceso crónico de acumulación de oxalato que a la larga no hará más que empeorar las cosas.

Cómo utilizar los datos del contenido de oxalato para cumplir objetivos

Pensamos que los números son exactos, como cuánto dinero llevas en la cartera, pero con la biología de los oxalatos los números son confusos. La precisión es una ilusión, por la variabilidad de los alimentos y métodos de prueba.

Todos los alimentos de calidad proceden de seres vivos, lo que significa que su contenido de oxalato es variable, así que los números son aproximados. Intentar ser más preciso puede resultar en una pérdida de tiempo. Nunca se puede saber *exactamente* cuánto oxalato estás ingiriendo o cuánto podrías estar absorbiendo (porque no puedes medirlo directamente).

No obstante, las aproximaciones pueden hacer maravillas. Puedes comprobar las cifras del contenido de oxalato en las tablas disponibles en mi página web o consultar la tabla resumida del apartado **«Estimaciones de dosis para alimentos ricos en oxalato seleccionados»**, en «Recursos». Estas tablas te permitirán saber qué alimentos eliminar o reducir a porciones adecuadas.

Recuerda: los tamaños de las porciones determinan cuánto oxalato obtienes de un alimento concreto. Muchas listas identifican los alimentos como bajos, medios y altos en oxalato, pero esto es erróneo porque cuán «alto» es el contenido de oxalato de un alimento depende de cuánto comes de él. Por ejemplo, se puede considerar que en las espinacas es bajo si solo comes una hoja (véase el **cuadro 13.1**), es decir, podrías comer una hoja al día y tener una dieta muy baja en oxalato (en función de qué más estés comiendo).

CUADRO 13.1. LA IMPORTANCIA DEL TAMAÑO DE LA PORCIÓN: CÓMO HACER QUE LAS ESPINACAS SEAN UN ALIMENTO BAJO EN OXALATO.

Muy alto	Alto	Bajo	Nada
40 hojas →	10 hojas →	1 hoja →	Cero
(200 mg)	(50 mg)	(5 mg)	(0)

En cambio, en el **cuadro 13.2** se indican los umbrales formales que designan porciones de alimentos, comidas e ingesta diaria como alto o bajo. Cuando evalúes el contenido de oxalato de las porciones que estás ingiriendo, estas cifras te darán una idea de la escala. Verás las diferencias entre una dieta que provoca acumulación de oxalato, una que te sitúa cerca de un nivel estable y otra que permite la desacumulación.

CUADRO 13.2. RESUMEN DE UMBRALES PARA PORCIONES.

Porciones de alimentos
- Alimento rico en oxalato: más de 10 mg/porción
- Alimento muy rico en oxalato: más de 15 mg/porción

Totales en las comidas
- Comida «normal»: 45-70 mg
- Comida desencadenante ligera: 60-70 mg
- Comida de mantenimiento: 30-50 mg
- Comida baja en oxalato: inferior a 25 mg

Totales diarios
- Dieta «normal»: 130-220 mg
- Dieta rica en oxalato: más de 250 mg
- Dieta baja en oxalato: < 60 mg

La tabla del apartado **«Estimaciones de dosis para alimentos ricos en oxalato seleccionados»**, en «Recursos», te ayudará a determinar cómo utilizar alimentos ricos en oxalato intencionadamente si es necesario. Recuerda que la constancia y la concienciación son mucho más importantes que la precisión en los números. El objetivo real debe centrarse en prestar atención a cómo tu cuerpo se adapta y responde a las porciones de alimentos que estás comiendo.

14

Modificar tu dieta

Últimamente se ha dicho y escrito mucho sobre los beneficios de seguir una dieta estricta basada en verduras, y muchas excelentes personas están, por desgracia, desconcertadas sobre su deber en este asunto y si deberían o no dejar totalmente los alimentos de origen animal.[1]

SARAH JOSEPHA HALE,
Early American Cookery, 1839

Imagina comidas sin espinacas ni betabeles. ¿Qué comes en su lugar? Berros y rábanos pueden sustituirlas. Si te encantan las verduras, dejar las acelgas y las espinacas no es difícil porque existen abundantes opciones de hoja verde, como los rábanos o las hojas de mostaza.

Sean cuales sean tus motivos para adoptar un patrón de alimentación consciente del oxalato, el punto de partida es justo donde estás. Por tanto, el resultado es una forma de alimentación actualizada e informada que puedes mantener con constancia. Con un poco de estudio y práctica, verás los alimentos con nuevos ojos a medida que vayas explorando un terreno salpicado de minas con un alto nivel de oxalato.

Selección de alimentos

Si ya estás ingiriendo comidas caseras saludables con ingredientes frescos enteros, utiliza mi lista de apuestas seguras (véase la **tabla 4.4**) para llenar la despensa y el refrigerador con alimentos más seguros. Si bien no hay motivo para sumergirse en una tabla detallada de datos, lo que se pretende es elaborar una nueva dieta con alimentos que hayan sido analizados. Empieza por limitar y eliminar los más culpables (**tabla 3.1**) y consulta la «**tabla de cambios**» en «Recursos». Examina las listas para encontrar los alimentos que comes. Si tienes dudas sobre un alimento concreto que no está en estas listas simplificadas, búscalo en los recursos de datos de contenido de oxalato en los alimentos disponible en mi página web. Recuerda que no existen datos fiables de análisis para todos los alimentos. En la **tabla 14.1** se muestran los más culpables y, en paralelo, las apuestas seguras.

Tabla 14.1. Más culpables y «apuestas seguras».

MÁS CULPABLES Alimentos muy ricos en oxalato	APUESTAS SEGURAS Oxalato bajo o muy bajo
Bebidas (porciones de 227 a 340 g)	
Bebidas de almendras, bebidas con sabor a chocolate (bebidas vegetales de chocolate, café moca, chocolate caliente, leche con chocolate), jugo de carambola, jugo de betabel, jugo vegetal V-8, jugo de zanahoria, té (negro o verde)	Agua con gas, café, cerveza, ginger-ale, infusiones, kéfir, leche de coco, leche de vaca, sidra de manzana, vino, jugos de fruta (arándano rojo, cereza, lima, limón, manzana, naranja)
Caprichos, postres y refrigerios	
Chips de plátano, camote, malanga, papa o plátano; *crackers* que contienen frutos secos, semillas de amapola, chía o ajonjolí; productos de cacao o chocolate (bizcocho, *brownies*, helado, etc.); postres de ruibarbo, productos de algarroba	Chocolate blanco, ralladura de coco tostado, cortezas de cerdo, *crackers* de lino, dátiles (6), helado (vainilla o coco), jengibre confitado (4 cdtas.), mermelada de mora azul, crema batida, pepinillos

MÁS CULPABLES Alimentos muy ricos en oxalato	APUESTAS SEGURAS Oxalato bajo o muy bajo
Condimentos y hierbas	
Canela, comino, cúrcuma, curri indio en polvo, perejil, pimienta negra, semillas de comino y amapola	Sal, pimienta blanca; salsa Frank's RedHot, tabasco; rábano picante; ajo (fresco o seco), edulcorantes (azúcar, estevia, miel); hierbas secas (ajedrea, cebolla en polvo, condimento para aves, eneldo, estragón, hoja de laurel, mejorana, romero, salvia, tomillo); especias (cayena, granos de mostaza, macis); extractos (chocolate, limón, menta, vainilla) Cardamomo molido Condimento italiano Orégano (seco)
Frutas y bayas (tamaño de la porción: media taza de fruta entera, 1 taza de jugo)	
Aceitunas, aguacates (no maduros), chabacanos, plátanos, frutos de sauco, carambola, ciruelas, mandarinas, frambuesas, granadas, guayaba, higos, kiwi, limón (ralladura), peras (Anjou), ruibarbo, tangelos, moras	Mora azul, arándanos (frescos), cerezas, coco, dátiles, manzanas, uvas (sin semilla) Aguacate Hass (maduro), naranja china, duraznos, melón (cantalupo, verde, sandía), jugos de fruta (lima, limón, manzana, naranja, piña) Ciruelas (frescas), mango (fresco), papaya, plátano
Granos y sustitutos de granos, productos de grano (secos, ¼ taza; cocidos, ½ taza)	
Amaranto, arrurruz, germen de trigo, harina de cebada, harina de papa, harina de plátano verde, harina de sarraceno, harina de tapioca, salvado de arroz, *teff* Cereal de trigo triturado, quinoa, sémola de maíz Pan de centeno, pan integral, pan integral alemán	Almidón de arroz, almidón de maíz, almidón de papa (no harina); arroz blanco cocido (media taza), arroz instantáneo Uncle Ben's, «arroz» o «fideos» shirataki, espaguetis de arroz blanco, fideos de celofán (frijoles mungo), harina de coco, mazorca de maíz, rollitos de coco Cebada perlada, fideos de quelpo

MÁS CULPABLES Alimentos muy ricos en oxalato	APUESTAS SEGURAS Oxalato bajo o muy bajo
Legumbres/frijoles	
Great Northern, negras, pintas y otras legumbres Harina de soya, leche de soya, proteína de soya Hamburguesas vegetarianas y análogos de la carne	Chícharos de ojo negro, alubias (utilizar en porciones moderadas. Siempre poner en remojo las legumbres antes de cocerlas a fuego alto para desactivar las lectinas) Chícharos partidos (amarillos o verdes), chícharos verdes (frescos o congelados), frijoles mungo
Productos de origen animal	
	Carnes, grasas, huevos, lácteos, mantequilla, mariscos, pescado (se supone que es bajo en los alimentos de origen marino, pero la mayoría no se ha analizado)
Semillas y frutos secos	
Semillas: amapola, cáñamo, chía, ajonjolí Frutos secos: almendras, nuez de la India, nueces, nuez americana, piñones	Semillas: calabaza, coco, girasol, lino, sandía y sus aceites (aunque bajos en oxalato, evitar aceites de cártamo, girasol, maíz, semilla de algodón y soya tanto como sea posible por los productos de descomposición inflamatorios y la naturaleza inestable/rancia de estos aceites)
Verduras y hortalizas (porciones de ½ taza)	
Acelga, apio, nopal, chirivía, corazones de alcachofa, espinacas, chícharos tirabeques, hojas de betabel, ñame, papas (blancas y camotes, chips, fritas, etc.), quingombó, betabel, salsa de jitomate, zanahorias	Alcaparras, berro, col china, brotes de alfalfa, calabacita, calabaza de invierno, nuez de agua, cebollas, cebollines, champiñones, cilantro, col, col rizada (Lacinato o morada, cocida), coliflor, colinabo, colirrábano, escarola, hojas de mostaza, kimchi, lechuga (romana, Bibb, mantequilla e iceberg), mizuna, rábanos, pepino, chile morrón rojo, raíz de apio (apionabo), arúgula Berza, brócoli (cocido), calabaza, col rizada (cruda), coles de Bruselas (cocidas), endibias, espárragos, chícharos verdes (cocidos), chile morrón verde

Si te comprometes a seguir una dieta rica en plantas, alcanzar tu objetivo exige una buena información, un conocimiento del tamaño de las porciones y un poco de matemáticas. Puede ser difícil recordar los datos, así que tendrás que volver a tus fuentes. No obstante, desarrollar y mantener una concienciación sobre el contenido de oxalato de los alimentos es una habilidad valiosa y para toda la vida. Sigue volviendo a ello.

Si *no* cocinas todos tus alimentos, resulta un poco más difícil, debido a que en muchos productos comerciales y alimentos de restaurantes no se ha analizado el oxalato. Si no hay números, ¿qué puedes hacer? Busca listas de ingredientes en internet para una cadena de restaurantes o pregunta al mesero (o llama antes al restaurante), o lee las etiquetas de los alimentos envasados para identificar sus ingredientes principales. No tienes que hacer un análisis detallado, pero es importante que puedas identificar los ingredientes ricos en oxalato. Examina esas etiquetas centrando la atención en los primeros tres o cuatro ingredientes, porque los ingredientes de las etiquetas se enumeran de mayor a menor cantidad.

Como ejemplo sencillo, considera tres variedades de Jimmy Dean Egg'wich, que The Vulvar Pain Foundation analizó en el año 2020. La Broccoli and Cheese Egg Frittata y la variedad de jamón (con chile morrón, champiñones, cebolla y salchicha de pavo) tenían menos de 20 mg de oxalato, lo que las convierte en una opción razonable para la primera fase. Pero la variedad con tocino, espinacas, cebolla caramelizada y parmesano (con salchicha de pavo y queso americano procesado) ¡tenía más de 80 mg! Si tuvieras que adivinar según la lista de ingredientes y no dispusieras de un test alimentario, todo lo que tendrías que saber es que la espinaca es muy rica en oxalato, mientras que el jamón, el queso y el brócoli no lo son. Si el producto incluye espinacas, no es una buena elección para una dieta baja en oxalato; nunca.

Si bien ahí fuera hay muchos malos consejos sobre dietas, una valiosa regla dietética es limitar el consumo de alimentos envasados en general y seleccionar solo productos con una lista de ingredientes muy corta. Estos productos Egg'wich contienen aceites de semillas y una larga lista de ingredientes, muchos de los cuales desearías evitar. Tu salud mejorará si tomas alimentos que prepares tú mismo con mejores ingredientes.

Cuando no estés seguro sobre un alimento, tienes tres opciones: 1) Saltártelo, sabiendo que siempre hay algo más para comer: no es obligatorio comer un alimento. Un «No, gracias» es la frase que dará mayores dividendos. 2) Utilizar alimentos «misteriosos» solo en porciones muy moderadas y no a diario. 3) O probar cómo te sienta un alimento concreto, pero teniendo en cuenta que esto no siempre es un indicador seguro y fiable, especialmente durante más o menos el primer año, cuando estás aprendiendo a identificar cómo responde tu cuerpo a una menor ingesta de oxalato.

Sustitución de alimentos

Echa un vistazo a los alimentos que se clasificaron según los niveles de oxalato, enumerados en la **tabla 14.2**. Muchos de los alimentos extremadamente ricos en oxalato que dejarás de utilizar los encontrarás en la columna izquierda. Las mejores opciones se encuentran en la columna central, que presenta (técnicamente) alimentos ricos en oxalato que *puedes* emplear de forma segura en las porciones adecuadas. Estos alimentos son especialmente útiles en la primera fase, cuando tu objetivo es reducir el oxalato, no eliminarlo por completo. También se pueden utilizar más adelante si consideras que necesitas retardar el proceso de eliminación de oxalato. Como se ha mencionado, el conocimiento de las porciones es clave para el éxito.

En la columna de la derecha de la **tabla 14.2** se enumeran alimentos con niveles medios o bajos de oxalato, que son adecuados en las dos fases de la dieta. Justo ahora, imagina una cuarta columna en el extremo derecho, con alimentos con casi nada de oxalato. Esta cuarta columna incluiría carne, huevo, queso, mantequilla y otros alimentos de origen animal ricos en nutrientes, los cuales facilitan calcular el oxalato y aportan los nutrientes fundamentales para tu recuperación. Aprende a comer más de estos, pero hazlo a tu propio ritmo.

Es posible que sigas encontrando alimentos en la columna central útiles en la segunda fase, especialmente si tienes síntomas intensos por la eliminación. Porciones de alimentos con entre 20 y 50 mg de oxalato a veces pueden ayudar a retardar la velocidad de eliminación de este. Consulta la tabla del apartado **«Estimaciones de dosis para alimentos ricos en oxalato seleccionados»**, en «Recursos».

Tabla 14.2. Sustitución de alimentos extremadamente ricos en oxalato.

ALIMENTOS QUE SE DEBEN EVITAR	PORCIONES DE ALIMENTOS EN LA PRIMERA FASE (con cuidado en la segunda)	PORCIONES DE ALIMENTOS QUE SE DEBEN UTILIZAR EN CUALQUIER MOMENTO
Oxalato extremadamente alto (omitir) ≥ 50 mg	Oxalato alto (Principiantes y «sumadores»)	Oxalato bajo y moderado
Ensaladas		
Ensalada de espinacas (unos 500 mg) 1 taza y media de espinacas tiernas crudas (480 mg) 1 cda. de almendras laminadas (35 mg) 1 cebolleta de 13 g (3 mg) (50 g de espinacas = 500-600 mg)	Ensalada de primavera (unos 55 mg): 1 taza de mezcla de hojas tiernas (48 mg) 6 aceitunas negras (6 mg) (50 mg de ensalada Mezclum = 85 mg)*	Ensalada romana (5 mg) 2 tazas de romana cortada (2 mg) Cebolla morada cortada (0) Queso parmesano espolvoreado (0) 6 crutones, 15 g (3 mg) (100 g romana = 2 mg)
Frutas (crudas)		
1 taza de kiwi cortado (55 mg) 1 taza de moras frescas (74 mg) 1 taza de arilos de granada (60 mg) 1 tangelo, mediano (80 mg)	1 mandarina (20 mg) 1 pera Anjou (20 mg) 1 taza de piña fresca (22 mg) 1 naranja navelina pequeña (20 mg) ½ toronja (17 mg)	1 pera Bartlett (5 mg) 1 durazno (3 mg) 1 taza de melón Honeydew, cantalupo o sandía (5 mg) ½ taza de mango (5 mg) ½ taza de jugo de naranja (<1 mg)

Nota (*): las ensaladas Mezclum varían muchísimo; recuerda que el oxalato procede de las espinacas, las acelgas y las hojas de betabel. La concentración relativa en la mezcla determinará el contenido de oxalato.

Nota: lo que se muestra en esta tabla son ideas para utilizar alimentos con niveles moderados de oxalato, que te ayudarán a evitar ir a un nivel demasiado bajo muy pronto y a añadir cantidades de oxalato de mantenimiento para evitar síntomas excesivos por la eliminación. Puedes encontrar ideas adicionales en la **«tabla de cambios»**, en «Recursos».

Nota sobre las unidades de volumen: 1 taza = 240 ml; 1 cda. = (15 ml).

Oxalato extremadamente alto (omitir) ≥ 50 mg	Oxalato alto (Principiantes y «sumadores»)	Oxalato bajo y moderado
Frutos secos y semillas		
½ taza de almendras (290 mg) ¼ de taza de semillas de chía (260 mg)	20 nueces de macadamia (20 mg) ⅓ de taza de semillas de girasol (20 mg)	½ taza de semillas de calabaza (3 mg)
Papas		
227 g de papas Russet/ Idaho (110 mg) 141 g de camote anaranjado (140 mg)	170 g de chirivía (30 mg) 140 g de papas nuevas rojas (30 mg) 3 cdas. de camote anaranjado (30 mg)	170 g de rábano (7 mg) 227 g de rábano (3 mg) 227 g de flores de coliflor (5 mg) 170 g de crema de calabaza (8 mg) 85 g de apio en lata (6 mg)
Verduras		
½ taza de acelgas rojas u hojas de betabel al vapor (880 mg) ½ taza de espinacas al vapor (670 mg)	85 g de corazones de alcachofa (30 mg) 1 taza de espárragos cocidos (20 mg) 43 g (¼ de taza) de betabel roja al vapor (20 mg) 1 taza de brócoli de tallo tierno al vapor (20 mg) 1 taza de coles de Bruselas al vapor (20 mg) ½ taza de apio crudo picado (15 mg) ½ taza de zanahorias cocidas o al vapor (15 mg) 1 taza de calabaza espagueti cocida (9 mg) 1 taza de hojas de diente de león (16 mg) 2 hojas de parra naturales (15 mg)	½ taza de hojas de mostaza cocidas (6 mg) 1 taza de col cocida (5 mg) 1 taza y media de berro crudo (6 mg) 1 taza de col rizada Lacinato cocida (3 mg) ½ taza de coles de Bruselas cocidas (5 mg) ⅓ de taza de hojas de diente de león (5 mg)

Oxalato extremadamente alto (omitir) ≥ 50 mg	Oxalato alto (Principiantes y «sumadores»)	Oxalato bajo y moderado
Frijoles (cocidos)		
½ taza de frijoles negros (65 mg) ½ taza de alubias (65 mg) ½ taza de frijoles Great Northern (70 mg) 1 Boca Burger (75 mg)	½ taza de garbanzos (10 mg) 1 taza de chícharos verdes de lata (10 mg) ½ taza de lentejas (5-20 mg)	½ taza de frijoles mungo (3 mg) ½ taza de chícharos de ojo negro (3 mg) ⅓ de taza de chícharos verdes (4 mg) ½ taza de humus de coliflor con semillas de calabaza (2 mg)
Bebidas		
1 taza de chocolate caliente (45-80 mg) ⅔ de taza de jugo de betabel (100 mg)	1 taza de té negro (20 mg) 1 taza de té verde (15 mg) 1 taza de té yerba mate (7 mg) 1 taza de jugo de zanahoria, apio o jitomate (15 mg)	1 taza de infusión (< 1 mg) 1 taza de café (< 2 mg) 1 taza de sustituto de café con hierbas (< 5 mg)
Caprichos		
56 g de chocolate con leche (> 30 mg) 56 g de chocolate negro (> 100 mg)	2 cdas. de jengibre confitado picado (5 mg) ½ taza de piña fresca o seca (10 mg) ½ taza de helado de chocolate (20 mg)	56 g de chocolate blanco (4 mg) ½ taza de helado de vainilla (con leche o coco) (1 mg)
Pasta y granos		
1 taza de macarrones codo cocidos (45 mg) 1 taza y media de espaguetis de trigo integral cocidos (40 mg) 2 rebanadas de pan integral alemán o integral (+ 35 mg)	½ taza de espaguetis cocidos (12 mg) 1 taza de fideos de huevo cocidos (18 mg) ½ taza de arroz integral cocido (12 mg)	1 taza de espaguetis de arroz blanco cocidos (5 mg) 1 taza de fideos shirataki cocidos (4 mg) ¾ de taza de arroz blanco jazmín (5 mg)

Menús modificados

Para pensar en términos no solo de alimentos individuales, sino también en comidas completas y consumo diario total, volvamos a echar un vistazo a los tres estilos de alimentación presentados en el capítulo 3: alimentos naturales, pescatariana y paleo. Aquí adaptaremos esos menús para mostrar la transición desde un menú rico en oxalato a uno para la primera fase y después a otro para la segunda. Miraremos nuestros tres menús en las **tablas 14.3**, **14.4** y **14.5**, respectivamente. La primera columna de cada tabla muestra un menú inicial rico en oxalato. La segunda columna, para la primera fase, reduce las porciones de algunos ingredientes que contienen oxalato y sustituye otros para alcanzar una ingesta diaria de alrededor de 150 mg. Y la tercera columna, para la segunda fase, reduce más alimentos ricos en oxalato con el objetivo de tener una ingesta diaria inferior a 60 mg. La **tabla 14.3** contiene una dieta de «alimentos naturales» sin restricciones concretas: incluye carne, trigo, productos lácteos y verduras en recetas de **preparación sencilla**. La **tabla 14.4** es para pescatarianos que evitan la carne, excepto por el pescado. Y la **tabla 14.5** muestra un menú paleo que evita todos los granos, legumbres y la mayoría de los productos lácteos, pero permite la carne.

Pon en práctica tu plan bajo en oxalato

Aquí tienes algunos consejos adicionales para tener éxito al adoptar una dieta baja en oxalato.

Aprende a preparar nuevos alimentos para disfrutarlos. No comas alimentos que no te gustan, pero da una oportunidad a los que no conoces, porque su atractivo gastronómico suele derivar del modo de preparación. Disfrutar de la comida es una parte esencial de la integración de tus opciones de alimentos bajos en oxalato, así que es importante sacar lo mejor de estos alimentos con una hábil preparación. Por ejemplo, el sabor y la textura de las verduras mejoran considerablemente cuando se sazonan con suficiente sal y mantequilla u otra grasa. (Sí, sé que la mala información nos ha enseñado a recortar la grasa y la sal. No escuches esas voces mal informadas).[2]

Personaliza las selecciones de alimentos para adaptar tus necesidades individuales. Si tienes intolerancias alimentarias y necesitas evitar ciertos alimentos, aún puedes elaborar una dieta con los alimentos que puedes comer. Pero nuestros cuerpos y sensibilidades alimentarias evolucionan cuando el oxalato está haciendo menos daño. Muchas personas encuentran que, después de empezar una dieta baja en oxalato, pueden volver a añadir trigo y queso u otros alimentos previamente irritantes a sus dietas. El hecho de que hayas tenido sensibilidad a ciertos alimentos no significa que sigas teniéndola.

Para saber tu nivel de tolerancia a un alimento, elimínalo durante al menos dos semanas, después úsalo en porciones generosas durante uno o dos días y mira cómo reacciona tu cuerpo. Si las cosas parecen ir bien, debes seguir tomando notas y utilizar tu instinto. Escucha tu cuerpo; es posible que algunos alimentos aumenten ligeramente el dolor y la inflamación, con independencia de su contenido de oxalato. La leche y los huevos son buenos ejemplos de alimentos nutritivos y versátiles que funcionan bien en algunas personas, pero no en todo el mundo.

Nútrete. La enfermedad por sobrecarga de oxalato con frecuencia se produce por el consumo de alimentos y dietas que están de moda. Algunas personas piensan —sin ninguna base objetiva— que eliminar los alimentos ricos en oxalato podría provocar malnutrición. Nada más lejos de la realidad. La malnutrición es algo que rectificamos con una alimentación baja en oxalato.

Recuerda que el ácido oxálico en alimentos como las espinacas produce malnutrición. Esta malnutrición provocó infertilidad y muerte prematura en las ratas del doctor E. F. Kohman y depleción mineral grave en lactantes humanos (véase el capítulo 4). Es sensato evitar estas consecuencias.

Si estás nervioso porque no obtienes los nutrientes adecuados, asegúrate de reconsiderar todas las alternativas de alimentos que tengas a mano y que no imponen restricciones innecesarias. Si sigues una dieta vegetariana estricta, debes seguir evaluando si tu dieta incluye suficientes proteínas y otros nutrientes esenciales.

Tabla 14.3. Transición desde una dieta de alimentos naturales.

COMIDA	DIETA RICA EN OXALATO		DIETA DE OXALATO PARA LA PRIMERA FASE
	Alimento	Oxalato (mg)	Alimento
Desayuno	1 taza de avena (20 mg) 1 cda. de pasas (1 mg) 1 taza de nuez de la India (23 mg) y 1 pizca de canela en polvo (0) 1 taza de café (2 mg)	45	Burrito de desayuno: 1 tortilla de harina (10 mg) ¼ de taza de frijol pinto (20 mg) ¼ de taza de queso rallado (0) 2 huevos grandes (0) 1 rebanada de jamón (0) Especias elegidas (3 mg) 1 taza de café (2 mg)
Comida	Ensalada de atún (10 mg) con pan multicereal (32 mg), 1 tallo de apio (8 mg) 28 g de chips de papa (20 mg) 1 taza de jugo V-8 (20 mg) O Ensalada de pollo Applebee's Paradise (55 mg) *Brownie* de 7 cm (37 mg)	90	170 g de filete de salmón a la parrilla aderezado (5 mg) ½ taza de puré de papa (20 mg) 1 taza de brócoli al vapor (20 mg)
Merienda	1 mandarina (20 mg)	20	1 taza de melón Honeydew o 1 manzana grande (5 mg)
Cena	Pequeña ensalada romana (5 mg) con betabel en escabeche (25 mg), 1 cda. de piñones (17 mg) Muslos de pollo (0), con 170 g de trozos de papas asadas (80 mg) ½ taza de acelgas (500 mg) o espinacas (500 mg) cocidas	625	170 g de chuleta de cerdo frita o albóndigas en 3/4 de taza de salsa roja (20 mg) 1 taza y media de pasta de cabello de ángel de arroz blanco cocida (17 mg) Ensalada romana pequeña con rodajas de pepino (3 mg)
Postre	2 galletas pequeñas con chispas de chocolate (20 mg)	20	*Brownie* de 7 cm (37 mg)
Total aprox.		**800**	

Oxalato (mg)	DIETA BAJA EN OXALATO	
Oxalato (mg)	Alimento	Oxalato (mg)

35	Burrito de desayuno:
	    1 tortilla de harina grande (10 mg)
	    ¼ de taza de queso rallado (0)
	    3 huevos grandes (0)
	    1 rebanada de jamón (0)
	    Especias elegidas (3 mg)
	    taza de café (2 mg)
		15

45	170 g de filete de salmón a la parrilla con aderezo (5 mg) 1 mazorca de maíz (3 mg) 1 taza de ensalada romana (3 mg) 5 aceitunas negras (6 mg)	17
5	1 taza de infusión (2 mg)	2

40	170 g de chuleta de cerdo frita o albóndigas en ½ taza
	    de salsa blanca (1 mg)
	1 taza de pasta de cabello de ángel de arroz blanco
	    cocida (11 mg) o calabaza espagueti (9 mg) o fideos
	    shirataki (4 mg)
	Ensalada romana pequeña con rodajas de pepino
	    (3 mg)
		15

37	½ taza de helado de vainilla (0)	0
160		**50**

Tabla 14.4. Transición desde una dieta pescatariana.

COMIDA	DIETA RICA EN OXALATO		DIETA DE OXALATO PARA LA PRIMERA FASE
	Alimento	Oxalato (mg)	Alimento
Desayuno	Pudin de chía: ¼ de taza de chía (265 mg), 1 taza de leche de almendras (30 mg) y 1 cda. de mermelada de fresas (3 mg) Starbucks White Chocolate Latte, con leche descremada (10 mg) O 4 Boca Breakfast Patties (120 mg) 2 rebanadas de pan tostado multicereal (32 mg) y 2 cdas. de crema de almendras (120 mg) 1 kiwi (30 mg) 1 café pequeño con ⅛ de cdta. de cúrcuma (7 mg)	310	85 g de salmón ahumado o sardinas (0 mg) en muffin inglés de masa madre tostado (11 mg) 1 cda. de crema de queso o mantequilla (0 mg) ½ toronja (17 mg) 28 g de semillas de girasol (9 mg)
Comida	1 taza y media de sopa de frijoles negros (45 mg) 1 bagel (15 mg) 1 taza de té verde (15 mg) 85 g de palitos de zanahorias (40 mg) O Tabulé de garbanzos y chícharos verdes a la menta (43 mg) 1 mandarina (20 mg) 85 g de palitos de zanahoria (40 mg) 1 taza de té verde (15 mg)	115	1 taza y media de sopa de chícharos partidos (10 mg) 1 bagel con mantequilla (15 mg) 35 g de queso cheddar (0 mg) ½ taza de piña fresca (11 mg)
Merienda	28 g de chocolate negro (86%) Ghirardelli (90 mg)	90	1 taza de té negro (20 mg)

Oxalato (mg)	DIETA BAJA EN OXALATO	
Oxalato (mg)	Alimento	Oxalato (mg)
37	2 huevos revueltos cubiertos con 1 cda. de cilantro picado (1 mg) ⅓ de taza de garbanzos (3 mg) 2 tortillas de maíz (14 mg)	18
36	1 taza y media de sopa de chícharos partidos (10 mg) 1 pan plano indio Singoda o 2 *crackers* blandas (3 mg), con 35 g de queso cheddar o huevo duro (0 mg) 1 manzana Gala (3 mg) O 1 taza de ensalada de chícharos de ojo negro (9 mg), ½ taza de requesón (3 mg) sobre 1 taza de ensalada romana (3 mg)	15
20	5 camarones grandes con salsa coctel (0)	0

COMIDA	DIETA RICA EN OXALATO		DIETA DE OXALATO PARA LA PRIMERA FASE
	Alimento	Oxalato (mg)	Alimento
Cena	Salmón con especias indias (10 mg), con zanahorias especiadas con comino (30 mg) y chutney de pera (5 mg) 1 taza de quinoa (100 mg) 1 taza y media de ensalada Mezclum (75 mg) Té descafeinado (10 mg)	230	170 g de pescado blanco rebozado (0 mg) ½ taza de arroz integral con zanahorias cortadas y e7 aceitunas negras (24 mg) ½ taza de hojas de diente de león (10 mg)
Postre	10 galletas de vainilla (10 mg) 2 cdas. de crema de cacahuate (50 mg)	60	1 mandarina (20 mg) O ½ taza de mora azul (15 mg)
Oxalato diario		805	

Tabla 14.5. Transición desde una dieta paleo.

COMIDA	DIETA RICA EN OXALATO		DIETA DE OXALATO PARA LA PRIMERA FASE
	Alimento	Oxalato (mg)	Alimento
Desayuno	Licuado (150 mg en total): 1 taza y media de leche de almendras (46 mg), 1 taza de frutos rojos frescos (25 mg), 4 cdas. de cáñamo en polvo (50 mg), ½ plátano (5 mg), ½ cdta. de cúrcuma molida (24 mg) 5 cdas. de granola paleo (60 mg)	210	⅓ de taza de salchicha Hash: salchicha con zanahoria rallada (10 mg), rábano o raíz de apio cortado (4 mg), sazonado con tomillo y pimienta (1 mg) 1 huevo frito (0 mg) ⅓ de taza de nueces aromatizadas con tomillo (17 mg)

Oxalato (mg)	DIETA BAJA EN OXALATO	
	Alimento	**Oxalato (mg)**
34	170 g de filete de salmón ennegrecido rebozado (8 mg) ½ taza de puré de raíz de apio y colinabo (2 mg) 1 taza de col china salteada (3 mg) 1 mazorca de maíz (3 mg) o ½ taza de chícharos verdes (1-5 mg) o 1 taza de ensalada romana (3 mg)	18
20	½ taza de helado de vainilla o coco (0 mg)	0
150		50

Oxalato (mg)	DIETA BAJA EN OXALATO	
	Alimento	**Oxalato (mg)**
30	⅓ de taza de salchicha Hash, sin zanahoria (5 mg), 3 huevos (0 mg) O ½ taza de sardina triturada en yogur de coco (1 mg)	5

COMIDA	DIETA RICA EN OXALATO		DIETA DE OXALATO PARA LA PRIMERA FASE
	Alimento	Oxalato (mg)	Alimento
Comida	Ensalada de col rizada: 1 taza de col rizada picada (5 mg), ¾ de taza de puré de camote asado (140 mg), aderezo (3 mg), 1 cda. de semillas de girasol (5 mg) y 7 aceitunas negras (8 mg) O 1 taza y media de sopa de almejas con nuez de la India paleo (80 mg) 1 taza y un cuarto de ensalada Mezclum de hojas tiernas (60 mg) 80 g de corazones de alcachofa marinada (20 mg)	160	1 taza de sopa de almejas paleo modificada (40 mg) 3 rábanos rojos (0.3 mg) 28 g de chicharrón de cerdo fritas (0 mg) 1 taza de té negro (20 mg)
Merienda	Barrita de frutos secos Trail Mix (65 mg)	65	Trail Mix (28 g de semillas de girasol [12 mg], piña seca [3 mg], coco rallado [0 mg]
Cena	Calabacitas a la parmesana con «queso» de frutos secos, salchicha y una pizca de espinacas (250 mg) 43 g de palitos de hinojo crudo (10 mg) 2 rollos de ajo-harina de tapioca pequeños (20 mg)	280	227 g de carne roja asada con zanahorias y cebolla (31 mg 1 taza de calabacitas crudas en juliana (7 mg) ½ taza de jugo de arándanos rojos con 1 cda. de jugo de lima y agua mineral con gas (1 ml)
Postre	3 macarons de chocolate caseros (85 mg)	85	1 manzana asada con ¼ de cdta. de jengibre molido (6 mg)
Oxalato diario		800	

Oxalato (mg)	DIETA BAJA EN OXALATO	
Oxalato (mg)	Alimento	Oxalato (mg)
60	1 taza de sopa de almejas baja en oxalato (6 mg) 1 ensalada romana pequeña (3 mg) 1 manzana (4 mg) O 170 g de albóndigas (3 mg) 1 taza de salsa de maíz (7 mg) ¼-½ taza de rodajas de pepino inglés pelado (3 mg)	13
15	1 taza de caldo de huesos con leche de coco y pimienta blanca (2 mg)	2

39	227 g de asado de ternera o 1 chuletón (0 mg) o
	     2 muslos de pollo al horno (0 mg)
	½ taza de espárragos cocidos (9 mg) o 115 g de
	     fideos de calabacita (8 mg)
	115 g de arroz de coliflor (4 mg) o ½ taza de
	     calabaza de invierno asada (4 mg)
		13

6	3 *macarons* de vainilla (5 mg)	5
150		38

La mejor manera de mejorar la adecuación nutricional es incluir amplias porciones de carne y otros alimentos de origen animal de calidad en tus comidas diarias. Prueba mi sencilla receta de crema de ostras de lata (consulta mi página web). Las ostras aportan una impresionante variedad de nutrientes, como ácidos grasos omega-3, vitamina D, vitamina B_{12}, proteína de alta calidad y muchos oligoelementos importantes, como zinc, hierro, selenio y cobre.

CONSEJOS PARA GUIAR TUS SELECCIONES DE ALIMENTOS

Haz un seguimiento. Llevar un seguimiento de los alimentos que comes, los síntomas que tienes y cualquier sensación relacionada te puede servir para tomar mejores decisiones sobre tu dieta. Anotar qué estás comiendo puede ayudarte a tomar decisiones sobre qué comer según cómo te encuentras horas y días después de tomar ciertos alimentos. Realizar un seguimiento de tus síntomas a lo largo del tiempo te dará una perspectiva a largo plazo y una idea de tu evolución. Y escribir sobre cómo te encuentras mientras progresas para alcanzar tus objetivos (o cómo a veces sientes que no) puede ayudarte a gestionar tus emociones.

Empieza por establecer tus objetivos e intenciones. ¿Por qué decidiste emprender una alimentación baja en oxalato? ¿Cuáles son tus sensaciones sobre el cambio en general y el proceso de aprendizaje? ¿Cómo encajaban los alimentos ricos en oxalato en tu anterior forma de alimentación? ¿Cuáles son tus sensaciones sobre ellos? ¿Qué presiones sociales influyen en tu elección de los alimentos? ¿Quién podría ayudarte a alcanzar tu objetivo? Mantén actualizadas tus respuestas a estas preguntas a medida que progresas.

Es especialmente importante elaborar un diario con todos tus síntomas, ya que te dará la perspectiva que necesitas para apreciar tu avance los días en que te sientas frustrado. Pregúntate cuáles son tus primeros síntomas y cómo impactan en tu vida y tus actividades diarias y observa cómo cambia la respuesta con el tiempo.

Haz nuevos amigos alimenticios y conviértelos en reales. Buscar alimentos bajos en oxalato que sustituyan a los alimentos que ya conoces puede hacer que tu dieta parezca mucho más restrictiva de lo que realmente es. Si vas en busca de la *pizza* perfecta baja en oxalato, unos cereales para el desayuno ricos en fibra o un sustituto para el bocadillo de crema de cacahuate y mermelada, puedes estar exponiéndote a la frustración. También corres el riesgo de confiar en alimentos de imitación, pobres en nutrientes. La alimentación con un contenido razonable de oxalato funciona mejor si estás dispuesto a dejar de lado hábitos y normas de alimentación personales de larga duración y en su lugar buscas nuevos sabores, texturas e incluso «consuelo».

Recuerda los precursores del oxalato. Teniendo en cuenta el oxalato metabólico, recuerda moderar el uso de precursores del oxalato (enumerados en el **cuadro 8.1**). Limita el uso de suplementos y alimentos enriquecidos con vitamina C, para mantener la ingesta total diaria de esta vitamina por debajo de 250 mg. Modera el uso de suplementos de gelatina concentrada y colágeno en torno a una cucharada al día (o menos). Las cápsulas de gelatina utilizadas en suplementos son insignificantes, salvo que tomes muchas docenas al día. Recuerda también que el uso moderado de azúcar y carbohidratos complejos es seguro para las personas no obesas y no eleva los niveles de oxalato.

Disfruta de los alimentos de origen animal. Como te he advertido que limites los suplementos de gelatina y colágeno, es útil repetir que una mayor ingesta de proteína animal *no* aumenta el oxalato en el cuerpo ni en la orina ni altera los riñones, a pesar del error frecuente de pensar que la proteína animal es mala para los riñones.[3] La carne, especialmente la de ternera, venado, alce, cabra y cordero, es un alimento humano tradicional y una fuente especialmente importante de muchos nutrientes esenciales. Incluso puede ser vital para la salud metabólica, el bienestar a largo plazo y el control del peso.

Aunque los animales pueden comer alimentos ricos en oxalato, los alimentos derivados de estos animales están relativamente libres de oxalato; para nuestros propósitos, son esencialmente de cero, con solo unas pocas excepciones conocidas, como los tóxicos caracoles gigantes.[4] Sin embargo, las carnes procesadas y sazonadas podrían contener especias y otros ingredientes derivados de plantas ricas en oxalato. La carne del músculo de rumiantes (vacas y ovejas) contiene muy poco oxalato, mientras que la carne de otros animales (cerdos y aves de corral) y los productos lácteos pueden contener trazas de oxalato.[5] Las vísceras tienen ligeramente más oxalato, pero aun así no son fuentes significativas de oxalato dietético. Los productos lácteos tienen muy poco, aunque la leche de vaca fresca es única al tener una gran cantidad de calcio biodisponible y trazas de oxalato *soluble*; la leche de cabra parece no tener oxalato. La mayor parte del pescado tiene un contenido de oxalato generalmente bajo o de cero, pero los pescados más populares como el atún y las sardinas en lata dieron resultados ligeramente superiores.

Cuidado con las crucíferas. Las verduras de la familia de la col pueden provocar molestias digestivas si se comen en exceso. Las crucíferas pueden potenciar el meteorismo, el malestar, los dolores cólicos, la eructación y la flatulencia debido a su fibra y a un azúcar indigerible llamado rafinosa (existe en muchos alimentos vegetales, como los espárragos y los frijoles).

Las crucíferas también pueden desencadenar o empeorar síntomas de reflujo, sobrecrecimiento bacteriano en el intestino delgado y síndrome del intestino irritable. Las crucíferas, como la mayoría de las verduras, se comen mejor fermentadas (como en el chucrut) o cocidas e ingeridas en cantidades moderadas.

Un ejemplo: intenta asar rábanos rojos. Pueden ser un alimento para disfrutarlo mientras preparas el resto de la comida baja en oxalato, pero no cargues el resto de la comida con cantidades interminables de coliflor, hojas de mostaza, rábano, etc. Para completar una comida rica en verduras, añade calabaza espagueti picante con mantequilla y una pequeña ensalada de lechuga romana, pepino pelado, cebolla morada en rodajas, unos pocos chícharos verdes al vapor y una pizca de queso romano o parmesano. ¿Puedo sugerir un *omelet*, un bistec grueso y jugoso o una hamburguesa de queso en el centro?

Por cierto, existen diversas variedades de col rizada con un contenido diferente de oxalato, siendo las variedades roja rusa y Dinosaurio (también llamada toscana o Lacinato) las que contienen menos. Sin embargo, la col rizada verde tiene tres veces más oxalato (unos 30 mg/100 g). Cocer la col rizada cortada puede reducir el oxalato a la mitad *si* desechas el líquido de la cocción. Pero incluso con 30 mg/100 g, la col rizada no es una gran fuente de oxalato en comparación con las espinacas y las acelgas. No obstante, si comes muchas chips y *smoothies* de col rizada, ¡el oxalato se acumulará! Consulta la **figura 14.1**, en la que se compara el contenido de oxalato de varias verduras de hoja verde.

Figura 14.1. Oxalato en verduras.

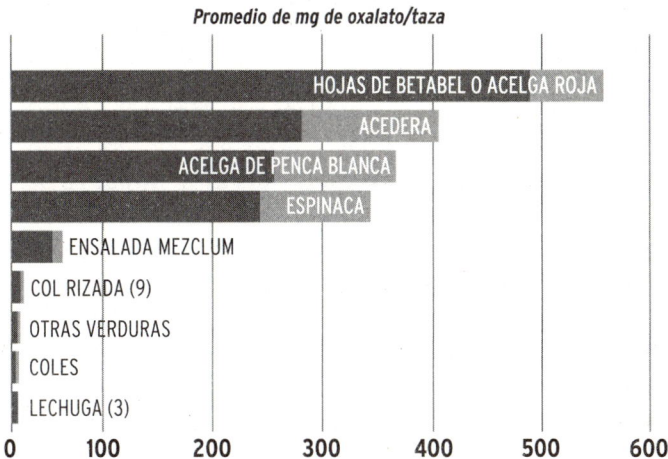

Promedio de mg de oxalato/taza

HOJAS DE BETABEL O ACELGA ROJA
ACEDERA
ACELGA DE PENCA BLANCA
ESPINACA
ENSALADA MEZCLUM
COL RIZADA (9)
OTRAS VERDURAS
COLES
LECHUGA (3)

0   100   200   300   400   500   600

Cuidado con los frutos secos y las semillas. Los frutos secos y las semillas (los granos y los frijoles también son semillas) son alimentos ricos en oxalato, con unas pocas excepciones destacadas: semillas de calabaza, de melón y de lino. Entre los frutos secos de nivel medio se encuentran las nueces de macadamia y los pistaches. Pero no intentes vivir de semillas o frutos secos. Las semillas tienen otros compuestos difíciles de digerir para el intestino y que podrían no ser útiles en las personas que necesitan restablecer su salud. Por ejemplo, además de tener lectinas y fitatos, los pistaches tienden a contaminarse con hongos, lo que suele indicar la presencia de aflatoxina. Esto no significa que no puedas utilizar pistaches para cocinar ocasionalmente (los pistaches picados son una gran guarnición), pero no los uses como alimento básico diario.

Recuerda que los aceites y las grasas no tienen oxalato. Lo bueno de las grasas y los aceites es que no tienen oxalato, incluso cuando están en un alimento rico en oxalato como los cacahuates. Cuando se preparan aceites, el oxalato se sumerge y se filtra. Si comes fuera de casa y en un restaurante cocinan con aceite de cacahuate o ajonjolí, no tienes que preocuparte por el oxalato del aceite. Sin embargo, los aceites vegetales son indeseables por otros motivos, como su alta concentración de grasas omega-6 oxidadas y potencialmente insalubres. En general, las grasas animales son saludables y nutritivas, pero los aceites de semillas como la soya y la canola no lo son. Por último, comprender que el oxalato no está en las grasas debería ayudarte a sentirte cómodo porque, por este motivo, las lociones y muchos productos para el cuidado de la piel tienen poco oxalato.

Utiliza extractos para reforzar los alimentos. Tienes que saber que los extractos utilizados para cocinar o asar generalmente tienen pocos oxalatos. Si añoras el aroma de tu especia favorita rica en oxalato, los extractos pueden ser una buena alternativa. Si bien el sabor que los extractos añaden es bastante diferente al del equivalente crudo, pueden ser una buena forma para variar los aromas de los alimentos y mantener ciertos sabores conocidos en tus nuevos menús bajos en oxalato. Puedes diluir algunos aceites esenciales y utilizarlos con moderación como condimentos, en vez del comino o la ralladura de limón. Además, muchos preparados hechos a base de plantas son extractos con un nivel muy bajo de oxalato. Al cocinar, la curcumina, un extracto derivado de la raíz de cúrcuma, puede sustituir a la cúrcuma molida (con un contenido bastante alto de oxalato). Existen excepciones de menor importancia a esta regla; el extracto de hojas de olivo es una de ellas, pero en dosis normales no suele contener mucho oxalato (1 mg/cucharadita).

Elige cuidadosamente los almidones para cocinar. Un almidón refinado, como el de papa, es muy útil como espesante y casi no tiene oxalato; el almidón de maíz tampoco. Pero es importante leer la letra pequeña del envase y aceptar que no todos los agentes espesantes blancos molidos finamente son almidón refinado. La *harina* de papa (a partir de papas secas en polvo) tiene mucho oxalato (11 mg/cucharada). El arrurruz, otro espesante popular, tiene 7 mg por cucharada. Incluso si el producto contiene la palabra «almidón», es posible que no se haya refinado. Por ejemplo, el almidón de tapioca no es un almidón refinado, solo es tapioca molida y con 8 mg de oxalato por cucharada, que es bastante alto.

Controla las cantidades de especias y hierbas. El tamaño de las porciones es un factor significativo en la exposición al oxalato, que puede funcionar a tu favor cuando se refiere a las especias. La pimienta de Jamaica tiene realmente mucho oxalato: 100 g contienen más de 1 000 mg de oxalato, que es mucho. Sin embargo, si utilizas un cuarto de cucharadita de pimienta de Jamaica molida en una receta para dos personas, solo añades 5 mg de oxalato (o 2.5 mg por porción) —la pimienta de Jamaica tiene 20 mg por cucharadita—. Esto no es un problema, salvo que también añadas otras especias ricas en oxalato. Si te gustan los alimentos especiados o muy condimentados, las especias pueden añadir una cantidad significativa de oxalato. Por ejemplo, si una receta para dos requiere una cucharadita de curri en polvo, solo esta especia puede aportar ¡12 mg de oxalato por persona! La estrategia más simple es quitar o sustituir las especias más culpables, que son la cúrcuma, el comino y la pimienta negra. Ciertas hierbas, especialmente el perejil y la albahaca, también son ricas en oxalato y deberían utilizarse solo en pequeñas cantidades.

Sé prudente con los derivados del trigo. Las harinas refinadas son un alimento básico importante (pero nutricionalmente desfavorable) de las dietas occidentales. Las harinas se utilizan para hacer pan, pan blanco, macarrones, fideos, pasta, cuscús, *crackers*, pasteles, galletas y cereales fríos, además de espesar salsas y aderezos. Las proteínas del trigo (y otras lectinas) pueden causar molestias intestinales y podrían ser inadecuados para las personas a las que les perjudica el oxalato. Incluso si parece que toleras la harina de trigo, una dieta saludable requiere que no hagas que la harina sea el eje de tu dieta.

Cada tipo de derivado del trigo, además de la mayoría de los sustitutos sin gluten, tiene cierta cantidad de oxalato. Como grupo, los derivados del trigo refinados tienen el potencial de liberar cantidades significativas de oxalato, especialmente considerando el escaso valor nutricional que ofrecen. El pan blanco de molde comercial elaborado con harina blanca refinada (juntada rápidamente mediante procesos industriales) está en el extremo inferior, con 6-7 mg de oxalato por rebanada. Con 12 mg en dos rebanadas, incluso un bocadillo de pan de molde blanco se convierte técnicamente en un alimento rico en oxalato. El pan estándar de un *hot dog* o una hamburguesa tiene unos 8 mg de oxalato, mientras que un *hot cake* de harina blanca contiene de 8 a 10 mg. El pan blanco elaborado con técnicas artesanales o de fermentación como la masa madre es probable que tenga un contenido similar de oxalato.

En el pan integral se añade salvado en la harina molida y contiene dos veces más de oxalato comparado con el pan de harina blanca. Una rebanada de pan de trigo integral comercial tiene de 15 a 20 mg de oxalato y el pan integral de las panaderías artesanales puede contener de 30 a 40 mg de oxalato por rebanada. El pan multicereales también incluye cantidades variables de ingredientes ricos en oxalato, como semillas de chía y amapola, quinoa, *teff* o trigo sarraceno y frutos secos. Cuando veas alguno de estos elementos enumerados en el envase, debes saber que el contenido de oxalato será mayor, de 50 mg por rebanada o incluso más.

En el pan que no es de trigo y en el pan sin gluten pueden variar ampliamente sus ingredientes con oxalato alto, como almidón de tapioca, arroz integral, harina de papa, salvado de arroz, arrurruz y frutos secos. Vigila estos ingredientes, porque aumentan el contenido de oxalato. El pan de almendras, bajo en carbohidratos, está, desde luego, fuera de los límites. Una posible alternativa sin gluten, baja en carbohidratos y baja en oxalato es hacer «pan» en casa con claras de huevo y otros ingredientes con poco oxalato, como harina de coco.

Desde luego, el uso de la harina de trigo va más allá del pan y las *pizzas*. La pasta es aquí un gran grupo. De hecho, algunos productos de fideos y macarrones analizados contienen cantidades de oxalato más altos de lo que su base de harina blanca sugeriría. Por ejemplo, los macarrones Mueller's Elbows (forma de codo) cocidos tienen unos 40 mg de oxalato por taza, y la versión tricolor, 50 mg. En una prueba a espaguetis Mueller's Thin cocidos se midieron 20 mg por taza. (La calabaza espagueti, una hortaliza sin gluten sustituta de los fideos de trigo, tiene unos 9 mg por taza cocida).

Opciones con menos oxalato para la pasta (y también sin gluten) son los fideos asiáticos de arroz blanco, los fideos celofán asiáticos y los fideos shirataki comercializados recientemente (de una planta llamada *konjac*). No recomiendo utilizar pasta con oxalato bajo elaborada con lentejas o garbanzos por su contenido de lectina.

Otra manera popular de comer derivados del trigo altamente procesados son los cereales de desayuno listos para el consumo. Y, sí, las versiones «más saludables» pueden significar un alto contenido de oxalato. Los cereales All-Bran tienen unos 75 mg por media taza, y el trigo triturado, unos 40 mg de oxalato por porción de 50 g.

El contenido de oxalato de los derivados del trigo es bajo en comparación con el de las espinacas y los frutos secos, pero aun así es importante tenerlos en cuenta. Incluso la harina de trigo muy refinada tiene una cantidad significativa de oxalato, entre 60 mg y más de 300 mg al día si estás comiendo las 9-11 raciones diarias recomendadas durante veinte años por la pirámide de alimentos del Departamento de Agricultura de Estados Unidos de 1992. Además, implica un montón de carbohidratos vacíos. Es importante señalar que el tamaño de la porción sí importa, así que mantén un uso moderado de pan, pasta y otros alimentos con harina de trigo. Además, las personas con problemas graves de salud relacionados con el oxalato suelen mejorar si eliminan los granos que contienen gluten durante su recuperación. Los amantes del pan y de los carbohidratos que tienen que evitar el gluten (y han utilizado harina de almendras y otros sustitutos ricos en oxalato) pueden consultar las recetas de pan plano o *crackers* y *muffins* disponibles en mi página web.

CONOCER LOS EFECTOS DE LAS TÉCNICAS DE PREPARACIÓN

Los oxalatos no se destruyen por el cocinado, pero algunos métodos de preparación pueden cambiar el contenido neto de oxalato. Por ejemplo:

Cocer puede ayudar. Cantidades variables de oxalato soluble pueden filtrarse con la ebullición, siempre que deseches el líquido de cocción. Por ejemplo, puede ser útil cocer alimentos con contenido medio de oxalato, como espárragos y jengibre fresco. El jengibre fresco tiene 10 mg por cucharada, pero el jengibre cristalizado (confitado) tiene muy poco oxalato porque se cuece durante una hora en agua, que se desecha antes de ser cocinado y cubierto con azúcar. En los análisis se observa que cocer el brócoli fresco durante doce minutos reduce el contenido de oxalato al menos la mitad.[6] Las personas suelen cocer el brócoli durante mucho menos tiempo (normalmente tres minutos), pero no encontré ningún estudio que demuestre cuánto oxalato se reduce con tiempos de ebullición tan cortos. En cambio, cocer los alimentos extremadamente ricos en oxalato resulta inútil, pues, aunque después de una larga ebullición el nivel de oxalato se reduce, este sigue siendo sumamente alto.

Remojar no ayuda. No existen pruebas de que remojar los frutos secos y las semillas reduzca su contenido de oxalato. De hecho, el remojo podría incluso aumentar la cantidad de oxalato soluble en los frutos secos, frijoles y granos, porque la semilla en germinación accede al calcio. Poner los granos en remojo (incluso los relativamente bajos en oxalato) es una buena idea para eliminar otras toxinas vegetales, como los fitatos, pero el oxalato no se elimina.

La lactofermentación en su mayor parte no ayuda. Se demostró que la *lactofermentación* de algunos alimentos (el método tradicional para elaborar pepinillos, kimchi, chucrut y yogur) degrada parte del oxalato en el producto final frente al estado crudo. Pero estos alimentos fermentados suelen prepararse con ingredientes pobres en oxalato. La fermentación de las verduras de hoja ricas en oxalato no produce reducciones significativas de oxalato. Mediante análisis se demostró que, tras seis días de fermentación, los niveles de oxalato se redujeron solo un 10% en el amaranto verde y un 14% en las espinacas (de 894 a 773 mg por 100 g).[7] Un alimento tradicional hawaiano llamado *poi* —una pasta rica en almidón formada principalmente a partir de taro cocinado— se suele fermentar durante uno o dos días, lo cual reduce el contenido de oxalato un 18%, de 86 mg (sin fermentar) a 70 mg por 100 g.[8] A partir de la poca previsión habitual respecto a los efectos de los alimentos, algunos investigadores sugieren utilizar *poi* para tratar los trastornos digestivos, siguiendo la teoría de que los almidones ayudan a las bacterias «buenas». Un ejemplo de fermentación que marca una diferencia significativa en el contenido de oxalato es la *kombucha*, un té fermentado bajo en oxalato (4-9 mg/taza, según análisis limitados), en comparación con el té fuerte del que deriva (probablemente 25-40 mg/taza).

Ahora ya estás encaminado porque tienes gran parte de lo que necesitas para empezar a transformar tu dieta. De ti depende hacerla realidad y mantener los cambios de la forma más simple que puedas. Pero si has abusado del oxalato, quizá aún tengas que aprender más sobre cómo puedes ayudar a la recuperación de tu cuerpo con tu estilo de vida y algunos suplementos. Es lo siguiente.

RESUMEN Y MEDIDAS DE ACCIÓN

1. Evalúa tu estado:
    a. Utiliza el «Cuestionario: riesgos, síntomas y exposición», en «Recursos», y la lista de la **tabla 3.1**. Busca los alimentos que comes. Toma algunas notas: ¿cuántos «culpables» hay o ha habido en tu dieta?, ¿en qué cantidad y con qué frecuencia los comes?
    b. Haz una evaluación aproximada: ¿cuán por encima de lo «normal» (150 mg) está tu dieta habitual?
    c. Entiende las zonas de ingesta de oxalato y consulta la **figura 13.1** y la **tabla 13.2** para determinar desde dónde empiezas.
    d. Entiende las fases de transición de una zona a otra. Consulta la **tabla 13.2. (Primera fase: aléjate del peligro)** y la **tabla 13.3 (Segunda fase: matiza tu dieta baja en oxalato)**.
2. Prepara un plan para tu salud a largo plazo:
    a. Decide qué cambios quieres hacer en tu dieta. Anótalos, junto a los motivos para hacerlo.
    b. Documenta y realiza un seguimiento del proceso. Lleva un registro para que puedas ver si estás mejor para así identificar reveses en los síntomas por la eliminación y otros problemas que debes conocer.
    c. Anota tus intenciones y medidas de acción. Programa acciones específicas y cuándo y cómo las incorporarás a

tus rutinas diarias. A mí me gusta utilizar fichas en blanco de 10 × 15 cm como recordatorios de las medidas.

3. Abandona gradualmente los alimentos más culpables:

   a. Reduce el número, la cantidad y la frecuencia de los alimentos ricos en oxalato que comes. Tu objetivo es reducir la ingesta de oxalato a la mitad cada semana hasta que sea de 100 a 200 mg al día.

   b. Utiliza datos para cumplir tus objetivos. Por ejemplo, elige uno o dos de los alimentos más culpables que no echarás tanto de menos y simplemente elimínalos. Una semana después, busca otros alimentos para eliminar. Si no estás preparado para deshacerte de un alimento concreto, come menos de este y más de otros que contengan *muy* poco oxalato.

   c. Usa alimentos con poco oxalato para reponer tu dieta y garantizar que tomas suficientes calorías y proteínas. Conoce los alimentos pobres en oxalato que son apuestas seguras (**tabla 4.4**) y los que tienen un contenido medio que pueden ayudar en la transición. Puedes utilizar la «**tabla de cambios**», en «Recursos», para encontrar ideas. Consulta la **tabla 14.1** para conocer más.

   d. Recuerda que el tamaño de la porción importa mucho: lleva un control meticuloso de las porciones cuando uses alimentos con un contenido medio de oxalato. Consulta la tabla del apartado «**Estimaciones de dosis para alimentos ricos en oxalato seleccionados**», en «Recursos», para ayudarte a utilizar los alimentos con un contenido alto y moderadamente alto de oxalato.

4. No te apresures; triunfarás con el tiempo:

   a. Detente cuando llegues a un nivel normal.

   b. Conseguir llegar a un nivel demasiado bajo muy rápido no hará que superes la toxicidad más deprisa. De hecho, podría hacer que tus síntomas empeoren.

   c. Tómate tu tiempo y evita las interrupciones. Intenta ser constante.

   d. Aprende a reconocer y gestionar la toxicidad emergente a medida que el cuerpo reduce su carga.

   e. Cuenta con que la curación necesita su tiempo.

5. Disfruta de tu nuevo yo, más sano, más vibrante y concienciado:

    a. Pon en primer plano tu propio cuidado al elegir alimentos y actividades.

    b. Sé consciente de tu relación con la comida. Utiliza esta dieta como una oportunidad para precisar y simplificar.

    c. Los alimentos sirven, primero y ante todo, para nutrir; sin embargo, están envueltos por capas de significados sociales y poderes como talismanes. Te invito a apartarte de esta jungla psíquica y a liberarte del diálogo interno y las presiones sociales asfixiantes y manipuladoras, tanto reales como imaginarias.

15

Ayudarte en la recuperación

El oxalato en el cuerpo es reversible.[1]

A. BERGSTRAND, *et al.*,
British Journal of Anaesthesia, 1972

Es bastante factible mejorar de un exceso de oxalato reduciendo simplemente su ingesta, pero como muchos de nosotros tenemos una deficiencia de minerales esenciales e incluso de vitaminas, vale la pena considerar también los suplementos. Los suplementos acaban siendo especialmente importantes para las personas enfermas con síntomas relacionados con el oxalato o que podrían estar en riesgo de sufrir cálculos renales, así como para aquellas que están experimentando síntomas molestos de la enfermedad por eliminación. Pero seleccionar los suplementos adecuados requiere un poco de información técnica. Te resumiré parte de la información clave en este capítulo para que te resulte más fácil la elección.

ADAPTA SEGÚN LA CURACIÓN DE TU CUERPO

Los mayores obstáculos a la obtención de beneficios para la salud de una dieta con alimentos sanos y de suplementos añadidos son los diversos factores que limitan nuestra capacidad para absorber y liberar los nutrientes en sus destinos previstos. La salud intestinal, el estado de los nutrientes, la composición de tu dieta, tu estado general de inflamación y las tendencias genéticas podrían estar impidiéndote aprovechar de manera óptima los nutrientes.

El oxalato es un factor importante en la creación de estos obstáculos. Conforme mejora tu salud con una dieta baja en oxalato, es muy probable que cambien las proporciones relativas y las cantidades específicas de nutrientes suplementarios necesarios (o tolerados). Recuerda: tu situación es dinámica y tendrás que adaptarte. Los suplementos que estabas tomando ayer podrían no ser los que necesitas hoy o mañana.

Cada recomendación presentada aquí para empezar con los suplementos debería considerarse un punto de partida, no una afirmación categórica de lo que necesitas. No promuevo siempre el empleo de dosis altas o dosis bajas, sino que se use la «dosis correcta», que tendrás que determinar tú mismo. Debes escuchar atentamente qué te dice tu cuerpo y prever aumentar o disminuir desde el punto inicial. Puede ser útil tener un diario de salud, en el que puedas realizar un seguimiento de lo que comes, qué suplementos tomas y cómo te encuentras.

AJUSTES EN EL ESTILO DE VIDA

La mejor manera de ayudar a recuperarte es instaurar algunos cambios favorables en tu estilo de vida. Los oxalatos provocan estrés físico y emocional, especialmente cuando los estás eliminando. Aborda el estrés con algunos cambios en tu forma de vivir.

Descansa y utiliza una estrategia fácil

El sueño y el descanso son reparadores, igual que la calma y una mente centrada. Pero «calmada y centrada» puede ser impreciso. Pequeños cambios en tu forma de pensar y actuar pueden mejorar cualquier momento difícil. Piensa diferente. Decide una pequeña acción. Disfruta de la música, el arte o tu propia creatividad. Cierra los ojos y realiza diez respiraciones profundas. Acude a una sesión de meditación. Sosiega tu alma con compasión. Establece y mantén rituales saludables. Aunque no obtengas ningún otro beneficio, cuando tu mente está tranquila, el proceso de reparación de tu cuerpo resulta más fácil. Y eso ya es algo.

Acerca esta apacible estrategia también a tus apoyos externos. Marca de nuevo la intensidad de tus entrenamientos, masajes, etc. Intentar precipitarse hacia el objetivo final no acortará el recorrido y solo hará que sea más difícil disfrutar de los beneficios que se producen a lo largo del camino. Recuerda también que, si te apartas de la dieta u otras prácticas saludables, está bien empezar, reiniciar y volver a empezar.

Disminuye la exposición a las toxinas

El oxalato no es el único tóxico al que nos enfrentamos. Nuestro mundo moderno es tóxico y nuestra exposición diaria y rutinaria a las perjudiciales toxinas ambientales es excesiva. Evitar las toxinas, siempre que sea posible, ayudará al cuerpo a recuperar la fuerza necesaria para afrontar la eliminación de oxalatos. Si aún no has hecho todo lo posible por limitar tu exposición a los productos químicos, contaminantes y alérgenos, adopta estrategias para hacerlo ahora; te ayudará en tu salud intestinal y disminuirá tu sobrecarga metabólica general. Un cuerpo inflamado o necesitado de minerales tiende a absorber minerales tóxicos, como plomo, aluminio, arsénico, bromo, cloro, estaño, cobre y flúor.

Las principales fuentes de metales tóxicos en el agua incluyen los *jacuzzis*, piscinas y el agua de la llave. Es prudente evitar tanto las piscinas como los *jacuzzis*. (El agua de la llave se comenta más adelante en este capítulo. Si utilizas un pozo como suministro de agua, haz que se analice el agua para detectar la presencia de metales pesados y otros contaminantes.

Evita comer pescados grandes, porque pueden contener mercurio, especialmente el pez espada. Elige pescados capturados en medio natural y decántate por los pequeños, como sardinas y anchoas.

Ten en cuenta que las vacunas (también las antigripales) pueden contener aluminio, formaldehído y tiomersal (mercurio). Los efectos inmunoestimulantes de las vacunas y las demás proteínas residuales que contienen (de huevo, pollo y cultivos de células humanas) podrían aumentar la reactividad en las personas con inflamación crónica y trastornos autoinmunitarios. En la página web <CDC.gov> puedes encontrar listas de los ingredientes de las vacunas.

Los productos de consumo importados y más económicos pueden contener plomo. Por ejemplo, se encontró en loncheras, juguetes infantiles y bisutería, pinturas y revestimientos, e incluso en algunos alimentos. Puedes utilizar los test de plomo disponibles en ferreterías para comprobar la presencia de plomo.

Utiliza la sauna y la crioterapia

Un flujo sanguíneo irregular en los vasos pequeños puede retrasar tu curación y dejarte atrapado en el dolor crónico. Las terapias termales son una ayuda efectiva y económica para mejorar tu flujo sanguíneo y disminuir la inflamación. Recomiendo las siguientes terapias.

Calor

Utiliza una manta eléctrica siempre que tengas dolor; es genial a la hora de acostarse, porque también es relajante. (Me gustan las colchas de acetato sódico reutilizables). Precalentar la cama con un calientacamas también puede mejorar la calidad del sueño, pero no olvides apagarla (o desconectarla) cuando te acuestes para evitar una exposición innecesaria a campos electromagnéticos. Si tienes antecedentes de manos y pies fríos o te preocupa tu circulación sanguínea, mantén siempre los pies calientes (por ejemplo, con calcetines de lana, incluso en la cama).

Sauna

La exposición al calor que activa el proceso de sudoración en un estado relajado puede ayudar de manera suave y segura a eliminar sustancias tóxicas de todo tipo, también el oxalato. Una sauna caliente abre y estimula el flujo sanguíneo, mejorando la llegada de nutrientes y oxígeno a los tejidos, con beneficios similares al ejercicio, pero con menos consumo de energía. Tomar una sauna puede mejorar la presión arterial, reducir la rigidez arterial, mejorar la circulación y la función cardíaca, ayudar a perder peso, mejorar la función pulmonar y la inmunidad, reducir la inflamación y aliviar el dolor.[2]

Como comentó un investigador, «el tratamiento con saunas podría ser, en efecto, un ejercicio para una persona perezosa respecto a una mejoría de la salud».[3] Es un beneficio importante porque la energía puede escasear cuando los oxalatos están en marcha, y un ejercicio intenso puede provocar la liberación de oxalato y déficits de energía en algunas personas. Si estás haciendo frente a una enfermedad por eliminación de oxalatos, tomar saunas habituales puede sustituir al ejercicio intenso. El uso de la sauna también ayuda en los intentos por mejorar la condición física.

Entre las opciones de sauna seca se incluyen la sauna clásica de aire caliente (70-90 °C), disponible en la mayoría de los gimnasios o clubs *fitness* totalmente equipados. Las saunas de infrarrojos funcionan a temperaturas mucho más bajas (37-70 °C), facilitando la tolerancia a las personas no adaptadas al calor. Existen muchas opciones de saunas para casa en el mercado, con diferentes prestaciones y longitudes de onda infrarrojas. El calor elevado es clave para conseguir buenos resultados de una sauna, y una longitud de onda cerca de la infrarroja es la más deseable para obtener beneficios en la salud. La luz roja en el espectro visible puede ser irritante y estimulante para el cuerpo, así que no lo respaldo como característica principal de la sauna. Las desventajas de las saunas para casa son que no tienen calor suficiente para inducir una respuesta curativa completa y con frecuencia despiden sustancias tóxicas de la madera, pegamentos, tejidos y su electrónica.

Ten en cuenta que todas las saunas van acompañadas de advertencias e instrucciones de uso durante el embarazo, especialmente la sauna de infrarrojos. La sauna seca estándar es probable que sea adecuada para utilizarse durante el embarazo si se siguen las recomendaciones presentadas a continuación.

Es seguro y beneficioso tener una sesión de sauna al día, pero igual que sucede con la mayoría de mis recomendaciones, te insto a empezar lentamente la terapia con sauna. Empieza con sesiones de terapia con sauna de cinco a diez minutos cada dos días. Si ves que responds encontrándote peor (débil, mareado, aturdido, con náuseas o dolor de cabeza), acorta las sesiones o inténtalo con una sauna de infrarrojos (si estabas utilizando una sauna seca). Si la toleras bien, aumenta la frecuencia antes de pasar a sesiones más largas. Las sesiones de sauna muy caliente pueden durar hasta veinte minutos o mientras tengas una buena transpiración, y las sesiones de sauna de menor temperatura pueden durar de treinta a cuarenta y cinco minutos.

Después de tomar una sauna es recomendable descansar a temperatura ambiente entre cinco y quince minutos para que el cuerpo se recupere. Y aún más importante, no te saltes el baño frío después de la sauna, que eliminará las toxinas de la superficie de la piel. También es importante beber abundante agua (más sodio y potasio) antes y después de la sauna para mantenerte hidratado.

El yoga realizado en un espacio calentado (de 32 a 40 °C) tiene beneficios similares a la sauna si se practica con una mente y actitud relajadas; sin embargo, puede resultar más extenuante que una sesión de sauna y, por tanto, un mayor problema respecto a la eliminación de oxalato.

Crioterapia

Los baños fríos o incluso la inmersión en agua fría liberan un choque frío superficial pero terapéutico al cuerpo, sin aparentes efectos secundarios y a un costo mínimo.[4] Se demostró que un baño frío de tres minutos estimula el estado anímico y tiene efectos vigorizantes, quizá al activar el sistema nervioso simpático, que «prepara» el cuerpo para la acción. Las terapias por estrés frío producen betaendorfina, un neurotransmisor importante para el sentido de bienestar y la supresión del dolor. Una sauna seguida de un baño frío es muy reconstituyente.

Algunas pautas: utiliza el agua lo más fría que puedas. Aguanta el contacto con el agua fría durante unos tres minutos. No dirijas el agua fría a la parte superior de la cabeza, para evitar una hipotermia por la temperatura central (que podría activar los mastocitos o desencadenar un síndrome de Raynaud en algunas personas). Los baños fríos diarios están bien, pero *evítalos* por la noche (después de las 19:00 horas), cuando es más necesario relajarse (la noche es para los baños calientes). Después de un baño frío, ponte calcetines o zapatillas para mantener la temperatura corporal central.

Toma «vitamina del sol»

Una exposición suficiente al sol es un aspecto importante de un estilo de vida saludable que ayuda en la recuperación de la sobrecarga por oxalato. La exposición al sol es la mejor fuente de vitamina D, que tiene muchos beneficios para la salud, y también para el aparato cardiovascular.

Recomiendo estar entre quince y veinte minutos al aire libre tan a menudo como puedas, con exposición al sol de al menos los brazos y la cara (si no es posible todo el torso) para crear una tolerancia basal a fin de que periodos más largos al sol no sean perjudiciales. Cuanta menos ropa lleves, mejor. El sol del amanecer ofrece una luz roja, pero la luz del mediodía es especialmente crítica. Los días lluviosos y en invierno podrías utilizar una lámpara de vitamina D con bombillas UVB. Empieza con sesiones cortas y auméntalas hasta unos doce minutos cada día, por la mañana o al mediodía, hasta que la piel se haya aclimatado a la luz UV. Sin embargo, es importante que conozcas tu propia tolerancia y sensibilidad personal al sol, y debes tomar solo el que toleres mejor.

Con frecuencia se considera que la exposición al sol es «negativa» y se le echa la culpa erróneamente como una de las principales causas del cáncer de piel.[5] Culpar a la luz del sol del desarrollo del cáncer ignora de manera simplista muchos otros factores que hacen que la piel se dañe con más facilidad por el sol. Por ejemplo, las personas que trabajan en interiores y en educación tienen una relación intermitente con el sol durante la semana y después, con impaciencia, exponen su piel no entrenada al exterior los soleados fines de semana de verano y durante las vacaciones. Además, ciertos suplementos, muchos medicamentos (como varios antibióticos) y algunos productos de cuidado personal pueden aumentar el riesgo de quemaduras solares. Un factor que a menudo se pasa por alto, y que puede aumentar drásticamente el riesgo de daño cutáneo, es el consumo regular de aceites de semillas, como de maíz, canola y soya.[6] Etiquetados a menudo como «aceite vegetal», los aceites de semillas son ricos en grasas omega-6 oxidadas (en concreto, ácido linoleico) extraídos con disolventes y calentados a temperaturas extremas. Los aceites de semillas también se utilizan en las margarinas, aderezos de ensaladas, mayonesa, chips, papas fritas y otros alimentos comerciales comunes. Los pollos alimentados con granos son otra fuente de ácido linoleico omega-6; sin embargo, las aves de corral no tendrán los mismos efectos perjudiciales que los aceites de semillas, pues se cocinan a fuego lento.[7]

Una mayor *fotosensibilidad* por los medicamentos, aceites de semillas y otros factores del estilo de vida moderno alteran nuestra capacidad para tolerar el sol sin el peligro de que provoque cáncer. El uso de margarina y aceites para las ensaladas se extendió desde de la década de 1970 y podría ser, en parte, responsable del enorme aumento de cánceres de piel en las últimas décadas. Por el contrario, las grasas omega-3 procedentes de los animales de origen marino protegen la piel y pueden mejorar nuestra tolerancia al sol en el contexto de una dieta baja en ácido graso omega-6 poliinsaturado.[8] El punto clave aquí es que evitar los aceites de semillas y comer salmón y sardinas probablemente mejorará tu tolerancia al sol.

Hay otros ejemplos de alimentos que influyen en el desarrollo del cáncer de piel. Se sabe que las frutas, frutos rojos, frijoles, chícharos y otros alimentos ricos en taninos actúan como cocarcinógenos, potenciando los efectos de otros carcinógenos que provocan cánceres de piel (y de otro tipo).[9] Los protectores solares también son problemáticos, ya que bloquean un beneficio importante de la exposición al sol —la producción de vitamina D— y podrían ser, en parte, responsables de los bajos niveles de vitamina D tan comunes actualmente. Existe también cierta preocupación por los efectos tóxicos directos de las cremas solares.[10]

La exposición rutinaria al sol es buena para ti, siempre que tu estilo de vida, la dieta y la medicación no creen una fotosensibilidad excesiva.

SUPLEMENTOS

Como hemos visto anteriormente, la sobrecarga de oxalato crea una necesidad de nutrientes adicionales. Junto con los cambios dietéticos y la adopción de un estilo de vida saludable, tu cuerpo probablemente seguirá necesitando nutrientes adicionales para recuperarse de la sobrecarga de oxalato. Los suplementos de vitaminas y minerales ayudan a corregir las deficiencias de nutrientes y pueden reducir la cantidad de oxalato producido en el cuerpo. Los suplementos también pueden aliviar los síntomas y los efectos secundarios de la desacumulación de oxalato.

La necesidad de nutrientes adicionales no desaparece una vez reducida la ingesta de oxalato. De hecho, podrías necesitar más nutrientes porque la eliminación de oxalato te expone al oxalato de depósitos antiguos. Los nutrientes, especialmente los minerales, son una necesidad fundamental para acompañar al oxalato fuera del cuerpo de forma segura. El daño de las vías metabólicas inducido por el oxalato también podría aumentar la necesidad de nutrientes. La dieta por sí sola podría no ser suficiente para satisfacer estas mayores necesidades nutricionales.

Por ejemplo, cuando tu cuerpo está luchando contra una inflamación crónica, un intestino permeable y una sobrecarga de oxalato, necesita unos niveles adecuados de calcio. No hay muchos alimentos que sean especialmente buenas fuentes de calcio, más allá de la leche (unos 280 mg por taza), el queso (unos 200 mg por 28 g) y los huesos de animales (85 g de sardinas tienen unos 300 mg).[11] Las crucíferas son fuentes de calcio aceptables (una taza de col cocida tiene unos 70 mg de calcio, las hojas de mostaza cocidas tienen 105 mg por taza, y la col rizada cocida, 170 mg por taza), pero las verduras no alcanzan la ingesta diaria recomendada de 1 000 a 1 300 mg de calcio.

Una suplementación prudente, cuando se combina con una dieta con alimentos de buena calidad, digeribles y con nutrientes abundantes, es la vía más efectiva y menos tóxica para corregir una escasez crónica de nutrientes y recuperar la salud.

Dispuesto a ajustar y adaptar

No existe un protocolo válido para todo, respecto a la sustitución y suplementación de nutrientes; sin embargo, cierta información general puede guiar tus decisiones. Una vez comprendas tus opciones, podrás encontrar (gradualmente) la manera para que te funcione. Aunque menciono suplementos específicos y cantidades previstas, piensa en ellos como puntos de partida. Lo que funciona en muchas personas podría no funcionarte a ti. Integrarlo todo requiere tiempo, esfuerzo y atención a lo que tu cuerpo está intentando decirte.

La seguridad de los suplementos que sugiero te da la libertad de experimentar y encontrar qué te funciona mejor. Con frecuencia, se presenta un proceso de ajuste cuando se utilizan nutrientes suplementarios. Los efectos iniciales podrían ser reacciones desagradables. Recuerda también que los procesos dinámicos de eliminación de la toxicidad del oxalato y la recuperación metabólica son objetivos en movimiento. Lo que funcionó o no la semana pasada podría tener un efecto diferente la próxima vez que lo pruebes. Esto significa que debes tener una actitud abierta, retroceder más adelante y volver a probar dosis más pequeñas si los primeros intentos no funcionaron bien. Experimenta y averigua qué funciona.

Recuerda también que la capacidad de los suplementos para nutrirte es un arma de doble filo. ¡Los nutrientes también pueden favorecer la liberación de oxalato de los tejidos! Si tienes signos difíciles y persistentes por la liberación de oxalato y has estado tomando niveles relativamente altos de suplementos, reducirlos podría retrasar la liberación de oxalato y aliviar los efectos agudos. Asimismo, deberías ser prudente al añadir nutrientes a tu nueva rutina saludable, especialmente si tienes síntomas intensos. Anota qué estás tomando y controla cómo responde tu cuerpo. Añadir más suplementos podría no ser siempre lo que necesitas. Evita traumatizar tu cuerpo con aumentos o descensos súbitos de suplementos.

«Dependencia» de los nutrientes

Algunas personas pueden encontrarse con que necesitan cantidades bastante altas de ciertos suplementos indefinidamente para encontrarse bien. La toxicidad del oxalato puede cambiar las vías metabólicas de una persona (cómo funcionan nuestras células), quizá debido a influencias *epigenéticas*. Epigenética significa que determinados factores ambientales y del estilo de vida han alterado la expresión génica y afectado la función celular. Los desequilibrios funcionales resultantes pueden incluso ser heredados y crear *dependencias de las vitaminas*. Esta alteración del metabolismo podría necesitar cantidades más altas de algunas vitaminas B y minerales para lograr el funcionamiento normal y el bienestar. Aumentar la ingesta de nutrientes puede ser como hacer circular un gran volumen de agua en rápido movimiento por una noria oxidada girando en un molino antiguo. La noria giraría fácilmente si no estuviera tan oxidada, pero podemos superar parcialmente su resistencia si pasa suficiente agua por ella. Al añadir nutrientes al cuerpo podemos ayudar a superar las obstrucciones metabólicas —la «oxidación» funcional— promovidas por la toxicidad del oxalato.

Minerales esenciales

Mis principales selecciones «mágicas» de suplementos son un puñado de minerales básicos, algunos de los cuales son innecesariamente controvertidos. Los principales minerales son el calcio, el magnesio y el potasio. También es importante una buena sal, además de azufre y oligoelementos (como el boro y el silicio). Los minerales pueden suministrarse en forma de cápsulas, pero también puedes obtenerlos por disolución de polvos de minerales en agua potable y por transferencia cutánea por inmersión de los pies, baños minerales, incluso lociones o aerosoles tópicos.

Los minerales son cofactores esenciales que activan las vitaminas B. En este libro se ha mencionado el valor del calcio, pero todos los minerales son importantes y están en riesgo de deficiencia. Los suplementos de minerales también son un medio fácil de obtener citratos (que comento en la página 274). Los minerales suelen mejorar la función renal y disminuir el riesgo de cálculos renales, pero ten en cuenta lo siguiente: si sospechas que tu función renal está afectada, pídele al médico un control renal antes de empezar dosis incluso moderadas de potasio y magnesio y comprueba con frecuencia tu función renal.

Mitos relacionados con los minerales

Un mito popular en internet sostiene que, con solo tomar suficientes minerales, como calcio y magnesio, en la dieta puedes ingerir cualquier cantidad de oxalato con impunidad. En realidad, ninguna estrategia de gestión de la exposición (ya sea cociendo todos los alimentos o tomando minerales adicionales) coincide con la cantidad de oxalato que ingerimos. Ninguna técnica ni suplemento puede funcionar, salvo que primero demos el paso más básico: disminuir la ingesta de oxalato a un nivel que esté en línea con lo que tu biología puede gestionar. Los siguientes consejos van de la mano de una alimentación baja en oxalato, no son sustitutos.

Calcio

En biología, el calcio es un mineral superestrella, ya que interviene en numerosos procesos orgánicos, como la formación de huesos y la transmisión de señales nerviosas. Muchos de los efectos más terribles del oxalato son consecuencia directa de interrumpir el acceso del cuerpo al calcio y su uso. El calcio de la dieta y los suplementos podría ser el nutriente más importante para ayudar en una recuperación segura de la sobrecarga de oxalato. Y una ingesta adecuada de calcio también ayuda a prevenir los cálculos renales.[12]

La principal función de recuperación del calcio es unir el oxalato y eliminarlo a través del colon, con excreción de oxalato de calcio por las heces. Suplementar el calcio de la dieta también puede tratar las deficiencias causadas por la unión del oxalato al calcio en el interior de las células. La pérdida de calcio óseo puede originarse no solo por una ingesta inadecuada de este, sino también porque el cuerpo toma prestado calcio de los huesos para compensar los desequilibrios electrolíticos causados por el oxalato.

Abundan las afirmaciones de que los suplementos de calcio tienen cierto potencial para causar calcificaciones en el cuerpo. Si has leído hasta aquí, sabes que la presencia de depósitos de calcio no significa que el calcio cause el problema. En realidad, suplementar la ingesta de calcio tiene muchos beneficios documentados. Por ejemplo, según un reciente artículo de consenso, tomar suplementos de calcio podría prevenir enfermedades cardiovasculares. Los autores observaron que quienes tomaban suplementos de calcio tenían un menor riesgo de muerte en todos los grupos de edad, ninguna diferencia en las puntuaciones de calcificación de las arterias coronarias y no mostraron mayor riesgo de ateroesclerosis.[13] En otro estudio de revisión se observaron los beneficios cardiovasculares de los suplementos de calcio y una presión arterial ligeramente inferior en las personas con presión arterial normal, sin observarse efectos adversos.[14] Además, se sabe que el calcio relaja y ayuda a dormir bien.

En general, los suplementos de calcio son una precaución importante y segura —incluso en el contexto de una dieta que normalmente incluya productos lácteos como queso, yogur y leche— y tienen beneficios en la reducción del dolor en el proceso de eliminación de oxalato.

Dosis de tus suplementos de calcio

Puedes tomar suplementos de calcio en cualquier combinación de polvo a granel, comprimidos o cápsulas, así como cualquier combinación de tipos (citrato, piruvato u otros), siempre y cuando no se añada vitamina D (véase p. 257). A continuación, te presento información sobre algunos suplementos de calcio.

Citrato de calcio (sin adición de vitamina D ni plantas). El citrato es una buena forma de aportar minerales en los suplementos, motivo por el cual el citrato de calcio es popular y algunos lo consideran el mejor suplemento de calcio.[15] NOW Foods, Pure

Organic Ingredients y otras marcas lo venden en polvo a granel. También existen muchas opciones para adquirirlo en comprimidos (como las marcas KAL Vitamins, Allergy Research Group, Vitamin Shoppe y GNC; selecciona una con la menor cantidad de aditivos posible).

Piruvato de calcio (sin adición de vitamina D). Lo considero un buen suplemento, bien tolerado si el citrato de calcio no te convence por cualquier motivo (como el estreñimiento). El piruvato de calcio se comercializa en cápsulas; busca la marca NOW Sports.

La dosis de base. Si aún no estás tomando calcio, empieza con poco, unos 400 mg al día en dosis fraccionadas. Si lo toleras bien, sigue gradualmente hasta una dosis de mantenimiento de 1 000 a 1 600 mg/día. Si tomas mucha leche y queso, la dosis de mantenimiento podría ser inferior, de 600 a 800 mg. Si te resistes a tomar calcio por temor al estreñimiento, prueba el siguiente método gradual.

En tres o cuatro pasos al día: empieza con 200 o 250 mg de calcio (como citrato o piruvato) a la hora de acostarte durante una semana; después, duplica la cantidad tomándola también antes de desayunar durante unos tres o cinco días; a continuación, vuelve a aumentarla, con una dosis por la tarde. Mantenla durante al menos una semana y, si toleras esa dosis, duplica la dosis nocturna y sigue aumentando en otros momentos que te vayan bien hasta que llegues a 1 200 mg al día.

Otros momentos posibles: toma el calcio de quince a treinta minutos antes de las comidas o una o dos horas antes de tu «peor momento del día», momentos de bajones de energía, poco ánimo, más dolor, etc. Investigaciones del doctor Clive Solomons y artículos de los miembros de The Vulvar Pain Foundation sugieren que podrías «anticipar» o controlar proactivamente el dolor, o aliviar otros síntomas asociados con la eliminación de oxalato, programando el suplemento de calcio antes de los periodos en que se produce regularmente una intensificación de los síntomas. Los beneficios de reducir el dolor pueden derivar de los efectos alcalinizantes del citrato y el calcio.

Ajusta la dosis y el calendario: cuando se producen síntomas relacionados con el oxalato, puede ayudar ajustar temporalmente la dosis de calcio hacia arriba o hacia abajo en 200-400 mg. Es correcto tomar hasta 1 800 mg al día si ves que te sirve para los síntomas. Si crees que el citrato de calcio te causa síntomas o efectos secundarios desagradables, toma menos; si una dosis menor no sirve, prueba otro tipo de calcio.

Vitamina D en los suplementos de calcio

Existen muchas formas de calcio, pero la característica más importante que necesitas es la *ausencia* de vitamina D. Tomar la vitamina D por separado (unas dos horas o más) permite que permanezca más calcio en el colon, donde reduce la absorción neta de oxalato, y ayuda en la excreción de oxalato. Los beneficios del calcio se optimizan cuando se toma sin vitamina D.

En casos de niveles bajos de vitamina D, la estrategia ideal es optimizar la exposición al sol mientras se refuerzan los niveles de azufre en la piel. (Explico cómo hacerlo en la página 249). La vitamina D creada en la piel después de la exposición al sol se produce en una forma biodisponible que se libera con más facilidad a los tejidos.

Si tienes una deficiencia de vitamina D y notas que necesitas tomarla, hazlo como producto independiente y separado al menos dos horas después de las tomas de calcio. Para quienes la necesiten, suelo sugerir tomar la vitamina D periódicamente (semanal o mensualmente) en dosis de moderadas a altas (5 000-20 000 UI), según las necesidades.

Magnesio

El magnesio es un mineral importante para la energía celular y el metabolismo de la tiamina que el oxalato puede alterar. Si bien la función del calcio es que el oxalato no entre en el cuerpo (y salga por las heces), el magnesio ayuda al oxalato a salir sin cristalizar.[16]

Unas buenas fuentes alimentarias de magnesio son el pescado, la carne de cangrejo, las melazas y el yogur, pero los alimentos no pueden empezar a compensar la deficiencia de magnesio, que es común.[17] Si tiendes a sufrir dolores de cabeza, migraña o depresión, el magnesio bajo podría estar contribuyendo al problema.[18] Sin un nivel de magnesio adecuado, la recuperación de la toxicidad del oxalato es difícil.[19] En el intestino, el magnesio también puede unirse al oxalato y reducir la absorción.

Dosis de tus suplementos de magnesio

El magnesio se encuentra de muchas formas, como citrato, carbonato, cloruro, malato, gluconato, L-treonato, entre otras, las cuales varían en el contenido de magnesio, la biodisponibilidad y la tolerancia. Una opción es tomar un producto combinado, pero te sugiero que pruebes diferentes formas por separado para ver cuál es la mejor para ti y cómo te funciona. El gluconato de magnesio (o gluconato de calcio) es aceptable, pero la forma de glicinato es menos deseable si se utiliza en grandes cantidades, porque niveles altos de glicina podrían convertirse en oxalato, aunque solo en parte.

El L-treonato tiene una mayor capacidad para atravesar el cerebro y podría ser terapéutico para el dolor pélvico, la depresión y problemas de memoria.[20] El citrato de magnesio es una forma práctica de obtener magnesio y citrato, pero el magnesio puede actuar como laxante. Si no quieres este efecto, elige cloruro de magnesio, malato de magnesio, L-treonato de magnesio o carbonato de magnesio líquido y ajusta la cantidad para evitar deposiciones líquidas o diarrea.

La dosis inicial de magnesio depende de la forma que elijas y si te produce heces sueltas. Empieza con aproximadamente 200 mg y añade gradualmente dosis en otros momentos, aumentando hasta unos 600 mg al día (en tres dosis). La cantidad tolerada sin diarrea es muy personal. Salvo que tengas una insuficiencia renal, el magnesio oral no puede provocar un exceso de magnesio en el cuerpo.

Igual que con el calcio y el potasio, puedes usar comprimidos, cápsulas o polvo a granel. Empieza con una dosis más baja y auméntala cada una o dos semanas hasta donde tolere tu intestino. Si las deposiciones son muy blandas o tienes diarrea, redúcela. El magnesio es bueno para tomarlo a la hora de acostarse porque tiene efectos relajantes y puede mejorar el sueño. El magnesio es un ingrediente clave en los baños minerales, como explicaré más adelante (p. 271).

Potasio

Prácticamente nadie obtiene suficiente potasio de la dieta, especialmente las mujeres. La cantidad diaria recomendada es de 4 700 mg, pero las mujeres de veinte a treinta años tienen un promedio de solo unos 2 300 mg.[21] Y, según mi experiencia, la eliminación de oxalato parece estar acompañada de deficiencias celulares de potasio. La deficiencia celular de potasio puede causar fatiga, debilidad, contracturas musculares, calambres y estreñimiento. El potasio es especialmente importante mientras el cuerpo está sometido a estrés metabólico, como la eliminación de oxalato de los tejidos (que se produce durante años mientras se sigue una dieta baja en oxalato).

La ciencia médica es clara en dos puntos: 1) tomar suplementos de potasio tiene muchos posibles beneficios, aunque los profesionales sanitarios en general no son conscientes de la amplia necesidad de potasio, y 2) el potasio puede ser peligroso en personas con insuficiencia renal crónica, que no pueden eliminar el exceso de potasio de la sangre. Si sufres de problemas renales, sé muy prudente con el potasio. Para los demás, los beneficios de una ingesta mayor de potasio son variados, desde una mejor tolerancia a los carbohidratos hasta reconstruir huesos desmineralizados y prevenir la pérdida ósea.[22]

La ingesta elevada de potasio previene la fibrosis y la formación de cálculos renales y reduce los niveles de calcio en la orina.[23] También protege las células al inhibir directamente la formación de radicales libres por las células inmunitarias.[24] El potasio puede reducir las contracturas y los calambres musculares, prevenir dolores de cabeza, reducir la presión arterial, estabilizar el azúcar en la sangre, reconstruir huesos finos y mejorar el rendimiento muscular y nervioso, pero ten en cuenta que los suplementos pueden tardar de semanas a meses en restablecer los niveles saludables en el corazón, los músculos y los tejidos conjuntivos.

Las mejores fuentes de potasio de alimentos bajos en oxalato son la col china, los champiñones, el agua de coco y muchas frutas, como el melón cantalupo. En el **cuadro 15.1** se compara el contenido de potasio de varios alimentos por porción de 50 calorías. Casualmente, la mitad del potasio del plátano está en la cáscara. Las afirmaciones del alto contenido de potasio en el plátano se basan en análisis antiguos en plátanos *sin* pelar. (Aún no puedo estar segura de que los análisis de los plátanos sean de plátanos pelados, así que se indica como un intervalo). Aun así, deberías comer unas 1 200 calorías de plátanos (con 200 mg de potasio por 50 calorías) para satisfacer la ingesta diaria recomendada de potasio, lo cual sería una fórmula para desarrollar diabetes, malnutrición proteica y muchas deficiencias de vitaminas.

Dosis de tus suplementos de potasio

El potasio suele tomarse como citrato de potasio, bicarbonato de potasio o cloruro de potasio (este último es un ingrediente frecuente en sustitutos de sal bajos en sodio). Si tienes alguna duda sobre tu función renal, el médico debería evaluarla y las personas con enfermedad renal crónica deberían consultar a su médico los límites de ingesta de potasio. La *tasa de filtración glomerular estimada* es un indicador estándar del funcionamiento de los riñones y se incluye en los análisis de sangre completos. Siempre que la tasa de filtración glomerular estimada sea superior a 60, tus riñones están eliminando el exceso de potasio con facilidad.

Si tus riñones funcionan adecuadamente, es seguro empezar a tomar 800 mg de potasio al día. Un suplemento recomendado y disponible son cápsulas de *citrato de potasio* de 99 mg. Empieza con una dosis moderada de una cápsula (99 mg) o dos (198 mg) tres o cuatro veces al día, y aumenta gradualmente a unos 2 500 mg al día en dosis divididas, que está bastante por debajo de la cantidad diaria recomendada (4 700 mg) y es inferior a la mitad de la dosis utilizada en ensayos clínicos para reducir la presión arterial y factores de riesgo de enfermedad cardiovascular.[25]

CUADRO 15.1. POTASIO (MG) POR PORCIONES DE 50 CALORÍAS DE ALIMENTOS SELECCIONADOS.

Elemento	Potasio (mg)	Tamaño de la porción de 50 calorías
Agua de coco	430	1 taza
Aguacate	150	2.2 cdas.
Arroz integral (cocido)	35	3 cdas. y un cuarto
Bistec (falda)	90	28 g
Col china (cocida)	1550	2 tazas y media
Brócoli rabé	650	1 taza y media
Melón cantalupo	395	1 taza y media
Cebollas	190	0.6 tazas (picadas)
Cereales Corn Chex	20	7 cdas./13 g
Colinabo	420	¾ de taza (triturado)
Champiñones botón blanco	260	227 g
Champiñones portobello	920	652 g
Chips de plátano	50	2 cdas. (9 g)
Chirivías	250	⅓ de taza (trituradas)
Melón verde	315	¾ de taza
Huevo (grande)	40	⅔ de huevo grande
Leche (entera)	120	⅓ de taza
Rábanos (cocinados)	405	1 taza y media (piezas)
Papa, cáscara roja (cocida)	310	58 g
Papaya	330	½ taza
Piña	108	⅔ de taza
Plátanos	100-200	½ fruta mediana

Fuente: J. A. Pennington y J. Spungen, *Bowes & Church's Food Values*.

El momento y el método de administración pueden marcar una diferencia significativa. Por ejemplo, uno de mis pacientes se hizo sus propias cápsulas de gelatina con citrato de potasio puro en polvo y escribió lo siguiente: «Después de tomar las cápsulas de potasio con la comida no volví a tener dolores de cabeza y tuve mi primera deposición normal en mucho tiempo. Pudo ser una coincidencia, pero tengo previsto seguir utilizando el potasio». El citrato de potasio se toma mejor con alimentos para evitar la irritación gástrica y mejorar la asimilación en las células. Si notas irritación gástrica cuando tomas dosis más altas, redúcela y toma las cápsulas solo con las comidas.

Si toleras bien el citrato de potasio y quieres que te resulte práctico tomar suficiente potasio, intenta añadir cantidades moderadas de polvo a granel en el agua potable y toma sorbos durante todo el día. Te sugiero que pruebes primero mi fórmula de agua potable alcalina enriquecida (**tabla 15.3**, p. 270), que aporta unos 70 mg de potasio por 240 ml. Añade polvo a granel si es necesario o utiliza mi bebida deportiva salada (**tabla 15.2**, p. 265). Si estás tomando cápsulas y añadiendo polvo a granel disuelto en agua, asegúrate de hacer un seguimiento de la dosis total. Para mezclar cantidades más grandes, en la **tabla 15.1** se muestra cómo calcular cantidades de minerales en suplementos a granel.

Tabla 15.1. Conversión volumen-mineral para suplementos a granel.

	POTASIO		CITRATO DE CALCIO	CITRATO DE MAGNESIO
	CITRATO	BICARBONATO		
Peso por 1 cdta. (5 ml)	3 900 mg	200 mg	1 520 mg	3 000 mg
Porcentaje de mineral	38%	39%	24%	16%
Mineral por 1 cdta. (5 ml)	1 480 mg	1.630 mg	365 mg	480 mg
Mineral por ¼ de cdta. (1.25 ml)	350 mg	408 mg	90 mg	120 mg
Mineral por ⅛ de cdta. (0.63 ml)	175 mg	205 mg	45 mg	60 mg
Ingesta diaria recomendada	*4 700 mg*		*1 300 mg*	*400 mg (hombre) 310 mg (mujer)*

Fuente: *Dietary Reference Intakes (DRI) for minerals, Food and Nutrition Board*, Institute of Medicine, National Academies.

Sal y/o sodio

El sodio, junto con otros electrolitos y minerales clave (especialmente potasio), tiene la facultad de mantener las cargas electromagnéticas similares a las de una batería que alimentan la bioquímica de la vida, y es muy importante para una correcta función de las glándulas suprarrenales. Además, un déficit de sodio puede contribuir a un nivel bajo de azúcar en la sangre, apatía y palpitaciones cardíacas. En resumen, necesitas sodio, y más del que podrías imaginar.

Un nivel alto de oxalato crea determinadas condiciones que reducen el sodio, y un nivel bajo de sodio en el cuerpo activa las hormonas retenedoras de oxalato, que pueden aumentar la fibrosis.[26] Para tener un buen equilibrio electrolítico, puede ser importante que ajustes la ingesta de potasio con la de sodio y viceversa. El potasio está dentro de las células sanas (especialmente en las musculares y óseas) y el sodio es elevado fuera de las células.

La sal es la principal fuente de sodio en nuestra dieta. Cuando recomiendo «sal», quiero decir sal mineral, como la Redmond Real Salt o la sal rosa del Himalaya. Estos tipos de sal contienen de manera natural trazas de muchos minerales importantes, como el yodo. (Evita la sal de mesa porque está demasiado purificada, tratada con calor excesivo y con aditivos indeseables).

Empieza a usar sal mineral como un nutriente introduciendo la práctica saludable de salar al gusto los alimentos con sal mineral de buena calidad. Además de la dieta, toma sal en el agua o una bebida de electrolitos que también incluya potasio. Experimenta con el uso de la sal como nutriente y/o suplemento y ve más allá de lo que utilizas para sazonar los alimentos con al menos media cucharadita al día durante los primeros cinco días. (Véase una opción para hacerlo en la **tabla 15.2, «Bebida deportiva salada»**).

La sal también puede disminuir tus ansias de comer dulces y quizá el hambre en general. Puedes chupar granos gruesos de sal rosa del Himalaya para «tratar» esas ansias de dulce, vino, chocolate y otras cosas que deseas evitar. Introduce la práctica saludable de tomar suplementos de sal gradualmente hasta añadir dos cucharaditas de sal al día (**cuadro 15.2**).

CUADRO 15.2. SUPLEMENTAR TU INGESTA DE SAL MEJORA LO SIGUIENTE.

- Hidratación (buena para los riñones)
- Circulación sanguínea
- Tolerancia al ejercicio
- Función cerebral
- Tolerancia al estrés
- Tolerancia al calor
- Fatiga
- Dolor articular

¿Cómo valoras hasta qué punto le gusta la sal a tu cuerpo? Recuerda: obtener los nutrientes que necesitas puede activar la liberación de oxalato e iniciar la sensación de que estás enfermo. Sin embargo, y en general, deberías sentirte constantemente energético y más centrado mentalmente gracias a los suplementos de sal. Reduce la sal si tienes signos de retención de líquidos, como los tobillos hinchados. Si eres sensible a la sal respecto a la presión arterial, podría indicar una necesidad de potasio (y calcio). Si eres un deportista de resistencia o sueles acudir a una sauna regularmente, aumenta la ingesta de sal para satisfacer esta necesidad adicional.

Prueba la receta de bebida deportiva/electrolitos de la **tabla 15.2**. Bébela durante el día (entre comidas) y especialmente por las noches, en vez de comer cualquier cosa. Bébela una hora antes de hacer ejercicio para mejorar el rendimiento. Hidratarte con sal puede conseguir que tengas menos sed y puedas tolerar mejor periodos más largos sin agua, porque no te falta. (Puede ser útil al viajar en avión).

Bebida deportiva salada

Mi método para tomar dosis terapéuticas de sal, junto con potasio y otros oligominerales, es esta fórmula de mi bebida deportiva salada (**tabla 15.2**). Las instrucciones son para preparar una porción.

Tabla 15.2. Bebida deportiva salada

Pon los ingredientes en una jarra o botella grande, limpia y de cristal. Añade agua, tápala de forma hermética y agita bien. Déjala reposar durante al menos treinta minutos antes de consumirla. Se puede tomar durante las cuarenta y ocho horas siguientes.

INGREDIENTE	CANTIDAD	FUENTE
Usa agua ionizada o de ósmosis inversa, preparada según la **tabla 15.3** con potasio y oligominerales	680 g (3 tazas o 710 ml)	Fuente local, más minerales
Vinagre o jugo de limón orgánico	2-3 cdtas. (según el sabor)	Tienda de alimentación
Sal	½-1 cdta. (1.8-3.5 g)	Sal rosa del Himalaya o Real Salt
Bicarbonato de potasio (en polvo)*	¼ de cdta. (1.5 ml, 0.7 g)	A granel *online*, múltiples fuentes
Citrato de potasio (en polvo)*	¼ de cdta. (1.5 ml, 0.7 g)	A granel *online*, múltiples fuentes
Citrato de magnesio*	⅛ de cdta. (1 ml, 0.5 g)	A granel *online*, múltiples fuentes
Solución mineral ReMyte (opcional)**	½ cdta. (2.5 ml)	RNAReset.com
Jarabe de arce puro de alta calidad u otro azúcar orgánico o natural no refinado (opcional). Evita estevia y edulcorantes de cero calorías	4 cdtas. (20 ml) (añade 18 g de carbohidratos)	Múltiples fuentes

Nota (*): compra polvo a granel *online* para usar en agua potable y también utiliza bicarbonato para el baño.

Nota (**): si no usas ReMyte, considera tomar oligoelementos en cápsulas o prueba otras fórmulas líquidas de electrolitos, como LyteShow o E-Lyte si el sabor es aceptable. (Si no te acostumbras al sabor, existen opciones: 1) omite el citrato de magnesio y ReMyte durante unas semanas y, después, prueba cantidades más pequeñas; 2) añade agua de coco, jarabe de arce o cantidades mínimas de otro edulcorante hasta que te acostumbres, y 3) traga el agua y los minerales igual que harías con las cápsulas tomadas con abundante agua o con alimentos).

Si añades un edulcorante como una de las opciones, recuerda que generalmente no se recomienda beber líquidos edulcorados y que pueden crear dependencia. Sin embargo, es improbable que sea un problema si sigues una dieta baja en carbohidratos (menos de 150 g al día) y estás físicamente activo. Tomar esta bebida deportiva es una manera de aumentar los carbohidratos si estás siguiendo una dieta muy baja en carbohidratos, como la dieta carní- vora (todo carne), o si estás limitando el consumo de fibra vegetal por problemas gastrointestinales. Como alternativa, la adición de agua de coco a la mezcla tiene el beneficio de contribuir con potasio y es muy refrescante después de realizar ejercicio o de una sauna caliente. El agua de coco contiene 2 mg de oxalato por taza, mientras que la bebida deportiva salada aquí presentada no tiene ninguno.

Azufre

El azufre es un mineral esencial necesario para el cuerpo. Necesitamos mucho, aunque generalmente se ignora el papel del azufre en el bienestar humano. Por ejemplo, en la mayoría de los tratados de nutrición no se habla del metabolismo ni de la deficiencia de azufre. Se supone que las necesidades de azufre se satisfacen con los aminoácidos que contienen azufre, que son abundantes en proteínas animales, como huevos, carnes y leche. Aunque el agua potable dura, las verduras de la familia de la col, las cebollas y el ajo también contienen azufre (especialmente si se cultivan en suelo rico en azufre), en veganos, niños o personas con VIH se puede producir una deficiencia de los aminoácidos de azufre (metionina, cisteína, cistina, homocisteína, homocistina y taurina).[27] Nuestra necesidad de azufre es otro motivo por el que los alimentos de origen animal son importantes para la salud humana.

El azufre tiene un gran potencial terapéutico para muchas dolencias relacionadas con la sobrecarga de oxalato. Los compuestos que contienen azufre pueden reducir el daño oxidativo y la inflamación, y favorecer la curación. Por ejemplo, el metilsulfonilmetano (también conocido como dimetilsulfona) penetra fácilmente en las células y se puede utilizar por vía tópica u oral para tratar alergias, síndromes con dolor, artritis, gastritis, dolor posejercicio, lesiones deportivas, cistitis intersticial y otros trastornos de la vejiga urinaria y dolencias inflamatorias en general. Además, también es bueno para la piel, el sistema vascular y el revestimiento gástrico; puede tener beneficios contra el cáncer y ayuda en la reparación y la regeneración de huesos y dientes.[28,29] Otros compuestos de azufre, como la S-adenosilmetionina elemental, el dimetilsulfóxido, la taurina y el glutatión, también pueden ayudar en casos de fibromialgia, artritis, cistitis intersticial, lesiones, depresión, diabetes y cáncer.[30]

En mis pacientes, su tolerancia inicial a suplementos de azufre, como el metilsulfonilmetano, varía muchísimo; aunque no es tóxico, muchos no lo toleran. Además de los baños (comentados en la página 271) con sulfato de magnesio (sal de Epsom), generalmente sugiero empezar el uso de metilsulfonilmetano en una loción tópica o gel aplicado en los pies, manos y zonas de dolor a la hora de acostarse y después del baño. Si los resultados son buenos, los baños minerales regulares pueden ser adecuados para reforzar el azufre y aliviar el dolor, en momentos de inflamación elevada, y para reforzar la reparación del tejido conjuntivo. También puedes experimentar con la toma de metilsulfonilmetano u otros compuestos de azufre por vía oral. Se sugiere empezar con 0.5 o 1 g dos veces al día y, si se tolera bien, aumentar gradualmente hasta un máximo de 3 g dos veces al día, quizá a demanda.[31] Si te sientes peor, podrías necesitar suplementos de oligoelementos que contienen molibdeno durante más o menos un mes antes de tomar metilsulfonilmetano, ya que el molibdeno facilita el metabolismo del azufre.

Silicio

Los síntomas del tejido conjuntivo pueden persistir o reaparecer durante la eliminación de oxalato. Algunas personas pueden presentar caída del cabello, tendinitis o dolor articular o de espalda. La reparación ósea y la formación de tejido conjuntivo requieren muchos oligonutrientes, como silicio mineral no tóxico. Aunque respirar cristales de sílice es tóxico, tomar silicio por vía oral no lo es.[32]

Los suplementos con silicio biodisponible (por ejemplo, Bio-Sil) parecen tener diversos beneficios: ayudan en la inestabilidad o el dolor articular, el adelgazamiento óseo, los problemas de espalda, la hipermovilidad articular, la piel arrugada y la mala circulación. El silicio puede ser más efectivo que el colágeno para la salud del tejido conjuntivo y los suplementos podrían ser especialmente importantes en las personas mayores.[33] En combinación con la ingesta baja de oxalato, el citrato de potasio y el silicio pueden ayudar a detener y revertir la pérdida de hueso durante la posmenopausia.

Oligoelementos

Tomar determinados oligoelementos puede ayudar a recuperar la salud. Considera utilizar un suplemento de complejos de oligoelementos que contenga boro, yodo, zinc, selenio, cobre, manganeso, cromo y molibdeno. Las marcas Designs for Health, Pure Encapsulations y Klaire Labs ofrecen un amplio espectro de oligoelementos en cápsulas.

Agua

Además de adoptar las precauciones diarias razonables en relación con las toxinas ambientales, controlar el agua que bebes puede reducir tu exposición a las toxinas y ayudar a aumentar la ingesta de minerales.

El agua de la llave no solo puede contener metales tóxicos, sino también muchos otros aditivos (acrilamida, bromato, fluoruro, cloraminas, etc.) y contaminantes (los pesticidas 2,4-D y glifosato, amianto, atrazina, benceno, clordano, cianuro, lindano, estireno, cloruro de vinilo, etc.).[34] Los filtros de carbono pueden eliminar un número limitado de contaminantes, especialmente bacterias, impurezas de partículas y cloro.

Beber agua embotellada no es una buena solución, ya que la mayoría contiene residuos plásticos procedentes del envase y también podría contener otros productos químicos. (Yo, a alguna embotellada la llamo «té de plástico»).[35] El motivo es que las aguas embotelladas con frecuencia proceden del agua de la llave; los esfuerzos que dedica el fabricante en limpiarla suelen centrarse en el sabor, no en eliminar toxinas.

La mejor alternativa para reducir la exposición a las toxinas del agua de la llave es beber agua filtrada con adición de minerales adecuados. Existen muchos filtros efectivos y productos para el agua para los consumidores. La filtración de carbono es mejor que nada para el baño, pero para beber, recomiendo un agua más altamente purificada *y* enriquecida con minerales. Si utilizas cualquier tipo de equipo doméstico de filtración de agua, es importante que cambies los filtros y realices el mantenimiento periódicamente. Y si empleas agua de pozo, es importante que un laboratorio acreditado analice las toxinas y el contenido mineral.

La filtración de agua por ósmosis inversa elimina la mayoría de los contaminantes del agua de la llave. Puedes tener un equipo doméstico o comprar agua de ósmosis inversa a granel de dispensadores en muchas tiendas de alimentos orgánicos. Un agua buena es fundamental para la salud, pero no es gratis ni fácil de conseguir. El agua de origen natural, como el agua de pozo limpia o de manantial real, es fantástica si puedes obtenerla, pero para la mayoría de los usos, un agua bien filtrada es un buen punto de partida.

Mejorar las aguas purificadas

El proceso de ósmosis inversa elimina las toxinas, pero también los minerales nutritivos, como calcio, magnesio y azufre. A la larga esto no es bueno, porque el agua es una fuente importante de minerales.[36] Algunos sistemas de ósmosis inversa y filtros de agua desionizada similares restablecen pequeñas cantidades de calcio o magnesio que normalmente estarían presentes, pero los fabricantes de estos sistemas con frecuencia no indican el tipo de mineral ni las cantidades en el agua.[37]

Al tener un nivel excepcionalmente bajo de minerales necesarios, el agua purificada puede mejorarse con la adición de oligoelementos y un poco de potasio. Consulta en la **tabla 15.3** diversas formas de mejorar el agua para que sea saludable para toda la familia. Puedes usarla como base para todas las bebidas, como mi bebida deportiva salada (**tabla 15.2**), en el té y el café. Al ser ligeramente alcalina, suaviza el sabor del café.

Tabla 15.3. Agua potable purificada por ósmosis inversa
y enriquecida con potasio (por galón).[38]

Instrucciones: combina los ingredientes enumerados en una jarra de cristal limpia
y consúmela en una semana. Para esterilizar las jarras de cristal después de lavar-
las, mételas en el horno a 120 °C durante veinte minutos.

INGREDIENTE	CANTIDAD	FUENTE
Agua de ósmosis inversa (o agua de pozo analizada)	1 galón (3.8 litros)	Fuente local
Bicarbonato de potasio (en polvo)*	¼ de cdta. (1.5 ml, 0.7 g) Unos 400 mg de potasio Para aguas ionizadas, disminuir el bicarbonato a la mitad	A granel *online*, múltiples fuentes
Citrato de potasio (en polvo)*	¾ de cdta. (4 ml, 2 g) Unos 1 050 mg de potasio	A granel *online*, múltiples fuentes
Líquido con electrolitos: oligoelementos como LyteShow (omitir cuando se utiliza agua de pozo)	1 cdta. (5 ml)	*Online*, múltiples fuentes
Solución mineral ReMyte o producto equivalente (opcional)	1 cdta. (5 ml)	RNAReset.com, pueden ser suficientes otras marcas

Nota: medir estos polvos por volumen es inexacto; las medidas de peso son más
exactas. Al hacer la mezcla en casa, el objetivo es obtener cifras aproximadas, aunque aquí se presentan números concretos. O puedes conseguir una báscula digital
de precisión por menos de veinticinco dólares.

Nota (*): compra polvo a granel *online* para usar en agua potable y también usa
bicarbonato para el baño. También puedes usar bicarbonato de sodio. Para aguas
ionizadas alcalinas (reforzadas con hidróxido), reduce el bicarbonato a la mitad.
(Un ionizador de agua utiliza corriente eléctrica para romper artificialmente la
molécula de agua en átomos de hidrógeno positivos e iones de hidróxido negativos). Las cantidades de minerales añadidos que sugiero se basan en el sabor. Si no
te gusta cómo sabe, añade la mitad de los nutrientes enumerados. Cuando te acostumbres a ese nivel de minerales, aumenta a unas tres cuartas partes de las cantidades sugeridas. Y cuando te hayas acostumbrado, prueba aumentando el resto.

Baños minerales

La inmersión en agua rica en minerales, como un manantial mineral caliente, es una antigua forma de hidroterapia utilizada para restablecer, aliviar el dolor y reducir el estrés. Al sumergirte en una solución mineral, tu piel absorbe minerales que ayudan a tratar los síntomas agudos del exceso de oxalato. Esta práctica también puede ayudar en el largo proceso de restauración de minerales en muchos tejidos del cuerpo, sin provocar irritación intestinal. Magnesio, potasio, azufre, bicarbonato y otros electrolitos se absorben con facilidad a través de la piel. Además, el azufre y otros minerales también ayudan a la piel a producir vitamina D.

Para los baños terapéuticos, sugiero un amplio espectro de minerales para ayudar a absorber lo que sea más necesario. Consulta en la **tabla 15.4** una fórmula básica. Empieza con lo que puedas encontrar más fácilmente, como sal marina, sal de Epsom, bicarbonato y un toque de bórax (por el boro, un nutriente esencial). El bicarbonato de potasio (fácil de comprar *online*) es una adición útil.

Cómo empezar: para iniciarse bien en estos baños, la «dosis» correcta es sumergir los pies durante quince minutos cada dos días. Para un baño de pies, utiliza una cuarta parte de cada uno de los ingredientes enumerados en la **tabla 15.4**. Esta solución será más concentrada en comparación con un baño de cuerpo entero, como un ajuste rudimentario para el área de superficie corporal relativamente pequeña de los pies. Usa agua muy caliente. Aumenta el tiempo de remojo a veinte o veinticinco minutos si te resulta beneficioso. Si esto no empeora tus síntomas, pasa a un baño mineral caliente de cuerpo entero las veces que puedas y según tus síntomas; sugiero al menos dos veces por semana. Si estás seguro de que el baño te ayuda, toma uno cada día. A algunos de mis pacientes les resultan beneficiosos los baños minerales dos veces al día cuando los síntomas de eliminación son intensos.

Si no tienes tina o tiempo, mezcla una solución de minerales y utiliza un atomizador para aplicártela en la piel después de un baño diario y deja que se seque.

Tabla 15.4. Fórmula para baños minerales de uso general.

INGREDIENTE	CANTIDAD	FUENTE
Bicarbonato de potasio (en polvo)	½ taza (120 ml)	A granel *online*, múltiples fuentes
Sal marina	½ taza (120 ml)	Fuente a granel, vendida en tiendas ecológicas
Bicarbonato	⅓ de taza (80 ml)	Comprar a granel (p. ej., Costco)
Sal de Epsom (sin aditivos)	2 tazas (480 ml)	Comprar puras a granel (p. ej., Costco)
Bórax (de boro) (aditivo común para blanquear ropa; opcional)	3 cdtas. (15 ml)	Supermercado

Nota: considera cambiar la sal de Epsom por cloruro de magnesio a granel si eres sensible al azufre.

CITRATOS PARA REDUCIR LA ACIDEZ

El ácido cítrico es una molécula metabólica generalizada y homónimo del *ciclo del ácido cítrico* del interior de las mitocondrias, donde la energía de los alimentos se convierte en energía celular. El ácido cítrico (o citrato) en la orina y otros lugares se une a los cristales de oxalato de calcio y los debilita, ayudando a disolver los depósitos en los riñones y otros lugares.[39] La ingesta oral de citrato es un tratamiento fiable, muy efectivo y bien tolerado para los cálculos renales.[40] Ya sea en forma de suplemento, aditivo alimentario o jugo de limón, el ácido cítrico ayuda a eliminar de forma segura el oxalato del cuerpo.

El citrato se pega a los cristales de oxalato, los ablanda y también aumenta los efectos protectores de otras moléculas antiaglutinantes en la orina.[41] El citrato puede ayudar a que te encuentres mejor, porque también reduce los niveles de osteopontina (véase el capítulo 10), protege frente al estrés oxidativo inducido por el oxalato y corrige las condiciones ácidas que pueden producir malestar.[42] El citrato también promueve unos huesos y dientes fuertes y, junto con el potasio, puede detener o incluso revertir la pérdida ósea en la osteopenia, la osteoporosis y otros trastornos de fragilidad ósea en las personas formadoras y no formadoras de cálculos.[43,44] Como un paciente observó: «No tengo suficientes palabras para darte las gracias. Un jugo de cinco limones y veinticuatro horas después ¡ya estoy mucho mejor! No tengo náuseas. También hice otros ajustes, pero esto es inesperado y sorprendente».

Condiciones ácidas no controladas por cualquier causa pueden reducir el citrato urinario, aunque después pueden aumentar el poder de los oxalatos de cristalizar y dañar los riñones y otros tejidos.[45] El bicarbonato también puede reducir la acidez tisular y aumentar la excreción de citrato y el pH urinario.[46] El hígado convierte una parte del citrato en bicarbonato, que estimula a las células renales para que liberen y excreten citrato protector en la orina.

Jugo de limón

Los limones, como cítricos, son una excelente fuente de ácido cítrico y citrato. En varios estudios se demostró que media taza de jugo de limón al día es casi tan efectiva para reducir la reaparición de cálculos renales como un tratamiento con citrato de potasio. Los limones también son muy útiles para tratar la acidosis que acompaña a la eliminación de oxalato y otros estados inflamatorios.

Para utilizar limones frescos terapéuticamente, consume al menos dos al día. Tómalos tal cual, de un trago o como una limonada caliente (con agua caliente y una pizca opcional de edulcorante) o como limonada efervescente alcalinizante (véase el **cuadro 15.3**), que simplemente incorpora bicarbonato y agua al jugo de limón para crear una bebida de citrato aún más alcalinizante. Disfruta de la bebida efervescente por la mañana, por la noche o cuando necesites un empujoncito.

CUADRO 15.3. LIMONADA EFERVESCENTE ALCALINIZANTE.

½ taza de jugo de limón fresco
⅛ de cdta. de bicarbonato de potasio
⅛ de cdta. de citrato de potasio
½ taza de agua filtrada

En un vaso alto, mezcla el jugo de limón con el bicarbonato de potasio y el citrato de potasio y, después, deja que burbujee durante uno o dos minutos. Viértelo en el agua y bébetelo inmediatamente.

El jugo de limón es mi suplemento favorito porque es muy efectivo como primer auxilio para cualquier dolencia. Es seguro consumir jugo de limón con frecuencia. Aunque el citrato tiene el poder de reforzar los dientes y mejorar la mineralización, debes proteger los dientes del ácido del jugo de limón con sorbos de agua sola después. Usa tu propia saliva y la lengua para limpiar los restos de limón y después trágatela. Por el bien de tus dientes, evita sorber agua acidificada todo el día. (Este es uno de los motivos por el que recomiendo los «tragos»). Como comentó un paciente: «Estuve bebiendo jugo de limón puro entre cuatro y seis veces al día durante dos años y mis dientes están perfectos, ¡ni una caries!».

Suplementos de citrato

Tomar suplementos de minerales, citrato y bicarbonato es una forma demostrada de tratar las condiciones ácidas y, con el tiempo, recuperar nutrientes esenciales para restablecer la salud. La mayoría de los suplementos de citrato pueden alcanzar tres objetivos simultáneamente: suplementación de minerales, suplementación de citrato y alcalinización de tejidos corporales y orina. El citrato de potasio suele ser el tratamiento preferente para los cálculos, aunque con frecuencia se emplean citrato de sodio, citrato de calcio y citrato de potasio-magnesio. Los suplementos de citrato se presentan en diferentes formas: polvo a granel, comprimidos, cápsulas e incluso en prescripciones. La más útil suele ser una combinación de todas ellas y se puede ajustar para adaptarse a las necesidades y tolerancia individuales (**tabla 15.5**).

Aunque no aporta minerales, un citrato menos conocido es el hidroxicitrato, que también parece efectivo y podría resultar una opción deseable en las personas que forman cálculos renales que tienden a tener una orina alcalina, aunque los estudios clínicos sobre el hidroxicitrato son limitados.[47] A pesar de que se puede encontrar fácilmente como suplemento de venta sin prescripción, su uso ha provocado algunos problemas de salud; si tienes problemas de función hepática, consulta a un médico antes y durante su empleo.

¿Qué pasa si el citrato no me conviene?

Si bien el citrato constituye una valiosa ayuda para muchas personas, existen pruebas de que, en un pequeño porcentaje, la ingesta repetida de ácido cítrico industrial podría producir una inflamación leve y desencadenar reacciones de sensibilidad o alérgicas.[48] El citrato industrial no es necesario para que funcione la dieta baja en oxalato. Además, todos los suplementos de minerales se comercializan en formas que no incluyen citratos y los propios minerales ayudan a alcalinizar los tejidos corporales. Si no toleras los cítricos o el citrato industrial, una posible alternativa es tomar bicarbonato de sodio o de potasio. Un cuarto raso de cucharadita de bicarbonato de sodio o potasio en agua, tres veces al día (entre las comidas), puede ayudar a tratar el ácido extracelular que se produce con la inflamación y la enfermedad por oxalato, además de aumentar el citrato urinario.[49] El agua de coco es otra opción con efectos alcalinizantes y puede ayudar a aumentar el citrato en la orina.[50]

Tabla 15.5. Sugerencias de suplementos de citrato y minerales.

SUPLEMENTO	FINALIDAD	CANTIDADES, ADULTOS
Complejo de oligominerales	Importante tomarlo en pequeñas cantidades	Utilizar una combinación de cápsulas de complejos minerales y formas líquidas
Citrato de calcio sin vitamina D	El calcio fija el oxalato, mejorando las condiciones para su excreción en el colon. En esta aplicación, el objetivo es la retención de calcio en los intestinos	800-1 400 mg, según el calcio de los productos lácteos y la selección de los alimentos. Uso moderado para evitar el estreñimiento
Citrato de magnesio	Impide la cristalización de oxalato y puede ayudar a descomponer cristales existentes en los tejidos, así como en el estreñimiento. El magnesio es importante para la energía celular y la actividad de la tiamina La deficiencia de magnesio es normal	300-1 600 mg al día, con o sin alimentos, según la tolerancia intestinal, que significa que no produce diarrea
Citrato de potasio	Ayuda a evitar la cristalización por oxalato, es un tratamiento efectivo contra los cálculos renales, restablece los niveles reducidos de potasio en los tejidos conjuntivos y músculos, mejora el rendimiento muscular y nervioso y compensa los efectos de una dieta baja en carbohidratos o la inflamación crónica	Comprimidos de 99 mg: entre 4 y 14 al día, repartidos a lo largo de todo el día y tomados con los alimentos En polvo a granel: mezclarlo con agua potable y beber sorbos durante todo el día (entre ¼ a 2 cdtas./día) Tomarlo en bebidas de electrolitos (véase la **tabla 15.2**) Las personas con enfermedad renal crónica deben consultar a su médico
Jugo de limón y lima	Reduce la formación de cristales de oxalato, protege los riñones, ayuda en la digestión si se toma con las comidas y en los síntomas agudos de cualquier tipo	½ taza de jugo al día recomendado para prevenir cálculos renales (de 1 a 4 limones o de 2 a 8 limas) Enjuagar bien los dientes con agua después de su consumo

Vitaminas básicas

Las vitaminas B, C y D tienen un papel relevante en la toxicidad por oxalato y su recuperación. El rol de la vitamina D ya se ha comentado anteriormente (en la página 257) y se adquiere mejor a través de la «vitamina del sol», y la vitamina C solo se necesita en pequeñas cantidades, así que empecemos ahora con las vitaminas B, porque son esenciales para la salud y el exceso de oxalato las reduce.

Una deficiencia de vitaminas B puede aumentar la producción interna de oxalatos por el cuerpo; sin embargo, la insuficiencia de vitaminas B y las deficiencias minerales no solo están relacionadas con la toxicidad del oxalato, sino que acompañan a otros problemas de difícil tratamiento, como la enfermedad celiaca, la obesidad, la diabetes y el alcoholismo. Obtener vitaminas B adecuadas puede mejorar también tu estado de ánimo. La capacidad para afrontar mentalmente una enfermedad crónica y mantener el rumbo con un programa como la alimentación baja en oxalato podría, de hecho, depender de micronutrientes a nivel celular.

Como la mayoría de nosotros estamos ligeramente malnutridos y la toxicidad del oxalato promueve la deficiencia de micronutrientes, no es sorprendente que la mayoría de mis pacientes con frecuencia también necesiten suplementos de vitaminas B para funcionar a medida que se recuperan del exceso de oxalato. Cualquier deficiencia dará una ventaja al oxalato, pero tres vitaminas B tienen un valor especial: la tiamina, la biotina y la B_6 (P-5-P). Estas vitaminas son especialmente fundamentales en el metabolismo energético y del oxalato, y se toman mejor junto con un complejo B de alta calidad o un suplemento de hígado desecado.

Tiamina (B_1)

La tiamina, también conocida como vitamina B_1, activa otras vitaminas B y es importante para el metabolismo energético, la salud cardíaca y la función intestinal, incluso para el cerebro, el sistema nervioso y el bienestar psicológico general.[51] La tiamina tiene propiedades antioxidantes y puede tener efectos protectores antienvejecimiento. Si bien la deficiencia de tiamina aumenta los niveles de glioxilato y ácido oxálico en el cuerpo, un nivel adecuado frena la síntesis de oxalato, lo que explica por qué la tiamina puede prevenir los cálculos renales. De hecho, los suplementos de tiamina son efectivos para aliviar una amplia variedad de enfermedades crónicas.[52]

Por desgracia, es frecuente tener deficiencia de tiamina, ya que varios alimentos contienen determinados elementos que destruyen esta vitamina. Por ejemplo, las enzimas en pescado crudo y los ácidos tánico y cafeico que se encuentran en el café, el té, la mora azul, las pasas negras, las coles de Bruselas y la col lombarda.[53] Tener niveles bajos de tiamina produce diversos problemas en la salud neurológica (como la enfermedad de Alzheimer), interfiere en el metabolismo de la glucosa (produciendo acidosis y baja energía) y favorece el desarrollo de diabetes y complicaciones relacionadas.[54] Los especialistas en tiamina también recomiendan suplementos de esta vitamina para cualquier enfermedad con disminución o daño mitocondrial.[55]

Recomiendo la tiamina especialmente cuando la fatiga, el dolor, los problemas de sueño, la mala memoria, la fatiga mental, la depresión, la diarrea o el estreñimiento son crónicos. Corregir una deficiencia de tiamina requiere tiempo y el uso constante de suplementos de alta calidad, con frecuencia en dosis superiores a 400 mg al día.[56] Ver mejorías puede tardar seis meses o más. La fatiga se puede aliviar con mayor rapidez cuando se utilizan dosis más altas, aunque, irónicamente, la fatiga es una respuesta probable a los suplementos de tiamina, posiblemente por las demandas energéticas añadidas de la curación ante enzimas celulares inadecuadas.[57] Esto dificulta seguir confiando en la toma de suplementos de tiamina, pero tales efectos se podrían reducir con la toma de un complejo B o multivitamínico, además de la tiamina. Según la National Academy of Medicine en Washington, D. C., no se ha determinado un nivel de ingesta superior tolerable para la tiamina.[58] Los suplementos que contienen hidrocloruro de tiamina y mononitrato de tiamina no son bien absorbidos por las células y podrían no ser efectivos. Las nuevas formas de tiamina, como benfotiamina, sulbutiamina o lipotiamina, podrían mejorar la captación celular y la efectividad.

Vitamina B$_6$

La forma activa de la vitamina B$_6$, *piridoxal-5'-fosfato* (abreviado como P-5-P o PLP), es un activador esencial en más de ciento cincuenta reacciones enzimáticas. La inflamación consume B$_6$ a una velocidad superior y, en las personas con enfermedades inflamatorias (por ejemplo, artritis), los niveles plasmáticos y hepáticos de P-5-P son bajos.[59] Una deficiencia de vitamina B$_6$ impacta considerablemente en tres tiempos en un cuerpo con exceso de oxalato: 1) aumenta la absorción de oxalato, 2) eleva los niveles de glicina, que puede convertirse en glioxilato y después en oxalato si está en exceso, y 3) disminuye los niveles de citrato en la orina.[60,61]

Además, un nivel plasmático bajo de P-5-P aumenta el riesgo de enfermedad cardiovascular y de algunos cánceres, y una deficiencia de vitamina B$_6$ puede desencadenar problemas en la producción de la molécula hemo, que transporta el oxígeno en la sangre (en personas genéticamente predispuestas), una de las causas de la fatiga.[62,63]

Cuando existe una deficiencia de los niveles de vitamina B$_6$, incrementar su ingesta con alimentos y suplementos mejora algunas funciones inmunitarias; sin embargo, la forma molecular de vitamina B$_6$ que procede de los alimentos vegetales, alimentos enriquecidos y la mayoría de los suplementos, la *piridoxina HCl*, solo puede ser utilizada por el cuerpo hasta que se convierte en la forma P-5-P biológicamente activa.[64,65] La maquinaria de conversión en los intestinos tiene muy poca capacidad y la piridoxina no convertida puede desplazar fácilmente la forma P-5-P requerida por enzimas dependientes de la B$_6$. La vitamina B$_6$ liberada en forma de piridoxina *puede causar síntomas de deficiencia de vitamina B6*, creando confusión sobre el origen de los síntomas. Como comentan algunos investigadores, «incluso a una dosis relativamente baja, la suplementación de vitamina B$_6$ puede causar problemas».[66]

Los síntomas por deficiencia de vitamina B$_6$ incluyen debilidad, hormigueo y dolor urente por daño nervioso (efectos desmielinizantes), los cuales pueden provocar, a su vez, más dolor y balbuceo, tropiezos, caídas y falta de coordinación.[67] Además, la deficiencia de B$_6$ se asocia a sequedad ocular y cambios en las secreciones de las lágrimas, como se observa en la artritis y el síndrome de Sjögren.[68]

La distinción entre los posibles daños de la piridoxina y las posibles aplicaciones terapéuticas del P-5-P aún tiene que ponerse en práctica, ya sea en investigaciones o en atención médica. La confusión sobre qué formas se utilizan podría alimentar el debate respecto al límite superior seguro de ingesta de vitamina B_6. Basándose en los problemas neurológicos que se producen después de tomar 50 mg de piridoxina al día, la Autoridad Europea de Seguridad Alimentaria recientemente estableció un límite superior a 25 mg/día, que es una cuarta parte del límite superior previo de 100 mg/día indicado por el Departamento de Agricultura y otras autoridades de Estados Unidos.[69] Aún no se conocen las dosis ni el momento adecuados para tomar los suplementos de P-5-P, pero en estudios que utilizaron dosis de 100 mg de suplementos de P-5-P para la artritis, se observó una reducción de la inflamación.[70]

Dosis: empieza con un suplemento de complejo B que contenga de 15 a 25 mg de P-5-P. Si lo toleras bien, podrías intentar más adelante añadir otros 15 mg (o hasta 50 mg) de P-5-P, dividido en dos dosis, con o sin alimentos. Comprueba si estás más tranquilo o si tienes menos dolores después de unas seis o diez semanas. Vigila detenidamente tus reacciones y considera reducir gradualmente la ingesta de P-5-P adicional durante varias semanas para comparar cómo te encuentras con menos o incluso sin el suplemento.

Biotina

La biotina (vitamina B_7) es esencial para el crecimiento, el desarrollo y una función celular normal, en parte porque es necesaria para cinco enzimas mitocondriales, las *carboxilasas*, las cuales no funcionan adecuadamente cuando el oxalato entra en las mitocondrias.

También se producen niveles subóptimos de biotina por el uso a largo plazo de medicamentos anticonvulsivos, nutrición parenteral, en el alcoholismo crónico, en personas con enfermedad inflamatoria intestinal y durante los embarazos.[71] Tener una deficiencia de biotina en el embarazo aumenta el riesgo de defectos congénitos del desarrollo óseo, como la fisura del paladar.[72] La deficiencia de biotina también se relacionó con problemas de azúcar en la sangre, mayor inflamación y cambios epigenéticos.[73] Por otro lado, se demostró que tomar suplementos de biotina ayuda a las enzimas a funcionar mejor y mejora la tolerancia a la glucosa.[74]

Dosis: si eliges tomar suplementos de biotina, te sugiero 5 mg al día (5 000 µg). Las investigaciones sugieren que 20 mg/día (o mucho más) es seguro incluso en niños pequeños. En un programa piloto de ensayos se administraron dosis altas de biotina (100-300 mg/día) diarias a 23 pacientes con esclerosis múltiple durante varios meses y más del 90% de los pacientes (21 de 23) mostraron cierto grado de mejoría.[75]

Problemas con las vitaminas B

Algunas personas parecen tener problemas con los suplementos de vitaminas B, los cuales podrían deberse a varios motivos. Por ejemplo, necesitamos cantidades equilibradas de vitaminas B, así que a veces podría resultar inútil suplementar en exceso una en concreto sin ajustar las demás. A medida que una persona se recupera de la sobrecarga de oxalato, las necesidades de vitaminas B del cuerpo pueden cambiar, es decir, lo que era demasiado poco o mucho puede variar.

El otro problema común es que las formas químicas «estables» utilizadas en los suplementos no son las mismas que las formas biológicas que las células del cuerpo necesitan. En investigaciones recientes se sugiere que el uso de algunas formas de vitaminas B en suplementos y alimentos enriquecidos —en concreto niacina, B_6 (como *piridoxina*) y ácido fólico— podría ser inefectivo o incluso tóxico.

Similar al problema del enriquecimiento con vitamina B_6, el ácido fólico utilizado en alimentos enriquecidos y suplementos de vitaminas minoritarias requiere la conversión a la forma activa (*5-metiltetrahidrofolato* o *5-metil-THF*) por parte de las células intestinales. Los suplementos del complejo B pueden contener entre cien y doscientas veces la cantidad de ácido fólico que el cuerpo puede convertir a la forma útil y, en consecuencia, el ácido fólico no metabolizado de los alimentos enriquecidos y los suplementos permanece en la sangre, donde puede tener efectos perjudiciales, incluso podrían promover cáncer.[76]

Por desgracia, en la mayoría de los estudios de suplementos de vitaminas, como ensayos de intervención en seres humanos e informes de casos clínicos, se utilizaron formas biológicamente inactivas y que interfieren (piridoxina y ácido fólico), por lo que no es de extrañar que los investigadores obtengan resultados contradictorios. Si has tenido malas reacciones a los suplementos de vitamina B, estas podrían estar relacionadas con las formas y combinaciones erróneas. Sin embargo, existen suplementos que contienen B_6 en la forma P-5-P y folato, además de formas de tiamina más bioaccesibles (benfotiamina, sulbutiamina, alitiamina o lipotiamina).

Suplementos de multivitaminas

Tomar un suplemento combinado una vez al día es la práctica recomendada en general, porque se considera una forma segura de complementar los déficits de nutrientes no cubiertos por nuestras dietas,[77] pero el uso aparentemente inocuo de un suplemento básico, de amplio espectro, puede fácilmente no alcanzar el objetivo previsto de proteger las células frente a las deficiencias vitamínicas. El hecho de que tomes un multivitamínico no significa que te esté haciendo bien, pues el método de uno al día requiere que los suplementos de vitaminas del complejo B estén bien formulados, con las mejores formas, como P-5-P y folato (5-metiltetrahidrofolato), además de tener aglutinantes adecuados que faciliten una absorción gradual pero completa en la circulación sanguínea.

Pero incluso unos suplementos de multivitaminas bien formulados podrían no satisfacer las necesidades específicas individuales, ya que la sobrecarga de oxalato cambia las necesidades de nutrientes de una persona. Esas necesidades también pueden verse afectadas por diferencias genéticas y epigenéticas, incluso por el uso de medicamentos, alcohol, tabaco y el consumo excesivo de carbohidratos. Lo que es seguro y sano para una persona podría ser tóxico para otra o simplemente inadecuado.

Vitamina C: menos es más

> La vitamina C no debería verse como un medicamento benigno hidrosoluble, sino más bien como un medicamento potencialmente tóxico no solo para unos riñones enfermos, sino también para los normales.[78]
>
> S. MASHOUR, *et al.*, *Chest*

Necesitamos vitamina C, unos 100 mg al día. Es preferible obtener la vitamina C de los alimentos y limitar los posibles suplementos a cantidades que es improbable que aumenten los niveles de oxalato (250 mg o menos). Esto no significa que no puedas tomar nunca suplementos de vitamina C, ya que dosis moderadas de 50 a 100 mg de suplementos de vitamina C pueden ayudar a reducir el estrés oxidativo, cuando sea necesario. Si te encuentras mal e inflamado (quizá por eliminación de oxalato), una dosis de 100 mg de vitamina C tomada tres o cuatro veces al día podría ser razonable. Tomar más no aumenta los beneficios, pero sí los riesgos de aumentar los niveles de oxalato; no es necesario continuar con esta dosis durante un largo espacio de tiempo (**tabla 15.6**).

Tabla 15.6. Sugerencias de suplementos de vitaminas.

	SUPLEMENTO DE VITAMINAS	DOSIS (EMPEZAR CON DOSIS MUY BAJAS)
Complejo B (contiene formas bioactivas)	Soporte metabólico	Una vez al día
Vitamina B_6 como P-5-P (sola o en complejo B)	Limita la producción interna de oxalato; para corregir la deficiencia de vitamina B_6	15-100 mg/día, dividida en dos dosis. Aumenta el *dumping* de oxalato
Opciones de suplementos de tiamina: benfotiamina, sulbutiamina, lipotiamina, alitiamina	Ayuda en el metabolismo energético y la función neurológica. La deficiencia subclínica es común	Se puede tomar en dosis altas, pero ajustadas según la respuesta individual

	SUPLEMENTO DE VITAMINAS	DOSIS (EMPEZAR CON DOSIS MUY BAJAS)
Biotina	Ayuda a reducir los efectos secundarios del *dumping*, como los síntomas cerebrales	0.5-10 mg/día, dividida en dos dosis. Aumentar cuando los síntomas de eliminación sean intensos, hasta 100-200 mg, si es necesario
Vitamina C	Previene la deficiencia, aunque su deficiencia no es común	Tomar alimentos frescos bajos en oxalato, como lechuga ¼ de taza de jugo de limón (un limón grande) aporta 25-30 mg Si se necesita más vitamina C, tomar 50-100 mg una o dos veces al día en suplemento o alimentos enriquecidos con vitamina C Ajustar la ingesta a 2-4 veces la cantidad diaria recomendada para limitar la formación de oxalato en el cuerpo
Vitamina D	Previene la deficiencia, ya que esta suele ser común	Comprobar los niveles de vitamina D para determinar la necesidad. Si es necesario, tomar 10 000 mg o más semanal o mensualmente, pero no a diario

COSAS QUE PROBABLEMENTE NO NECESITAS

Como se ha mencionado antes, nuestra moderna concepción de la salud con frecuencia es influenciada por expectativas irrazonables, mitos y absolutas falsedades. Lo mismo es aplicable a ciertas cosas que podrías estar tentado a hacer o tomar para tratar la sobrecarga de oxalato. Siento decir que no hay varitas mágicas y la idea de «superalimentos» es igual de errónea tanto si se aplica considerando que el oxalato «cura» como si se aplica a nuestra dieta en general.

Probióticos para la salud intestinal

Como ya se ha comentado, intentar sanar el intestino con fibra podría ser contraproducente. Además, las investigaciones sugieren que la mayoría de los productos probióticos no son efectivos y pueden causar sobrecrecimiento bacteriano intestinal, gases, hinchazón, acidosis láctica y muchos otros efectos perjudiciales más graves.[79] Cuando los suplementos bacterianos consiguen colonizar el intestino, pueden desplazar las bacterias naturales y dificultar la regulación del contenido intestinal.

No te dejes engañar por el mito de que los probióticos te protegerán del exceso de oxalato que ingieres. Si bien es cierto que las bacterias intestinales que ingieren oxalato ayudan al cuerpo a deshacerse de parte del oxalato absorbido previamente, la mayoría de las personas no tienen estas bacterias.[80] En diversos estudios se demostró que la *Oxalobacter formigenes* no puede restablecerse con suplementos orales.[81]

Antioxidantes

Te sorprenderá saber que en diversas investigaciones se observó que el uso a largo plazo de suplementos de vitaminas E y C podría acortar la vida humana.[82] Aparentemente, cuando de manera rutinaria suprimes oxidantes celulares con suplementos, alteras el equilibrio fisiológico y la autorregulación en las células. Durante los episodios agudos de eliminación de oxalato o en momentos de infección, el uso intermitente y ligero de suplementos de antioxidantes, como vitamina E, N-acetilcisteína, CoQ10, glutatión e incluso vitamina C en dosis bajas, podría ser beneficioso. Pero, como norma, probablemente no deberían tomarse preventivamente ni a diario durante un largo periodo de tiempo, porque los suplementos antioxidantes pueden inhibir la respuesta adaptativa normal al estrés de los radicales libres.[83] Por ejemplo, incluso podrían impedir los efectos beneficiosos del ejercicio en la salud. Por tanto, un consumo rutinario puede crear más problemas que resolverlos.

Analgésicos (antiinflamatorios no esteroideos)

Cuando el oxalato empieza a causar dolor, los médicos suelen prescribir a los pacientes antiinflamatorios no esteroideos, como ibuprofeno (Advil, Motrin, Brufen y Nurofen), aspirina, celecoxib (Celebrex), naproxeno (Aleve, Naprosyn) y otros. Es fácil abusar de estos medicamentos tan conocidos y disponibles universalmente.[84] A finales de 1990, más de treinta millones de personas en todo el mundo utilizaban estos medicamentos cada día y probablemente las cifras son mayores actualmente.[85]

Para tratar el dolor asociado a la sobrecarga y la eliminación de oxalato, los antiinflamatorios no esteroideos son inútiles y pueden empeorar aún más la situación. Cuando las personas toman medicamentos y suplementos para suprimir la inflamación, pueden alterar el uso que hace el cuerpo de la inflamación leve para proteger la salud, al tiempo que no ayudan al cuerpo en su capacidad para desactivar la inflamación desbocada. Los beneficios a corto plazo pueden atenuarse mientras la causa subyacente de la inflamación sigue provocando daños. Además, los antiinflamatorios podrían incluso acortar la vida.[86] Por ejemplo, en determinados estudios se sugiere que los antiinflamatorios no esteroideos no son efectivos en la artritis relacionada con el oxalato.[87] Y, como hemos visto antes, estos antiinflamatorios también pueden causar y empeorar la inflamación intestinal; su uso regular es un factor de riesgo significativo de hiperabsorción de oxalato (exponer tu cuerpo a un porcentaje mucho mayor de oxalato de los alimentos; véase el capítulo 8).

Los analgésicos son apropiados en cuidados paliativos y en situaciones agudas a muy corto plazo, pero es importante tener en cuenta los peligros y las desventajas de estos medicamentos y tratar el dolor asociado a la sobrecarga y la eliminación de oxalato con técnicas menos agresivas, como compresas calientes, saunas y la propia dieta baja en oxalato.

Resumen de las principales ayudas en la recuperación

Hay cuatro cosas importantes que puedes hacer para ayudarte en la recuperación del exceso de oxalato y ¡otras que debes evitar!

1. **Cambios en el estilo de vida**
   a. Descansa lo suficiente; es esencial para la recuperación.
   b. Limita la exposición tóxica.
   c. Prueba terapias termales, como saunas y compresas calientes, así como baños fríos y compresas de hielo.
   d. Obtén vitamina D del sol o de suplementos; es un nutriente esencial.
   e. Utiliza estrategias apropiadas para gestionar el dolor (¡cuidado con las pastillas!).

2. **Suplementos minerales**
   a. Necesitas calcio para unir el oxalato en el intestino y ayudar en su excreción por las heces (y, con tiempo, tratar las deficiencias que tengas).
   b. Necesitas magnesio para unir el oxalato, tratar las deficiencias, restablecer la función enzimática y ayudar en la función intestinal.
   c. Necesitas potasio para reponer nutrientes en las células y proteger la salud de los huesos, riñones y corazón, además de sus efectos alcalinizantes.
   d. Necesitas sodio de sales minerales de calidad —sal no refinada— para mantener el equilibrio electrolítico, ayudar en la función suprarrenal, mantener la energía celular y mejorar la tolerancia al ejercicio.
   e. Necesitas azufre biodisponible para ayudar a gestionar el oxalato en el cuerpo y superar la deficiencia.
   f. Necesitas oligoelementos para ayudar en la función enzimática y la reparación tisular.
   g. Deberían añadirse minerales nutritivos al agua potable purificada.

    h. Considera obtener minerales necesarios poniendo los pies en remojo y con baños minerales calientes.

3. **Citratos**
   a. Con frecuencia se necesita citrato, jugo de limón, bicarbonato y potasio para ayudar a la función renal, facilitar la eliminación de cristales de los tejidos y mantener correctamente el equilibrio metabólico ácido-básico (reducir la *acidosis*).

4. **Vitaminas B (y no demasiada vitamina C)**
   a. Las vitaminas B_1, B_6 y la biotina (B_7) son especialmente importantes para ayudar en la función enzimática metabólica y gestionar la energía en los nervios, los músculos y los tejidos conjuntivos, para reducir la producción interna de oxalato y por sus efectos antioxidantes y antiinflamatorios.
   b. La vitamina C es un nutriente esencial, pero se debe limitar su uso en suplementos.

5. **Cosas que no necesitas**
   a. Probióticos.
   b. Uso prolongado de antioxidantes.
   c. Analgésicos (antiinflamatorios no esteroideos).

16

Inquebrantable

> Ninguna ley escrita ha sido más vinculante que la costumbre no escrita sustentada por la opinión popular.[1]
>
> CARRIE CHAPMAN CATT, 1900

El argumento para seguir una alimentación baja en oxalato es convincente, las historias de éxito son inspiradoras y la práctica real para reducir tu consumo de oxalato no podría resultar más fácil. Tras haber aprendido a modificar nuestras dietas, nos merecemos la plena experiencia de disfrutar de la curación y compartirla con los demás.

El cambio a una dieta baja en oxalato comporta muchos desafíos, entre los que no se excluyen nuestras viejas creencias, nuestra resistencia al cambio y la necesidad de apoyo.

Todo lo que aprendiste sobre los oxalatos podría hacerte sentir que tu mundo está al revés, ya que tus nuevos conocimientos podrían estar reñidos con lo que tú y «todos los demás» creen. Esto puede hacer que sea desagradablemente surrealista y estresante. Somos seres humanos, no solo cuerpos, tenemos familias y vivimos en sociedad. A lo largo de este sorprendente camino hacia la salud y la curación, es posible que algunos se vean envueltos en discusiones tanto sociales como profundamente personales.

Este libro puede ayudarte a resolver cualquier molesta enfermedad misteriosa, quizá rápidamente o solo un poco al principio. Puedes quitarte una carga pesada del cuerpo y, después, a medida que te encuentres mejor, ver que la toxicidad del oxalato te ha dejado algo débil y con algunos síntomas para recordarte lo que estás dejando atrás. Restablecer tu vitalidad física puede requerir tiempo, y el contexto social y emocional de tu vida puede añadir elementos desorientadores que se entrecruzan con la experiencia física de la sobrecarga de oxalato. Me gustaría añadir unas palabras de despedida con la esperanza de apoyarte en tu recorrido por este extraño y revelador camino.

Los futuros desafíos

A partir de los casos que compartí en este libro, puedes ver que la sobrecarga de oxalato origina muchas expresiones singulares de problemas, como problemas de «salud mental» y crisis espirituales. Pasar por los síntomas de recuperación física también puede ser emocionalmente difícil. Además de enfrentarse a ellos, hay formas de vida para satisfacer las demandas de la recuperación. Pasar por los inevitables reveses físicos y mentales no tiene que destruir tu espíritu.

Muchas personas que adoptan una alimentación baja en oxalato experimentan grandes avances en claridad emocional, mayor autoconocimiento y menor ansiedad, aumentando así su capacidad de curación emocional. Y mientras te curas, tal vez sea hora de leer, escribir y buscar otras formas de crecimiento espiritual y emocional. El proceso de reconciliación contigo mismo tiene muchas capas que pueden volverte más fuerte. Lo vas a necesitar.

La experiencia de la enfermedad por exceso de oxalato pone en evidencia que nuestros conocimientos de nutrición moderna están inundados de delirios fantasiosos. Tras millones de años comiendo carne, ¿cómo es posible que sea cierto que evitar los alimentos de origen animal y cargarnos de espinacas, fibra y chocolate mejore la salud?

En nuestra sociedad consumista, debería ser obvio el afán de lucro que hay detrás del bombardeo publicitario sobre la nutrición, pero incluso quienes tienen problemas con el oxalato se ven arrastrados por las cargas simbólicas de una buena historia. Los mitos sobre nutrición y los principales referentes culturales tienen una gran influencia en nosotros. Algunos de estos mitos se plantaron antes de que pudiéramos hablar y siguen reforzándose cada día.

Reconocer nuestro fuerte pasado cazador es un modo sencillo de adquirir claridad y confianza ante la estupidez imperante. La actitud correcta para mantener unas firmes prácticas de salud requiere que te aferres a una perspectiva ancestral mientras vives en un panorama social alimentado por productos industriales procesados hechos a base de plantas.

La cultura alimentaria actual y la ignorancia sobre la sobrecarga de oxalato pueden hacer que la alimentación baja en oxalato sea un camino solitario, ya que pocos a tu alrededor sabrán a lo que te enfrentas en tu curación. Nos apoyamos en una mentalidad pública para tener sentimientos de seguridad, sin importar cuánto nos podrán arrastrar al final. No necesitas a las masas, sino un cuerpo sano, una familia sana y un futuro saludable.

Todos queremos «parecer normales». Nuestra cultura emplea los alimentos simbólicamente para crear momentos de felicidad, celebración y tener un sentimiento de unidad. De hecho, los rituales alimentarios se han programado en nuestro sistema nervioso y son difíciles de resistir, pero debes resistir. Puedes hacerlo decidiendo estar atento, cortar los impulsos y elegir un camino diferente. La evidencia que compartí en este libro sobre la sobrecarga de oxalato te dará la confianza para ignorar los mitos y los errores y para resistirte a las tentaciones de atiborrarte de frutos secos, verduras y «superalimentos».

Recuerda: si estás enfermo por un exceso de oxalato y estás empezando a beneficiarte de una alimentación baja en oxalato, no te puedes permitir el lujo de «encajar» o esperar una aprobación generalizada. Busca tu propia verdad y a tu propio ritmo. No puedes depender de los demás para entenderlo, sino que debes tomar las medidas necesarias para ti y centrarte en conseguir estar bien y seguir así. Conviértete en un líder, no en un seguidor.

Resulta gratificante compartir y entender la experiencia común de la recuperación de la sobrecarga de oxalato y saber que los aspectos desagradables desaparecerán con el tiempo. Es probable que tengas problemas para compartir este mensaje con los demás. No gastes mucha energía esperando que tu médico y otras personas con autoridad te crean, apoyen tus elecciones y te ayuden a adoptar y mantener una alimentación baja en oxalato. La mayoría de ellas están atrapadas en prácticas alimentarias «modernas» y cuestionarán los beneficios que disfrutas de tu alimentación baja en oxalato.

De hecho, amigos y familiares se cansan con facilidad de escuchar los problemas de los demás, especialmente sus soluciones dietéticas. Varios de mis pacientes me han explicado que, con los años, repetidamente adoptaron la «*diet du jour*» [dieta del día], convencidos de que les ofrecería la respuesta esquiva, pero no lo hizo. Lo último que quieren para ti tus seres queridos es que malgastes esfuerzos. Te han visto emprender este camino antes y han compartido tu decepción. Tú eres Pedro, pero has gritado «¡Viene el lobo!» demasiadas veces. De hecho, cuando empecé la dieta baja en oxalato por segunda vez y empecé a mejorar, podía sentir a mi marido pensando: «Ya estamos otra vez». No te desesperes, solo consigue estar bien. Es la mejor manera de convencer a las personas de que lo has logrado. Mi curación y las historias de curación de mis pacientes lograron que mi marido se convirtiera en mi principal apoyo.

Buscar un espacio social seguro no requiere apuntarse a un club, adoptar una identidad de grupo ni obtener permiso de ninguna figura de autoridad. El verdadero éxito deriva de un sentido del propósito, de fijar y seguir objetivos realistas y de creer firmemente en la responsabilidad personal. Los grupos no son necesariamente algo negativo; si sigues con los pies en el suelo, son una forma de aprender de los demás y disfrutar de una creatividad sana en grupo e incluso de encontrar cierta inspiración. Así que, si te unes a un grupo, aprovecha lo que necesitas e ignora el resto. Al final, eres tú quien debe decidir qué es lo correcto para ti. Busca las mejores formas de obtener el apoyo que necesitas, quizá reclutando a un amigo para que pruebe la dieta baja en oxalato contigo. Mantén el contacto con personas que estén viviendo la misma experiencia para que te ayuden a interpretar las señales que te envía tu cuerpo. Poco a poco están apareciendo redes de apoyo.

En resumen, sé el mejor amigo de ti mismo, alguien compasivo, comprensivo y sensato. Este amigo inteligente tiene un centro de paz interior y confianza en la vida.

Las acciones diarias te ayudarán a alcanzar la meta

Empieza la dieta baja en oxalato honestamente, con esmero y a fondo. Si lo haces así, aprenderás su valor. En momentos de duda te harás preguntas, pero es importante que seas paciente. Ten fe en que tu biología se enderezará ante una buena nutrición, un ritmo seguro para disminuir tu carga tóxica y un descanso adecuado, y en que tus constantes acciones diarias se sumarán a un futuro saludable. Entrega tu preocupación a Dios y confía en tu biología.

Recuerda que no es solo tu cuerpo el que necesita curarse, sino también tu conocimiento de lo que has sufrido, lo que puedes superar y lo que es real. Para conseguir con éxito revertir la sobrecarga de oxalato, probablemente tendrás que soportar sentimientos de incertidumbre, escepticismo e inseguridad. En algún momento de este recorrido tu vida comenzará de nuevo, con una fuerza surgida desde el interior. Esa nueva vida es tu yo más real, más sólido y más cordial. Es tu nuevo yo, mejor informado, que también es un hueso duro de roer.

Como ya he mencionado, no es fácil cambiar las propias creencias. Las actitudes subconscientes tienen el poder de influir en las conductas, especialmente cuando estás bajo presión (por ejemplo, en un evento familiar). Nadar a contracorriente conlleva el riesgo de fatiga emocional y espiritual, mientras que la sumisión acrítica crea su propio impulso a la baja. Los vínculos afectivos con ciertos alimentos, la búsqueda de la perfección y los crecientes trastornos alimentarios son obstáculos reales para seguir adelante con las mejores intenciones dietéticas.

Mi paciente Paulette no quería dejar las papas, a pesar de sus incontables síntomas graves. ¿Qué sucedía en su relación con las papas que se interponía entre ella y su necesidad urgente de librarse del dolor? ¿Era una incapacidad de tomar una decisión real? ¿O era una falta de apoyo social? Apuesto a que fueron ambas cosas. ¿Qué le ofrecía exactamente comer papas desde el punto de vista emocional? Entender esa dependencia fue su mayor desafío.

La alimentación emocional es un problema insidioso porque lleva a las personas a desconfiar y quizá incluso a odiarse a sí mismas. Vernos haciendo malas elecciones de alimentos puede llevarnos a culparnos por nuestro sufrimiento. Si te guías por la alimentación emocional, es posible que no estés preparado para una restricción dietética. Primero tendrás que reparar la relación contigo mismo. Debes saber quién eres y qué quieres y necesitas en la vida. Respeta ese conocimiento directamente, no con sustitutos. Ya sean papas o chocolate, la comida nunca llenará los vacíos de un alma descuidada. Intentar llenar ese vacío con comida solo lo aumentará. Se puede superar la tendencia a utilizar la comida para afrontar el estrés, llenar el hambre emocional o encajar socialmente. Empieza por crear un nuevo grupo de símbolos o, mejor aún, busca qué es lo importante. La unión real y el placer real no requieren alimentos específicos ni eventos basados en la comida, sino que busques la sinceridad emocional contigo mismo.

Los aspectos emocionales y físicos de una alimentación baja en oxalato pueden entrelazarse de formas complicadas. Las fluctuaciones raras del apetito son una reacción común y pueden resultar realmente perturbadoras. Es fácil preocuparse porque vas hacia los atracones. Como se ha visto en este libro, a lo largo de este proceso pasan muchas cosas en el cuerpo. Se necesita paciencia, atención y autocompasión para solucionarlo todo. Tener mucha hambre es un posible signo de que puede estar empezando un gran episodio de eliminación. Podría ser el momento de aumentar la ingesta de sal y minerales, como una forma de indicarle al cuerpo que se calme.

Recuerda que el cuerpo está de tu lado, trabajando por la misma vida, y que te recompensará por estar atento y liberándote del estrés tóxico.

El cuerpo se cura de una manera más efectiva cuando tú te encuentras mental y emocionalmente relajado. Haz de la paz interior el centro de tu atención diaria y busca tu propia manera de cultivar la toma de conciencia y la calma. Te puede resultar útil realizar una práctica de atención plena centrada en la respiración. Busca tiempo para hacer actividades creativas que «alimenten» tu alma y te satisfagan, y disfruta de una actividad física moderada, como excursiones cortas o yoga, pero no te exijas demasiado. Con la práctica diaria aparecerá la persona centrada y cuidada que quieres ser. El crecimiento y el autodescubrimiento son partes de cualquier vía de recuperación. Los desafíos a los que te enfrentes te llevarán finalmente al lugar donde quieres estar. No solo recuperarás la salud física, sino que también ganarás esperanza, mejorarás tu estado mental y serás más fuerte.

Inevitablemente, querrás compartir tu historia de curación con poco oxalato con los demás. Si quieres convencerlos con ideas, comparte este libro. No obstante, la realidad más potente saldrá de tu propio cuerpo curado.

Agradecimientos

Primero, y ante todo, mi más profundo agradecimiento a la fundadora y directora ejecutiva de The Vulvar Pain Foundation, Joanne Yount, a la investigadora y abogada Susan Costen Owens, y a su campeona y animadora Edythe Pumfey Steffens. Estas pioneras me dieron las claves para solucionar mi dolor cuando nadie más había podido. Su trabajo salvó, esencialmente, mi vida.

Joanne Yount y Susan Owens no solo redescubrieron el poder curativo de la alimentación baja en oxalato, sino que sus nuevas ideas y los recursos que crearon nos permitieron a mí y a muchas otras personas encontrar nuestro camino para recuperar la salud. La Joanne Yount's Foundation fue la primera en desarrollar pruebas extensas y sistemáticas para determinar el contenido de oxalato en los alimentos y, desde 1993, los boletines de la fundación han proporcionado un tesoro oculto de información sobre la enfermedad por oxalato y el uso de una alimentación baja en oxalato para recuperar la salud.

Gracias al apoyo fundamental de Pumfey Steffens, del Autism Oxalate Project de Susan Owens y de la comunidad Trying Low Oxalates formada a su alrededor, que han creado una oportunidad global para compartir conocimientos, experiencia y sabiduría práctica sobre los oxalatos.

Este libro es mi aportación a ambas comunidades y espero que ayude a muchas más personas a valorar el conocimiento sobre los oxalatos. Si los lectores encuentran valioso este libro, los animo a apoyar a estas organizaciones.

En la práctica, la alimentación baja en oxalato no tendría ningún valor sin los centenares de pruebas para determinar el contenido de oxalato en los alimentos realizadas y publicadas por el doctor Michael Liebman y sus colegas en nombre de la Joanne Yount's Foundation y el Autism Oxalate Project. El trabajo de Joanne Yount y Susan Owens se inició con las investigaciones y el apoyo educativo del difunto Clive Solomons, quien reconoció que el oxalato era un problema después de ayudar a una mujer. Solomons continuó realizando miles de análisis de orina, que proporcionaron la base probatoria inicial del emergente conocimiento moderno de los oxalatos y la salud, y desarrolló terapias de ayuda, como el uso del citrato de calcio, en una iniciativa que denominó Pain Project.

Gracias también a las doctoras Susan Marengo y Tanecia Mitchell por hablar conmigo sobre sus investigaciones acerca de los oxalatos. Su trabajo ayuda a explicar los mecanismos de toxicidad aguda y crónica del oxalato.

Centenares de personas han compartido conmigo sus historias de sufrimiento y curación en los últimos nueve años, lo cual me llevó a comprender la naturaleza de esta enfermedad al relacionar sus experiencias con la sobrecarga de oxalato y la recuperación. Todas ellas me han enseñado cuán extendida está la sobrecarga de oxalato y cuánto puede significar encontrar un camino hacia la recuperación. Las quiero a todas. También me ayudaron a conseguir que este libro fuera posible. Espero que nuestros años compartidos de sufrimiento y curación también ayuden a los demás a evitar un dolor innecesario.

Muchas personas especiales muy pronto reconocieron sabiamente lo que compartí con ellas y me apoyaron y animaron a seguir transmitiendo el mensaje a fin de crear herramientas para sus amigos y familiares. Mi agradecimiento a Kathleen Rose, Judy Hart, Cheryl Dingman, Jackie Dean, Rick Medley, Mary Ann Boyd, Jeannie DeAngelis y a muchas más que transmitieron este mensaje y me animaron.

Un saludo especial a mis grupos de apoyo sobre oxalato bajo, el público incondicional presencial en Richmond (Virginia), que creyó tanto en este trabajo y acudió cada mes durante cinco años a las reuniones, y a la comunidad global que se creó cuando trasladé el grupo de apoyo a la red. Gracias a todos los que mantuvieron correspondencia conmigo o participaron en las entrevistas.

Gracias también a los muchos lectores que echaron un vistazo a mis borradores en cada etapa y fueron constantes, pacientes y alentadores (¡y a veces acertadamente críticos!), pero especialmente gracias a Diane York y Tom Keeler.

Karin Wiberg me ayudó a seguir avanzando, me enseñó valiosos trucos para escritores noveles, agudizó mi observación en la puntuación y la claridad y me asesoró en el título del libro. Muchas gracias a Donna Loffredo y al equipo de Harmony/Rodale Books por ayudar a traer este libro al mundo.

Y, finalmente, gracias a John Looseman, el profesor de ciencias de secundaria que me inspiró a elegir mi profesión. A la memoria de mi querido padre, Malcolm, quien nunca puso en duda mis problemas de salud. Y a mi marido, Jeremy Raw, quien me ayudó a descubrir The Vulvar Pain Foundation y su mensaje; sin su inquebrantable apoyo, este libro no existiría.

Recursos

Aquí te muestro algunas herramientas para ayudarte a hacer la transición al conocimiento del oxalato y más allá.

- **Cuestionario: riesgos, síntomas y exposición**
  Para ayudarte a determinar si el oxalato ya es un factor que está influyendo en tu estado de salud, a generar ideas y a motivarte para empezar y mantener una alimentación consciente del oxalato a largo plazo.
- **Tabla de cambios**
- **Estimaciones de dosis para alimentos ricos en oxalato seleccionados**

Cuestionario: riesgos, síntomas y exposición

Este inventario no te dirá de forma concluyente si tienes un problema con el oxalato, pero si estás dudando sobre tu necesidad de una dieta baja en oxalato te dará el impulso que necesitas para probarla.

Completa las tres secciones para identificar tus principales factores de riesgo de toxicidad por oxalato, los síntomas que podrías tener por una exposición crónica al oxalato y tus principales fuentes de oxalato en la dieta. Otra manifestación de la enfermedad por oxalato es que los síntomas pueden aparecer y desaparecer sin ningún desencadenante evidente. Rodea con un círculo los síntomas que solo en algunas ocasiones presentas.

Parte 1. Factores de riesgo

Comprueba cuántas filas se aplican en tu caso. Cada factor aumenta la probabilidad de que tu dieta rica en oxalato pueda estar provocando una sobrecarga de oxalato.

☐	Dieta sin lácteos, ingesta baja de calcio o niveles bajos de minerales
☐	Uso frecuente previo o actual de alimentos irritantes intestinales (no necesariamente ricos en oxalato): frijoles, quinoa, salvado, granos enteros
☐	Antecedentes de antibióticos o antifúngicos repetidos
☐	Uso previo o actual de antiinflamatorios no esteroideos y medicamentos como Motrin, Advil, Aleve o aspirina
☐	Obesidad, diabetes o prediabetes
☐	Problemas digestivos como enfermedad de Crohn, enfermedad inflamatoria intestinal, intestino permeable, sensibilidades alimentarias, cirugía bariátrica, enfermedad celiaca, disbiosis intestinal
☐	Debilidad u otra enfermedad crónica no debida a oxalato
☐	Mala función renal, antecedentes de cálculos renales, antecedentes familiares de enfermedad renal

Parte 2. Síntomas o diagnósticos existentes

Rodea con un círculo todos los síntomas que has presentado (no necesariamente graves) de forma continua o periódica durante varios meses o más. Ningún síntoma individual es indicativo de una sobrecarga de oxalato. Los síntomas se producen con frecuencia en diferentes sistemas corporales, aunque algunas personas presentan solo un número limitado de problemas que únicamente ellas sufren.

Problemas del tejido conjuntivo

Dolor, debilidad articular

Hinchazón o inflamación alrededor de las articulaciones

Dolor del túnel carpiano que afecta a la muñeca, codo o cuello

Fascitis plantar de pie y talón

Articulaciones con fisuras o crujidos

Contracturas, dolor o debilidad muscular

Rigidez o dolorimiento en músculos o tendones

Adherencias o fibrosis

Artritis o gota

Tendinitis o debilidad articular

Osteopenia u osteoporosis

Dolor óseo o fracturas

Tendencia a lesiones

Cicatrización lenta o incompleta

Dolorimiento en puntos antiguos de lesión

Masa muscular baja

Caries dental o dientes flojos

Problemas digestivos

Gastroenteritis

Hinchazón

Diarrea y/o estreñimiento

Reflujo

Eructación excesiva

Dolor o quemazón rectal

Calcificaciones

Sarro dental

Cálculos salivales

Cálculos tiroideos

Espolones óseos

Arterias calcificadas

Problemas metabólicos

Malestar generalizado

Fatiga crónica

Enfermedad tiroidea

Manos y pies fríos

Infecciones por levaduras

Problemas hormonales

«Adicción» al azúcar

Desmayos o mareos

Sensibilidad química

Problemas oculares o visuales

Ojos rojos

Ojos secos

Irritación ocular

Ojos llorosos

Arenilla en el ojo

Orzuelos

Pérdida de agudeza visual

Cataratas

Problemas neurológicos

Fatiga mental

Insomnio u otros problemas
de sueño

Piernas inquietas o dolores
en piernas o pies

Problemas de concentración,
memoria o toma de decisiones

Niebla mental

Problemas de atención o pérdida
de capacidad organizativa

Problemas del estado de ánimo,
como ansiedad o irritabilidad

Depresión

Sensibilidad dental

Sensibilidad al ruido

Dolor ocular o sensibilidad a la luz

Dolores de cabeza

Zumbidos en los oídos

Hipo

Torpeza, dejar caer objetos, chocar con
cosas

Problemas cutáneos

Piel seca, frágil

Papilomas cutáneos

Piel fina en torno a los genitales o el ano

Problemas inflamatorios

Enfermedad autoinmunitaria

Síndrome de activación de los
mastocitos

Rechinar de dientes, tensión en
el lado de la cara (articulación
temporomandibular)

Alergias extensas

Numerosas sensibilidades
alimentarias

Afección autoinmunitaria

Presión sinusal, congestión sinusal

Erupciones cutáneas

Sarcoidosis (tejidos inflamados)

Asma, enfermedad pulmonar
obstructiva crónica, problemas
pulmonares o respiratorios

Infertilidad o abortos múltiples

Problemas urinarios

Micción frecuente

Urgencia urinaria

Cálculos renales compuestos
de oxalato de calcio

Molestias pélvicas, urinarias
o genitales

Orina turbia

Sangre detectada en análisis de orina

Parte 3. Alimentos ricos en oxalato

Marca la casilla correspondiente con la frecuencia con la que comes cada uno de los alimentos enumerados. Hay espacio para contar el número total de alimentos. No es una lista completa de los alimentos ricos en oxalato, solo de los frecuentes, y no intenta cuantificar tu ingesta de oxalato. Incluso depender de un único alimento muy rico en oxalato puede superar tu tolerancia innata a este.

Alimento o tipo de alimento	Cada día	Con frecuencia (en la actualidad)	Ocasionalmente	Con frecuencia (anteriormente)
Bebidas				
Té negro o verde	☐	☐	☐	☐
Leche vegetal (algarroba o con sabor a chocolate)	☐	☐	☐	☐
Leche de almendras	☐	☐	☐	☐
Chocolate				
Cacao, granos de cacao	☐	☐	☐	☐
Brownies, dulces de chocolate	☐	☐	☐	☐
Chocolate caliente	☐	☐	☐	☐
Helado o bizcochos de chocolate	☐	☐	☐	☐
Bebidas de moca	☐	☐	☐	☐

Alimento o tipo de alimento	Cada día	Con frecuencia (en la actualidad)	Ocasionalmente	Con frecuencia (anteriormente)
Frutas				
Higos	☐	☐	☐	☐
Kiwi	☐	☐	☐	☐
Moras	☐	☐	☐	☐
Frutos secos, semillas y productos que los contienen				
Almendras	☐	☐	☐	☐
Nuez de la India u otros	☐	☐	☐	☐
Semillas de chía	☐	☐	☐	☐
Semillas de ajonjolí, tahini	☐	☐	☐	☐
Semillas de amapola	☐	☐	☐	☐
Legumbres				
Cacahuates	☐	☐	☐	☐
Frijoles pintos	☐	☐	☐	☐
Frijoles negros	☐	☐	☐	☐
Otros tipos de frijoles	☐	☐	☐	☐
Harina de soya o productos proteicos de soya	☐	☐	☐	☐
«Carnes» vegetarianas	☐	☐	☐	☐
Productos de algarroba	☐	☐	☐	☐
Granos enteros y pseudogranos				
Cereales de salvado	☐	☐	☐	☐
Trigo integral o cereal de trigo triturado	☐	☐	☐	☐
Quinoa	☐	☐	☐	☐
Trigo sarraceno	☐	☐	☐	☐
Germen de trigo	☐	☐	☐	☐

Alimento o tipo de alimento	Cada día	Con frecuencia (en la actualidad)	Ocasionalmente	Con frecuencia (anteriormente)
Verduras y hortalizas				
Betabeles u hojas de betabel	☐	☐	☐	☐
Zanahorias	☐	☐	☐	☐
Apio	☐	☐	☐	☐
Acelga	☐	☐	☐	☐
Col rizada, berza u hojas de diente de león	☐	☐	☐	☐
Quingombó	☐	☐	☐	☐
Plátano o chips de plátano	☐	☐	☐	☐
Papas, chips, fritas	☐	☐	☐	☐
Espinacas	☐	☐	☐	☐
Camotes	☐	☐	☐	☐
Chips de verduras «exóticas»	☐	☐	☐	☐
Especias				
Canela	☐	☐	☐	☐
Comino o curri en polvo	☐	☐	☐	☐
Cúrcuma	☐	☐	☐	☐
Suplementos				
Extracto de cardo mariano	☐	☐	☐	☐
Corteza de olmo americano	☐	☐	☐	☐
Vitamina C, 500 mg o más al día	☐	☐	☐	☐

Alimento o tipo de alimento	Cada día	Con frecuencia (en la actualidad)	Ocasionalmente	Con frecuencia (anteriormente)
Cuenta las marcas en cada columna				
Alimentos ricos en oxalato				

Parte 4. Evaluación

El inventario te mostrará uno de estos cuatro resultados:

1. Rodeaste con un círculo cuatro o más síntomas, comido tres o más porciones de alimentos ricos en oxalato la mayoría de los días o tienes varios factores de riesgo.

Si actualmente estás comiendo de forma habitual alimentos ricos en oxalato y tienes varios problemas de salud, necesitas un plan para cambiar tus opciones de alimentos con un método deliberado y pausado. Una precipitación a «cero» podría despertar el deseo de tu cuerpo de realizar una descarga antes de que tus riñones estén preparados para gestionarla y quizá desatar síntomas debilitantes. El secreto para una liberación lenta y exitosa de oxalato del cuerpo consiste en reducir la ingesta gradualmente, unos pocos alimentos cada vez, y ayudar al cuerpo con algunos suplementos económicos de minerales y vitaminas B. Puedes seguir utilizando la lista para controlar los cambios a medida que realizas la reducción. Aprende a identificar los síntomas debidos a la eliminación y cómo utilizar terapias de apoyo (véase el capítulo 15) para limitar el daño que se produce cuando el cuerpo libera el oxalato acumulado.

2. Tu ingesta de oxalatos es alta o tienes varios factores de riesgo, pero pocos síntomas.

¿Qué sucede si no tienes síntomas graves ni destacados? Lo he visto en parejas, familiares y niños que se sumaron a la dieta para apoyar a su familiar. Estos acompañantes se sorprendieron al descubrir que, cuando «probaron» la dieta, mejoró algún malestar significativo que «realmente no les causaba molestias».

Para los pocos afortunados que han estado siguiendo alegremente una dieta indiscriminada rica en oxalato y cuyos cuerpos aún no se han visto sobrepasados, es fácil probar la dieta y después realizar el test de provocación que describo en la página 192. La experiencia podría ser tu única opción para determinar si, en tu caso, hay algo relacionado con este tema del oxalato después de todo.

3. Tienes algunos síntomas, pero no tienes antecedentes de comer alimentos ricos en oxalato.

El oxalato no es el único camino hacia la enfermedad, pero ser consciente de los oxalatos podría ayudar a tener una mejor salud. Sigue evitando los alimentos ricos en oxalato y mejorando tu estado de salud nutricional, y busca otras exposiciones tóxicas que podrían estar afectando a tu salud.

4. Tienes pocos síntomas, o ninguno, y una baja ingesta ahora y antes.

¡Hurra! Eres uno de los afortunados. Ahora tienes una lista de algunos de los alimentos clave que debes seguir evitando para tu bienestar a largo plazo. La prevención es la mejor medicina.

Tabla de cambios

ALIMENTO RICO EN OXALATO QUE SE DEBE EVITAR...	EN SU LUGAR PRUEBA...
Verduras de hoja verde (crudas y cocinadas)	
Espinaca Hojas de betabel Acelga (suiza)	Lechuga romana, Bibb, mantequilla, iceberg; brotes de chícharos, berro, arúgula; canónigos Col, col china, rábano u hojas de mostaza, col rizada Lacinato «dinosaurio» (la variante con menos oxalato; en otras puede ser más alto, pero útiles con moderación), alcaparras, cilantro

ALIMENTO RICO EN OXALATO QUE SE DEBE EVITAR...	EN SU LUGAR PRUEBA...
Frutas enteras	
Chabacanos, frutos del sauco, achiote, mandarina, higos, kiwi, moras, cáscara de cítricos	Moras azules, dátiles, naranja china, mango, manzanas, melones (cantalupo, verde y sandía), papaya, pasas, toronja (blanca), piña, uva (sin semilla), jugo (lima, limón, manzana, naranja, piña), con moderación
Granos y semillas	
Salvado, granos enteros; casi todos los pseudogranos (quinoa, amaranto, trigo sarraceno); sémola de maíz; espesantes: tapioca, arrurruz	Arroz blanco; la harina blanca de trigo (blanqueada o no) contiene oxalato moderado. De vez en cuando, chips de maíz azul fritos en aceite de coco orgánico. Calabaza de invierno bien cocinada, chícharos verdes, chícharos de ojo negro, cebada perlada o harina de coco Usar almidón de papa como espesante
Semillas de ajonjolí, chía, amapola, cáñamo	Fideos celofán (frijoles mungo), fideos de quelpo, «arroz» o fideos shirataki
Raíces y tubérculos	
Betabel, papas para asar, camotes	Papas nuevas de cáscara roja (en porciones de ½ taza) Coliflor, rábanos y apionabo (raíz de apio) se pueden triturar como las papas y son igual de versátiles El colinabo o el apionabo se pueden cocer al vapor y triturar, solos o juntos Algunos vegetales amiláceos con menos oxalato son los chícharos verdes, las castañas, la calabaza y la calabaza de invierno

ALIMENTO RICO EN OXALATO QUE SE DEBE EVITAR...	EN SU LUGAR PRUEBA...
Chocolate y algarroba	
Chocolate, algarroba	Fruta fresca; helado, leche de coco helada; chocolate blanco; extracto de chocolate, licor de chocolate como aromatizante; infusiones
Té	
Té negro, té verde	Muchas infusiones: manzanilla, toronjil, menta, ortiga, té rojo Café o bebidas de hierbas tipo café (p. ej., Dandy Blend)
Frutos secos	
Cacahuates (legumbre), crema de cacahuate y muchos frutos secos y mantequillas de frutos secos, especialmente almendras	Semillas de calabaza germinadas y crema de semillas de calabaza, semillas de coliflor germinadas o semillas de lino (prueba la marca Go Raw), nueces de macadamia (5-10), pistaches (20), nueces (5-8 mitades) Extracto de almendra como aromatizante Queso de leche cruda de calidad; leche entera (fresca) Como tentempié: trozos de tocino, *macarons* de coco, chispas de coco, yogur natural
Legumbres	
Soya, productos de soya; frijoles negros, alubias y la mayoría de los frijoles secos	Chícharos verdes frescos o congelados, chícharos de ojo negro cocinados, chícharos partidos amarillos o verdes, frijoles mungo, frijoles mantequilla Las legumbres secas deben ponerse en remojo y escurrirlas bien antes de cocinarlas a fuego alto para reducir fitatos, lectinas, oxalato soluble Carnes y pescados pequeños con poco mercurio, de fuentes sostenibles

ALIMENTO RICO EN OXALATO QUE SE DEBE EVITAR...	EN SU LUGAR PRUEBA...
Verduras y hortalizas	
Apio, corazones de alcachofa, quingombó, zanahorias	Rábanos rojos, chile morrón rojo, chayote, colirrábano, raíz de apio, espárragos cocidos (⅓ de taza o menos), rábanos cocidos, cebollas cocidas El apio y la zanahoria pueden omitirse en muchas recetas, pero si se utilizan pequeñas cantidades, se suelen añadir solo cantidades bajas de oxalato por porción
Jiomates	
Salsa de jitomate	Jiomates frescos, en porciones muy pequeñas. La pasta de jitomate utilizada como aromatizante en platos suele tener poco oxalato
Especias	
Cúrcuma, perejil, pimienta negra, comino, semillas de amapola	Alcaparras, cebollines (frescos), eneldo, extracto de curcumina, extracto de vainilla, mejorana, mostaza, pimienta blanca, rábano picante, romero, salvia, tomillo

ESTIMACIONES DE DOSIS PARA ALIMENTOS RICOS EN OXALATO SELECCIONADOS

En la siguiente tabla se ofrecen *estimaciones* del contenido de oxalato de alimentos comunes ricos en oxalato (y, en algunos casos, equivalentes con menos oxalato). Las estimaciones presentadas se basan en datos publicados por laboratorios prestigiosos, pero el contenido de oxalato de un alimento dado varía de una muestra a otra y de un análisis a otro. En general, se desconoce el grado de variabilidad de un alimento concreto por los análisis limitados. Cuando se dispone de múltiples pruebas, esta tabla contiene estimaciones redondeadas del contenido de oxalato para evaluar o planificar tu dieta: **se redondearon todos los volúmenes y pesos.** En mi página web (<sallyknorton.com>) encontrarás recursos de datos adicionales.

Nota sobre las unidades de volumen: 1 taza = 240 ml; 1 cucharadita = 5 ml; 1 cucharada = 15 ml.

Nota sobre la selección de alimentos: actúa con prudencia al elegir alimentos con antinutrientes fuertes o posible alergia, como jitomates, berenjena, chocolate, frutos secos, cacahuates o soya. Los frutos secos y las semillas contienen varios irritantes intestinales, como fitatos y lectinas, por lo que te sugiero evitar completamente los frutos secos y las semillas si tienes problemas digestivos crónicos.

VERDURAS DE HOJA VERDE

Elemento	Total mg/ 100 g	Porcentaje soluble	Oxalato 20 mg		Oxalato 30 mg	
			Peso	Tamaño	Peso	Tamaño
Acelga verde (penca blanca) picada						
Cruda	900	70%	2 g	1.5 cdtas.	3 g	2 cdtas.
Al vapor 12 min	600	60%	3 g	1 cdta.	5 g	1.5 cdtas.
Cocida 6 min	300	40%	7 g	1.8 cdtas.	10 g	3 cdtas.
Espinaca picada						
Cruda	1 000	75%	2 g	3 cdtas.	3 g	5 cdtas.
Congelada	900	90%	2 g	3.5 cdtas.	3.3 g	5 cdtas.
Al vapor 12 min	700	60%	3 g	0.7 cdtas.	4.3 g	1 cdta.
Cocida 12 min	500	30%	4 g	1.2 cdtas.	6 g	2 cdtas.
Hojas de diente de león, Red Rib, picadas						
Cruda	30	60%	65 g	1.2 tazas	110 g	2 tazas
Cocida 15 min	15	60%	130 g	1.25 tazas	190 g	2 tazas
Hojas de betabel (parte superior) o acelga de penca roja, picada						
Cruda	1 000	70%	2 g	2.5 cdtas.	3 g	4 cdtas.
Al vapor 12 min	1 000	60%	2 g	0.5 cdtas.	3 g	2 cdtas.
Cocida 6 min	450	40%	4 g	1 cdta.	7 g	2 cdtas.

VERDURAS DE RAÍZ

Elemento	Total mg/ 100 g	Porcentaje soluble	Oxalato 20 mg		Oxalato 30 mg	
			Peso	Tamaño	Peso	Tamaño
Camote o ñame						
Naranja, sin cáscara, crudo	50	79%	42 g	3 cdas.	64 g	4.5 cdas.
Naranja, con cáscara, asado 1 hora a 200 °C	100	35%	20 g	1 cda.	30 g	1.5 cdas.
Naranja, sin cáscara, asado 1 hora a 200 °C	60	29%	32 g	1.5 cdas.	49 g	2.5 cdas.
Stokes morado, sin cáscara, asado 1 hora a 200 °C	170	50%	12 g	1.75 cdtas.	18 g	2.5 cdtas.
Papa						
Roja, nueva, cocida 30 min, con cáscara	20	90%	100 g	0.6 tazas	150 g	1 taza
Russet, Burbank o Idaho, asada, solo la cáscara	50	70%	40 g	2.2 cdas.	60 g	3.3 cdas.
Russet, Burbank o Idaho, asada, solo cáscara	400	60%	5 g	0.6 cáscara	8 g	0.8 cáscara
Instantánea, blanca, seca	100	85%	20 g	0.3 tazas	30 g	0.5 tazas
Betabel dorado						
Cocido 40 min	95	85%	20 g	1.6 cdas.	30 g	3.2 cdas.
Betabel rojo						
Crudo	65	75%	30 g	0.2 tazas	45 g	0.33 tazas
Cortado, al vapor	60	75%	30 g	0.2 tazas	50 g	0.25 tazas
Cocido 12 min	50	70%	40 g	0.25 tazas	60 g	0.4 tazas
Zanahoria cortada						
Cruda	45	70%	45 g	0.34 tazas	65 g	0.5 tazas
Al vapor 12 min	20	70%	100 g	0.7 tazas	150 g	1 taza
Cocida	20	70%	100 g	0.7 tazas	150 g	1 taza

OTRAS VERDURAS

Elemento	Total mg/ 100 g	Porcentaje soluble	Oxalato 20 mg		Oxalato 30 mg	
			Peso	Tamaño	Peso	Tamaño
Berenjena blanca, cortada, asada 30 min a 180 °C	45	75%	45 g	0.3 tazas	70 g	0.5 tazas
Berenjena morada, china, cruda (datos limitados)	18	–	110 g	0.8 tazas	170 g	1.2 tazas
Brócoli de tallo tierno, picado, al vapor	14	41%	152 g	1 tazas	230 g	1.5 tazas
Brotes de bambú, cultivados, cocidos, escurridos	95	55%	22 g	21.5 g	30 g	32.3 g
Nopal cocido 30 min	350	39%	6 g	1.8 cdtas.	9 g	2.7 cdtas.
Corazones de palma (Haddon House), enteros, de lata	60	8%	35 g	3 cdas.	50 g	5 cdas.
Espárragos cocidos o al vapor, 10 min	10	29%	190 g	1.1 tazas	290 g	1.6 tazas
Quingombó (Melissa's Produce) cocido 5 min	130	6%	15 g	2.5 cdas.	23 g	3 cdas.
Salsa de jitomate (Hunt's) de lata con 2% de orégano, ajo, sal, albahaca, «especia»	24	46%	80 g	0.33 tazas	120 g	0.5 tazas
Tallo de apio crudo, cortado	25	90%	80 g	0.7 tazas	120 g	1 taza

Elemento	Total mg/ 100 g	Porcentaje soluble	Oxalato 20 mg		Oxalato 30 mg	
			Peso	Tamaño	Peso	Tamaño
Corazones de alcachofa						
Frescas cocidas 30 min	35	57%	60 g	0.36 tazas	90 g	0.5 tazas
De lata, en agua, escurridas (Kroger)	30	40%	70 g	2.3 piezas	100 g	3.5 piezas
Chile morrón crudo						
Verde	10	95%	110 g	113 g	170 g	170 g
Amarillo	25	0%	75 g	76.5 g	110 g	113 g
Morado	30	99%	65 g	65.2 g	100 g	99.2 g
Tallo de ruibarbo, cortado						
Crudo	530	42%	3,8 g	1.5 cdtas.	6 g	2.3 cdtas.
Al vapor	500	42%	4 g	0.8 cdtas.	6 g	1 cdta.
Cocido 12 min	310	28%	6 g	1.3 cdtas.	10 g	2 cdtas. (escasas)

FRUTOS SECOS Y SEMILLAS

Elemento	Total mg/ 100 g	Porcentaje soluble	Oxalato 20 mg		Oxalato 30 mg	
			Peso	Tamaño	Peso	Tamaño
Cacahuates						
Mantequilla (Skippy, Super Chunk)	170	80%	12 g	2.2 cdtas.	18 g	3.3 cdtas.
Tostados	160	68%	12 g	12 piezas	19 g	18 piezas
Nueces						
Crudas, mitades	75	75%	25 g	12 mitades	40 g	19 mitades
Tostadas, mitades	50	51%	40 g	18 mitades	60 g	26 mitades
Nueces de macadamia						
Crudas	40	54%	50 g	23 nueces	75 g	34 nueces
Tostadas	45	75%	40 g	18 nueces	65 g	26 nueces

GRANOS/PRODUCTOS DE GRANO

Elemento	Total mg/ 100 g	Porcentaje soluble	Oxalato 20 mg		Oxalato 30 mg	
			Peso	Tamaño	Peso	Tamaño
Arroz integral cocido	12	88%	160 g	0.8 tazas	240 g	1.25 tazas
Arroz negro, cocido 30 min	17	39%	110 g	0.8 tazas	170 g	1.2 tazas
Avena en hojuelas preparada	11	80%	180 g	0.75 tazas	270 g	1.15 tazas
Avena en hojuelas seca	25	40%	75 g	1 taza	110 g	1.42 tazas
Crema de cereal de trigo (Nabisco), seco	30	42%	70 g	0.4 tazas	100 g	0.6 tazas
Harina de maíz (Bob's Red Mill)	45	96%	45 g	0.4 tazas	70 g	0.6 tazas
Mijo (Arrowhead Mills)	30	100%	75 g	0.4 tazas	110 g	0.6 tazas
Quinoa, cocida	60	79%	35 g	3 cdas.	50 g	0.25 tazas
Teff integral (Maskal)	220	41%	9 g	1 cda.	14 g	1.5 cdas.
Tortilla de maíz (Mission)	25	87%	80 g	3 tortillas	120 g	4.5 tortillas
Trigo sarraceno cocido	130	43%	15 g	1.4 cdas.	23 g	2 cdas.

FRUTAS

Elemento	Total mg/ 100 g	Porcentaje soluble	Oxalato 20 mg		Oxalato 30 mg	
			Peso	Tamaño	Peso	Tamaño
Aceitunas negras						
De lata (marca y variedad no especificadas)	25	-	75 g	19 aceitunas	110 g	29 aceitunas
De lata (Albertsons)	50	36%	40 g	16 aceitunas	60 g	23 aceitunas

Elemento	Total mg/ 100 g	Porcentaje soluble	Oxalato 20 mg		Oxalato 30 mg	
			Peso	Tamaño	Peso	Tamaño
Aceitunas verdes						
De lata (ningún preparado especificado)	45	3%	45 g	12 aceitunas	65 g	18 aceitunas
Españolas, con chile manzano	55	26%	40 g	13 aceitunas	55 g	19 aceitunas
Chabacanos						
Crudos, variedad no especificada, cortados	35	43%	55 g	0.34 tazas	85 g	0.5 tazas
Secos (Mariani Ultimate)	90	16%	22 g	6 mitades	35 g	9 mitades
Plátano maduro, trozos salteados en mantequilla y aceite de oliva	110	100%	18 g	1.8 cdas.	25 g	2.7 cdas.
Frutos rojos, frambuesas negras, moras, crudas	50	34%	40 g	39.7 g	60 g	56 g
Ciruelas sin hueso (Sunsweet)	30	35%	65 g	8 ciruelas	95 g	12 ciruelas
Cítricos						
Naranja, mandarina, cruda, media	30	11%	70 g	1 naranja	110 g	1.4 naranjas
Mermelada de naranja (Smucker's)	50	32%	40 g	2 cdas.	60 g	3 cdas.
Naranja, tangelo, cruda, media (6.3 cm)	40	17%	50 g	0.5 fruta	80 g	0.75 fruta
Higos (de misión, Sun-Maid)	80	16%	25 g	2.5 higos	40 g	4 higos (¼ de taza)
Kiwi crudo, pelado (1 kiwi = 0.5 tazas)	30	18%	55 g	0.33 tazas	80 g	0.5 tazas

PANES

Elemento	Total mg/ 100 g	Porcentaje soluble	Oxalato 20 mg		Oxalato 30 mg	
			Peso	Tamaño	Peso	Tamaño
Bagel						
Integral, natural (Sara Lee Soft Smooth)	30	39%	70 g	1.25 bagels	100 g	1.9 bagels
Pasas y canela (Thomas')	30	30%	70 g	0.75 bagels	110 g	1.1 bagels
Rebanadas de pan, trigo o centeno						
Blanco, grano entero (Wonder)	30	36%	65 g	1.7 rebanadas	95 g	2.5 rebanadas
Centeno, 100% (Sunflower, Rye-Ola, Rubschlager)	35	48%	60 g	1.4 rebanadas	85 g	2.1 rebanadas
Integral alemán (Pepperidge Farm)	60	46%	35 g	1 rebanada	50 g	1.5 rebanadas
Masa madre, redondo (Francisco International)	25	55%	75 g	1.75 rebanadas	110 g	2.6 rebanadas
Trigo (Arnold Country Oatmeal)	40	41%	50 g	1.1 rebanadas	70 g	1.75 rebanadas
Trigo blanco ligero (Wonder)	25	44%	75 g	2 rebanadas	110 g	3 rebanadas
Trigo estilo campesino (Pepperidge Farm)	25	35%	75 g	3 rebanadas	110 g	4.5 rebanadas
Trigo grano entero (Sara Lee Country)	25	32%	75 g	2 rebanadas	110 g	3 rebanadas
Trigo integral (Arnold 100% Natural)	35	36%	55 g	1.5 rebanadas	85 g	2.25 rebanadas
Trigo integral, 100% (Pepperidge Farm)	35	38%	55 g	2.2 rebanadas	80 g	3.25 rebanadas
Trigo ligero (Wonder)	30	34%	65 g	1.7 rebanadas	95 g	2.5 rebanadas

BEBIDAS

Elemento	Total mg/ 100 g	Porcentaje soluble	Oxalato 20 mg		Oxalato 30 mg	
			Peso	Tamaño	Peso	Tamaño
Café aromatizado						
Starbucks Latte, Dark Chocolate Mocha, grande	20	30%	100 g	100 ml	150 g	150 ml
Leche de almendras						
Varias marcas	11	100%	200 g	0.75 tazas	300 g	1.1 tazas
Té (peso por té seco, oxalato en infusión)						
Constant Comment (Bigelow) reposado 1 min	11	100%	1.6 g	0.8 bolsas de té	2.2 g	1.1 bolsas de té
Earl Grey (Bigelow) reposado 1 min	10	100%	1.6 g	0.8 bolsas de té	2.5 g	1.25 bolsas de té
Té blanco (Pal Mu Tan, Bigelow) reposado 4 min	8	100%	2.2 g	1.1 bolsas de té	3.4 g	1.7 bolsas de té
Té negro reposado 5 min	12	100%	2.6 g	1.3 bolsas de té	4 g	2 bolsas de té
Té yerba mate (ningún preparado especificado)	2.9	-	6 g	3 bolsas de té	9 g	4.5 bolsas de té

CHOCOLATE Y ALGARROBA

Elemento	Total mg/ 100 g	Porcentaje soluble	Oxalato 20 mg		Oxalato 30 mg	
			Peso	Tamaño	Peso	Tamaño
Algarroba						
Chips	150	40%	14 g	1.4 cdas.	21 g	2 cdas.
Polvo	460	6%	4 g	0.8 cdas.	6 g	0.9 cdas.
Cacao en polvo						
Promedio de 15 marcas adquiridas en todo el mundo	690	54%	2.9 g	0.5 cdas.	4.3 g	0.8 cdas.

Elemento	Total mg/ 100 g	Porcentaje soluble	Oxalato 20 mg		Oxalato 30 mg	
			Peso	Tamaño	Peso	Tamaño
Chispas de chocolate						
Semidulces	160	86%	12 g	0.8 cdas.	18 g	1.2 cdas.
Chocolate con leche (Hershey's)	110	48%	19 g	2.5 cdas.	30 g	3.75 cdas.
Chocolate con leche						
M&M's	70	48%	28 g	30 piezas	43 g	48 piezas
Barra Hershey's	75	42%	28 g	⅔ de barra	42 g	1 barra
Barras de chocolate negro						
Green & Black (70%)	210	85%	10 g	9.3 g	15 g	14.1 g
Lindt, Excellence amargo (99%)	480	71%	4,2 g	4.2 g	6 g	5.7 g
Scharffen Berger, chocolate negro extra (82%)	250	76%	8 g	8.5 g	12 g	11.3 g

CHIPS Y GALLETAS

Elemento	Total mg/ 100 g	Porcentaje soluble	Oxalato 20 mg		Oxalato 30 mg	
			Peso	Tamaño	Peso	Tamaño
Chips						
Camote (Terra)	220	36%	9 g	8.5 g	14 g	14.1 g
Chips de plátano (Inka Crops)	140	95%	14 g	10 chips	21 g	15 chips
Chips de papa (Lay's Regular)	75	94%	25 g	13 chips	40 g	20 chips
Chips de papa (Ruffles)	85	91%	23 g	11.5 chips	35 g	17 chips
Crackers						
Trigo, ajonjolí pan crujiente (Wasa)	210	10%	10 g	0.7 rebanadas	14 g	1 rebanada
Galletas						
Chips de chocolate (Pamela's Gluten Free)	40	38%	45 g	2 galletas	70 g	3 galletas

Elemento	Total mg/ 100 g	Porcentaje soluble	Oxalato 20 mg		Oxalato 30 mg	
			Peso	Tamaño	Peso	Tamaño
Higo Newton (Nabisco)	60	26%	30 g	2.2 galletas	50 g	3.3 galletas
Milano chocolate doble (Pepperidge Farm)	80	68%	25 g	1.75 galletas	40 g	2.75 galletas
Milano menta (Pepperidge Farm)	45	64%	45 g	3.5 galletas	65 g	5.25 galletas

CONDIMENTOS

Elemento	Total mg/ 100 g	Porcentaje soluble	Oxalato 20 mg		Oxalato 30 mg	
			Peso	Tamaño	Peso	Tamaño
Albahaca cruda	130	22%	15 g	2.4 cdas.	23 g	3.6 cdas.
Canela molida	1 790	6%	1.1 g	0.33 cdtas.	1.7 g	0.5 cdtas.
Clavos molidos (McCormick)	2 000	52%	1 g	0.5 cdtas.	1.5 g	0.7 cdtas.
Cúrcuma molida	2 180	94%	0.9 g	0.4 cdtas.	1.4 g	0.8 cdtas.
Curri en polvo: cilantro, fenogreco, cúrcuma, comino, pimienta negra (McCormick)	1 200	42%	1.7 g	0.8 cdtas.	2.5 g	1.25 cdtas.
Paprika: pimienta/ajo/ especias (McCormick)	310	26%	6 g	2.5 cdtas.	10 g	3.7 cdtas.
Hojas de perejil crudas	140	56%	15 g	3.3 cdas.	22 g	5 cdas.
Jengibre						
Crudo rallado	240	100%	8 g	1.4 cdas.	12 g	2 cdas.
Molido	960	75%	2.1 g	1.2 cdtas.	3.1 g	1.7 cdtas.
Cáscara de limón seca	750	10%	2.7 g	1.3 cdtas.	4 g	2 cdtas.

Elemento	Total mg/ 100 g	Porcentaje soluble	Oxalato 20 mg		Oxalato 30 mg	
			Peso	Tamaño	Peso	Tamaño
Pimienta de Jamaica molida (McCormick)	1 080	10%	2 g	1 cdta.	2.8 g	1.5 cdtas.
Semillas de cilantro (McCormick)	1 030	18%	1.9 g	1.1 cdtas.	2.9 g	1.6 cdtas.
Semillas de comino (Schilling)	1 110	18%	1.8 g	0.9 cdtas.	2.7 g	1.3 cdtas.

ORGANIZACIONES COLABORADORAS CON INFORMACIÓN SOBRE EL OXALATO

The Vulvar Pain Foundation: <http://thevpfoundation.org>.
Autism Oxalate Project/Trying Low Oxalates: <http://www.lowoxalate.info>. <https://www.facebook.com/groups/TryingLowOxalates>.
Página web de Sally K. Norton: <https://sallyknorton.com>.

LECTURAS RECOMENDADAS

Buxton, Jayne, *The great plant-based con: Why eating a plants-only diet won't improve your health or save the planet*, Piatkus, Reino Unido, 2023.

Harris, Richard, *Rigor mortis: How sloppy science creates worthless cures, crushes hope, and wastes billions*, Basic Books, Estados Unidos, 2017.

Lierre, Keith, *El mito vegetariano: comida, justicia, sostenibilidad*, Capitán Swing, Madrid, 2018.

Niman, Nicolette Hahn, *Defending beef: The case for sustainable meat production*, Chelsea Green Publishing, Estados Unidos, 2014.

Rodgers, Diana y Wolf, Robb, *Sacred cow: The case for (better) meat*, BenBella Books, Estados Unidos, 2020.

Roth, Geneen, *Breaking free from emotional eating*, Plume, Estados Unidos, 2004.

—, *Women, food and god: An unexpected path to almost everything*, Scribner, Estados Unidos, 2010.

Saladino, Paul, *The carnivore code: Unlocking the secrets to optimal health by returning to our ancestral diet*, HarperCollins, Estados Unidos, 2020.

Schindler, Bill, *Eat like a human: Nourishing foods and ancient ways of cooking to revolutionize your health*, Little, Brown Spark, Estados Unidos, 2021.

Taleb, Nassim Nicholas, *Antifrágil: las cosas que se benefician del desorden*, Editorial Planeta, Barcelona, 2016.

Teicholz, Nina, *La grasa no es como la pintan: mitos, historias y realidades del alimento que tu cuerpo necesita*, Grijalbo, Barcelona, 2018.

Notas

1. Hooke, Robert, *Micrografía*, Biblioteca Universal del Círculo de Lectores, Madrid, 1995, p. 58.

Introducción

1. Sanz, P.; y Reig, R., «Clinical and pathological findings in fatal plant oxalosis. A review», *The American Journal of Forensic Medicine and Pathology*, 13, 4 (diciembre de 1992), pp. 342-345.

1. ¿Alimento saludable o desastre para la salud?

1. Boorstin, Daniel Joseph, *Los descubridores*, Crítica, Barcelona, 2000, p. 95.

2. Williamson, Lauren, «Liam Hemsworth says he was forced to stop vegan diet after health scare», *Australian Men's Health*, mayo de 2020, <https://www.menshealth.com.au/liam-hemsworth-quit-vegan-diet>.

3. Henderson, Scott, «Liam Hemsworth is back in action», *Men's Health*, 13 de abril de 2020; Williamson, Lauren, *op. cit.*

4. Taylor, Eric N.; y Curhan, Gary C., «Oxalate intake and the risk for nephrolithiasis», *Journal of the American Society of Nephrology*, 18, 7 (1 de julio de 2007), pp. 2198-2204, <https://doi.org/10.1681/ASN.2007 020219>.

5. Makkapati, Swetha; D'Agati, Vivette D.; y Balsam, Leah, «'Green smoothie cleanse' causing acute oxalate nephropathy», *American Jour-*

nal of Kidney Diseases, 71, 2 (1 de febrero de 2018), pp. 281-286, <https://doi.org/10.1053/j.ajkd.2017.08.002>.

6. Getting, Jane E., et al., «Oxalate nephropathy due to 'juicing': case report and review», The American Journal of Medicine, 126, 9 (septiembre de 2013), pp. 768-772, <https://doi.org/10.1016/j.amjmed.2013.03.019>.

7. Heller, Adam; y Coffman, Sheryl S., «Submicron crystals of the Parkinson's disease substantia nigra: calcium oxalate, titanium dioxide and iron oxide», BioRxiv, (17 de enero de 2019), p. 523878, <https://doi.org/10.1101/523878>; Heller, Adam; Coffman, Sheryl S.; y Jarvis, Karalee, «Potentially pathogenic calcium oxalate dihydrate and titanium dioxide crystals in the Alzheimer's disease entorhinal cortex», Journal of Alzheimer's Disease: JAD, 77, 2 (2020), pp. 547-550, <https://doi.org/10.3233/JAD-200535>.

8. La quinoa no solo tiene un alto contenido de oxalato, sino que también contiene una toxina con el poder del jabón.

9. Tendía a tener la urea alta y a veces la creatinina elevada en los análisis de sangre habituales, pero esto fue desoído o ignorado.

10. Verdesca, Simona, et al., «Crystalluria: prevalence, different types of crystals and the role of infrared spectroscopy», Clinical Chemistry and Laboratory Medicine, 49, 3 (2011), pp. 515-520.

11. Prado de Oliveira, Erick; y Burini, Roberto Carlos, «High plasma uric acid concentration: causes and consequences», Diabetology & Metabolic Syndrome, 4 (4 de abril de 2012), p. 12, <https://doi.org/10.1186/1758-5996-4-12>.

12. Conocimientos más actualizados y completos sobre la gota indican que es una expresión de un trastorno generalizado inflamatorio y metabólico y que no está confinado en las articulaciones. Véase Cabău, Georgiana, et al., «Urate-induced immune programming: consequences for gouty arthritis and hyperuricemia», Immunological Reviews, 294, 1 (marzo de 2020), pp. 92-105.

13. 1600 metros. (N. del E.).

2. Los oxalatos son armas para las plantas

1. Williams, B. G. R.; y Williams, E. M., «Observations upon some laboratory features of painful oxaluria», The Archives of Diagnosis, VI (1913), pp. 263-276.

2. Franceschi, Vincent R.; y Nakata, Paul A., «Calcium oxalate in plants: formation and function», Annual Review of Plant Biology, 56

(2005), pp. 41-71, <https://doi.org/10.1146/annurev.arplant.56.032604. 144106>.

3. Terpin, Bethany, *et al.*, «A scientific note on the effect of oxalic acid on honey bee larvae», *Apidologie*, 50, 3 (1 de julio de 2019), pp. 363-368, <https://doi.org/10.1007/s13592-019-00650-7>.

4. Rademacher, Eva; y Harz, Marika, «Oxalic acid for the control of varroosis in honey bee colonies–a review», *Apidologie*, 37, 1 (2006), pp. 98-120. Observan que «el contenido de ácido oxálico en las plantas es mucho más alto que en la miel» y «el contenido de ácido oxálico en la miel de colonias tratadas está solo ligeramente aumentado. Incluso los niveles máximos encontrados después del tratamiento de primavera no superaron el contenido de ácido oxálico en miel producida de forma natural de varios orígenes botánicos». Citando a Charrière, Jean-Daniel; e Imdorf, Anton, «Oxalic acid treatment by trickling against varroa destructor: recommendations for use in Central Europe and under temperate climate conditions», *Bee World*, 83, 2 (1 de enero de 2002), pp. 51-60, <https://doi.org/10.1080/0005772X.2002.11099541>.

La Environmental Protection Agency de Estados Unidos eliminó la necesidad de establecer un nivel permisible máximo de residuos de ácido oxálico en la miel, considerando que la exposición al oxalato de la miel es «indistinguible de los niveles de base de ácido oxálico» y que es improbable que el uso normal dé lugar a efectos tóxicos a corto o largo plazo, de desarrollo prenatal, mutagénicos o de otro tipo; véase «Oxalic acid; exemption from the requirement of a tolerance», *Federal Register* (23 de febrero de 2021), <https://www.federalregister.gov/documents/2021/02/23/2021-03256/oxalic-acid-exemption-from-the-requirement-of-a-tolerance>.

5. Singh, Y. N.; y Dryden, W. F., «Muscle paralyzing effect of the juice from the trunk of the plátano tree», *Toxicon: Official Journal of the International Society on Toxinology*, 23, 6 (1985), pp. 973-981, <https://doi.org/10.1016/0041-0101(85)90390-3>; Benitez, M. A., *et al.*, «Pharmacological study of the muscle paralyzing activity of the juice of the plátano trunk», *Toxicon: Official Journal of the International Society on Toxinology*, 29, 4-5 (1991), pp. 511-515, <https://doi.org/10.1016/0041-0101(91)90025-m>.

6. Li, Xingxiang, *et al.*, «Isolation of a crystal matrix protein associated with calcium oxalate precipitation in vacuoles of specialized cells», *Plant Physiology*, 133, 2 (octubre de 2003), pp. 549-559, <https://doi.org/10.1104/pp.103.023556>; Franceschi y Nakata, *op. cit.*; Volk, G. M., *et al.*, «The role of druse and raphide calcium oxalate crystals in tissue calcium regulation in Pistia Stratiotes leaves», *Plant Biology*, 4, 1

(1 de enero de 2002), pp. 34-45, <https://doi.org/10.1055/s-2002-20 434>.

7. Frohne, Dietrich; y Pfander, Jurgen, *Poisonous plants: A handbook for doctors, pharmacists, toxicologists, biologists and veterinarians*, 2.ª ed., Timber Press, Inc., Estados Unidos, 2005.

8. Harrison, Robert L.; y Bonning, Bryony C., «Proteases as insecticidal agents», *Toxins*, 2, 5 (mayo de 2010), pp. 935-953, <https://doi.org/10.3390/toxins2050935>.

9. Konno, Kotaro; Inoue, Takashi A.; y Nakamura, Masatoshi, «Synergistic defensive function of raphides and protease through the needle effect», *PloS One*, 9, 3 (2014), e91341, <https://doi.org/10.1371/journal.pone.0091341>.

10. Frohne y Pfander, *op. cit.*

11. TreeOfLife, «Kiwi's: Yay or nay? - Food preparation discussions on the community forum», foro de la Rawtarian Community, <https://www.therawtarian.com/community/f/discussion/7396/kiwi-s-yay-or-nay> [fecha de consulta: 13 de abril de 2016].

12. Perera, Conrad O., *et al.*, «Calcium oxalate crystals: the irritant factor in kiwifruit», *JFDS Journal of Food Science*, 55, 4 (1990), pp. 1066-1069.

13. Ellis, Demetrius; y Lieb, Jessica, «Hyperoxaluria and genitourinary disorders in children ingesting almond milk products», *The Journal of Pediatrics*, 167, 5 (noviembre de 2015), pp. 1155-1158, <https://doi.org/10.1016/j.jpeds.2015.08.029>.

14. Hanes, Denise A., *et al.*, «Absorption of calcium oxalate does not require dissociation in rats», *The Journal of Nutrition*, 129, 1 (enero de 1999), pp. 170-173.

15. Christison, Robert; y Coindet, Charles, «An experimental inquiry on poisoning by oxalic acid», *Edinburgh Medical and Surgical Journal: Exhibiting a Concise View of the Latest and Most Important Discoveries in Medicine, Surgery, and Pharmacy*, 19, 75 (1823), pp. 163-199.

16. Salinas, M. L.; Ogura, T.; y Soffchi, L., «Irritant contact dermatitis caused by needle-like calcium oxalate crystals, raphides, in agave tequilana among workers in tequila distilleries and agave plantations», *Contact Dermatitis*, 44, 2 (febrero de 2001), pp. 94-96.

17. Franceschi y Nakata, *op. cit.*

18. Crutcher, Russ; y Crutcher, Heidie, «Calcium oxalate phytoliths in environmental samples», *The Microscope*, 67 (2019), pp. 3-11.

19. Franceschi y Nakata, *op. cit.*

20. Ilarslan, H.; Palmer, R. G.; y Horner, H. T., «Calcium oxalate crystals in developing seeds of soybean», *Annals of Botany*, 88, 2 (1 de

agosto de 2001), pp. 243-257, <https://doi.org/10.1006/anbo.2001. 1453>.

The Vulvar Pain Foundation publicó análisis de frutos secos remojados antes de la deshidratación que demostraron un aumento de la cantidad de oxalato soluble. No se han realizado investigaciones que confirmen estos resultados preliminares.

21. Nagajyoti, P. C.; Lee, K. D.; y Sreekanth, T. V. M., «Heavy metals, occurrence and toxicity for plants: a review», *Environmental Chemistry Letters*, 8, 3 (2010), pp. 199-216.

22. De Kreij, C., *et al.*, «The incidence of calcium oxalate crystals in fruit walls of tomato (*Lycopersicon esculentum* mill.) as affected by humidity, phosphate and calcium supply», *Journal of Horticultural Science*, 67, 1 (1 de enero de 1992), pp. 45-50, <https://doi.org/10.1080/0022158 9.1992.11516219>.

23. Tooulakou, Georgia, *et al.*, «Alarm photosynthesis: calcium oxalate crystals as an internal CO2 source in plants», *Plant Physiology*, 171, 4 (agosto de 2016), pp. 2577-2585, <https://doi.org/10.1104/ pp.16.00111>; Paiva, Elder Antônio Sousa, «Are calcium oxalate crystals a dynamic calcium store in plants?», *New Phytologist*, 223, 4 (2019), pp. 1707-1711, <https://doi.org/10.1111/nph.15912>.

24. «The low oxalate diet addendum, 2018 winter, numerical values table», *The VP Foundation Newsletter*, 46 (febrero de 2018), p. 46.

25. Palmer y Horner, *op. cit.*

26. Siener, Roswitha, *et al.*, «Oxalate contents of species of the Polygonaceae, Amaranthaceae and Chenopodiaceae families», *Food Chemistry*, 98, 2 (1 de enero de 2006), pp. 220-224, <https://doi.org/10.1016/ j.foodchem.2005.05.059>.

27. Pickova, Darina; Ostry, Vladimir; y Malir, Frantisek, «A recent overview of producers and important dietary sources of aflatoxins», *Toxins*, 13, 3 (3 de marzo de 2021), p. 186, <https://doi.org/10.3390/toxins 13030186>.

Mimoune, Nouara Aït, *et al.*, «Fungal contamination and mycotoxin production by *Aspergillus* Spp. in nuts and sesame seeds», *Journal of Microbiology, Biotechnology and Food Sciences*, 4, 5 (febrero de 2016), pp. 301-305.

Jiao, Wenxiao, *et al.*, «Organic acid, a virulence factor for pathogenic fungi, causing postharvest decay in fruits», *Molecular Plant Pathology*, 23, 2 (febrero de 2022), pp. 304-312, <https://doi.org/10.1111/mpp. 13159>.

28. Weidenbörner, M., *et al.*, «Whole wheat and white wheat flour– the mycobiota and potential mycotoxins», *Food Microbiology*, 17, 1 (1 de

febrero de 2000), pp. 103-107, <https://doi.org/10.1006/fmic.1999. 0279>.

29. Cefola, Maria; y Pace, Bernardo, «Application of oxalic acid to preserve the overall quality of rocket and baby spinach leaves during storage», *JFPP Journal of Food Processing and Preservation*, 39, 6 (2015), pp. 2523-2532.

3. ¿Cuánto es demasiado?

1. Carroll, Lewis, *Alicia* (edición completa), Luis Vives, Zaragoza, 2015, pp. 9-10. Antes y durante los años de debate que culminaron en la Pharmacy Act de 1868, Carroll escribió esta escena de una niña que encontraba una botella con una medicina con la indicación de «veneno». Era una buena manera de enseñar la reciente innovación del símbolo del veneno y los diseños de las «botellas de veneno», desarrollados en la época de muertes accidentales en la década de 1800.

Campbell, W. A., «Oxalic acid, epsom salt and the poison bottle», *Human Toxicology*, 1, 2 (marzo de 1982), pp. 187-193.

2. Robertson, E. I.; Brin, M.; y Norris, L. C., «The use of dehydrated beet leaves in chick rations», *Poultry Science*, 26, 6 (1947), pp. 582-587, <https://doi.org/10.3382/ps.0260582>.

3. Groenendyk, S.; y Seawright, A. A., «Osteodystrophia fibrosa in horses grazing *Setaria sphacelata*», *Australian Veterinary Journal*, 50, 3 (1974), pp. 131-132, <https://doi.org/10.1111/j.1751-0813.1974.tb05286.x>; McKenzie R. A., *et al.*, «Control of nutritional secondary hyperparathyroidism in grazing horses with calcium plus phosphorus supplementation», *Australian Veterinary Journal*, 57, 12 (diciembre de 1981), pp. 554-557, <https://doi.org/10.1111/j.1751-0813.1981.tb00433.x>; Blaney, B. J.; Gartner, R. J. W.; y McKenzie, R. A., «The effects of oxalate in some tropical grasses on the availability to horses of calcium, phosphorus and magnesium», *The Journal of Agricultural Science*, 97, 3 (diciembre de 1981), pp. 507-514, <https://doi.org/10.1017/S0021859600036820>.

4. Groenendyk y Seawright, *op. cit.* La «cabeza grande» también se conoce médicamente como «osteodistrofia fibrosa» o «hiperparatiroidismo secundario nutricional».

La producción y eliminación de colágeno es un equilibrio dinámico que determina la arquitectura tisular. La alteración de esta homeostasis puede provocar destrucción o fibrosis tisular. Atabai, Kamran; Yang, Christopher D.; y Podolsky, Michael J., «You say you want a resolution (of fibrosis)», *American Journal of Respiratory Cell and Molecular Biolo-*

gy, 63, 4 (julio de 2020), pp. 424-435, <https://doi.org/10.1165/rcmb. 2020-0182TR>.

5. El-Khodery, Sabry, *et al.*, «Hypocalcaemia in ossimi sheep associated with feeding on beet tops (*Beta vulgaris*)», *Turkish Journal of Veterinary and Animal Sciences*, 32, 3 (26 de mayo de 2008), pp. 199-205; Rahman, M. M.; Abdullah, R. B.; y Wan Khadijah, W. E., «A review of oxalate poisoning in domestic animals: tolerance and performance aspects», *Journal of Animal Physiology and Animal Nutrition*, 97, 4 (2013), pp. 605-614, <https://doi.org/10.1111/j.1439-0396.2012.01309.x>; Robinson, Marnie R., *et al.*, «Urolithiasis: not just a 2-legged animal disease», *The Journal of Urology*, 179, 1 (enero de 2008); pp. 46-52, <https:// doi.org/10.1016/j.juro.2007.08.123>.

6. Las coronas de betabel azucarero, igual que otros sobrantes de la agricultura industrial, a veces se añaden al pienso, a pesar del riesgo de enfermedad o muerte para los animales.

7. El-Khodery *et al.*, *op. cit.*

8. A. M. Duce *et al.*, «Intestinal absorption of oxalic acid in ileostomized patients», *Acta Chirurgica Scandinavica*, 154, 4 (abril de 1988): pp. 297-299; Holmes, R. P.; Goodman, H. O.; y Assimos, D. G., «Dietary Oxalate and Its Intestinal Absorption», *Scanning Microscopy*, 9, 4 (1995), pp. 1109-1118; discusión pp. 1118-1120.

9. Crivelli Joseph J., *et al.*, «Contribution of dietary oxalate and oxalate precursors to urinary oxalate excretion», *Nutrients*, 13, 1 (enero de 2021), p. 62, <https://doi.org/10.3390/nu13010062>; Mitchell, Tanecia, *et al.*, «Dietary oxalate and kidney stone formation», *American Journal of Physiology. Renal Physiology*, 316, 3 (2019), pp. F409-413, <https://doi.org/10.1152/ajprenal.00373.2018>.

10. Como vimos en el capítulo anterior, las estimaciones del contenido de oxalato de los alimentos tienden a tener una especificidad «aproximada», porque el contenido real de los alimentos depende de muchas variables.

11. Zimmermann, Diana J.; Hesse, Albrecht; y von Unruh, Gerd E., «Influence of a high-oxalate diet on intestinal oxalate absorption», *World Journal of Urology*, 23, 5 (5 de noviembre de 2005), pp. 324-329, <https:// doi.org/10.1007/s00345-005-0028-0>.

12. La cantidad de oxalato en las chips de plátano espolvoreadas con chocolate es inferior a la de las chips de plátano y las chips de camote de la marca Terra de TJ's, que tienen unos 60 mg de oxalato por cada 28 g, pero superior al de las chips de papa de Lay's, que contienen 25 mg por 28 g.

13. Schroder, Theresa; Vanhanen, Leo; y Savage, Geoffrey P., «Oxalate content in commercially produced cocoa and dark chocolate»,

Journal of Food Composition and Analysis, 24, 7 (1 de noviembre de 2011), pp. 916-922, <https://doi.org/10.1016/j.jfca.2011.03.008>.

14. Holmes, Ross P.; Knight, John; y Assimos, Dean G., «Lowering urinary oxalate excretion to decrease calcium oxalate stone disease», *Urolithiasis*, 44, 1 (febrero de 2016), pp. 27-32, <https://doi.org/10.1007/s00240-015-0839-4>; Holmes, Ross P.; Knight, John; y Assimos, Dean G., «Origin of urinary oxalate», vol. 900 (Renal Stone Disease: 1st Annual International Urolithiasis Research Symposium, American Institute of Physics, 2007), pp. 176-182.

15. Expresada con frecuencia como 40-60 mg diarios.

16. Chen, Chien-Liang, *et al.*, «Neurotoxic effects of carambola in rats: the role of oxalate», *Journal of the Formosan Medical Association = Taiwan Yi Zhi*, 101, 5 (mayo de 2002), pp. 337-341.

17. Genuis, Stephen J.; y Kelln, Kasie L., «Toxicant exposure and bioaccumulation: a common and potentially reversible cause of cognitive dysfunction and dementia», *Behavioural Neurology*, 2015 (2015), 620143, <https://doi.org/10.1155/2015/620143>; Chaturvedi, Rajnish K.; y Beal, M. Flint, «Mitochondrial approaches for neuroprotection», *Annals of the New York Academy of Sciences*, 1147 (diciembre de 2008), pp. 395-412, <https://doi.org/10.1196/annals.1427.027>; Sözener, Zeynep Celebi, *et al.*, «Environmental factors in epithelial barrier dysfunction», *Journal of Allergy and Clinical Immunology*, 145, 6 (1 de junio de 2020), pp. 1517-1528, <https://doi.org/10.1016/j.jaci.2020.04.024>.

18. Stewart, Walter F.; y Schwartz, Brian S., «Effects of lead on the adult brain: a 15-year exploration», *American Journal of Industrial Medicine*, 50, 10 (2007), pp. 729-739, <https://doi.org/10.1002/ajim.20434>.

4. Delirios tóxicos y tendencias preocupantes

1. Steingarten, Jeffrey, *The man who ate everything: And other gastronomic feats, disputes, and pleasurable pursuits*, Vintage Books, Estados Unidos, 1998.

2. Miller, Carol, «Sweet potatoes and spinach lead list of most acreage increases [2017 Census of Agriculture]», *Growing Produce* (blog), 17 de abril de 2019, <https://www.growingproduce.com/vegetables/sweet-potatoes-and-spinach-lead-list-of-most-acreage-increases-2017-census-of-agriculture/>.

3. Dasgupta, P.; Chakraborty, P.; y Bala, N. N., «Averrhoa carambola: an updated review», *International Journal of Pharma Research &*

Review, 2, 7 (julio de 2013), pp. 54-63. Señalan, «Por tanto, a partir de la revisión reciente de la literatura [...] se puede considerar un importante regalo de la naturaleza a la humanidad» (p. 61).

4. Piernas, Carmen; y Popkin, Barry M., «Snacking increased among U.S. adults between 1977 and 2006», *The Journal of Nutrition*, 140, 2 (febrero de 2010), pp. 325-332, <https://doi.org/10.3945/jn. 109.112763>.

5. «U.S. Soy Milk Sales 2015-2020», Statista, <https://www.sta tista.com/statistics/552967/us-soy-milk-sales/> [fecha de consulta: 4 de febrero de 2022].

6. Paul, Anna Aleena, *et al*., «Milk analog: plant based alternatives to conventional milk, production, potential and health concerns», *Critical Reviews in Food Science and Nutrition*, 60, 18 (2020), pp. 1-19, <https:// doi.org/10.1080/10408398.2019.1674243>; «Milk alternatives: dollar sales by type in U.S. 2019», Statista, <https://www.statista.com/statis tics/932707/sales-milk-dairy-free-alternatives-us/> [fecha de consulta: 20 de mayo de 2020]; «Sales of the leading almond milk brands in the U.S. 2021», Statista, <https://www.statista.com/statistics/417533/lead ing-almond-milk-vendors-in-the-us-based-on-sales/> [fecha de consulta: 4 de febrero de 2022].

7. Vanga, Sai Kranthi; y Raghavan, Vijaya, «How well do plant based alternatives fare nutritionally compared to cow's milk?», *Journal of Food Science and Technology*, 55, 1 (enero de 2018), pp. 10-20, <https://doi.org/10.1007/s13197-017-2915-y>; McClements, David Julian, «Development of next-generation nutritionally fortified plant-based milk substitutes: structural design principles», *Foods*, 9, 4 (abril de 2020), p. 421, <https://doi.org/10.3390/foods9040421>.

8. Borin, James F., *et al*., «Plant-based milk alternatives and risk factors for kidney stones and chronic kidney disease», *Journal of Renal Nutrition*, 32, 3 (mayo de 2021), pp. 363-365, <https://doi.org/10.1053/j. jrn.2021.03.011>.

9. Chalupa-Krebzdak, Sebastian; Long, Chloe J.; y Bohrer, Benjamin M., «Nutrient density and nutritional value of milk and plant-based milk alternatives», *International Dairy Journal*, 87 (1 de diciembre de 2018), pp. 84-92, <https://doi.org/10.1016/j.idairyj.2018.07.018>.

10. Hou, Furong, *et al*., «Alkali solution extraction of rice residue protein isolates: influence of alkali concentration on protein functional, structural properties and lysinoalanine formation», *Food Chemistry*, 218 (1 de marzo de 2017), pp. 207-215, <https://doi.org/10.1016/j.food chem.2016.09.064>. «Hasta la fecha, las personas no han prestado suficiente atención al nutriente [sic] y la seguridad de la extracción alcalina

de proteínas, a pesar del hecho de que este método se ha utilizado extensamente en la industria de extracción de proteínas».

11. Ames, Bruce N.; Atamna, Hani; y Killilea, David W., «Mineral and vitamin deficiencies can accelerate the mitochondrial decay of aging», *Molecular Aspects of Medicine*, 26, 4-5 (octubre de 2005), pp. 363-378, <https://doi.org/10.1016/j.mam.2005.07.007>.

National Research Council (EUA) Committee on Diet and Health, *Diet and Health: Implications for Reducing Chronic Disease Risk*, National Academies Press, Estados Unidos (1989), <http://www.ncbi.nlm.nih.gov/books/NBK218743/>.

12. Spencer, Peter S.; y Palmer, Valerie S., «Interrelationships of undernutrition and neurotoxicity: food for thought and research attention», *NeuroToxicology*, apartado Revisión especial, 33, 3 (junio de 2012), pp. 605-616, <https://doi.org/10.1016/j.neuro.2012.02.015>.

13. Qureshi, A. Rashid, *et al.*, «Inflammation, malnutrition, and cardiac disease as predictors of mortality in hemodialysis patients», *Journal of the American Society of Nephrology: JASN*, 13, supl. 1 (enero de 2002), pp. S28-36.

14. A nivel celular especialmente, los iones de oxalato producen una escasez (con frecuencia transitoria) de magnesio, calcio y otros iones minerales que altera gravemente las funciones celulares vitales. Aquí también se comentan otros mecanismos.

15. Wood-Bradley, Ryan James, *et al.*, «Understanding the role of maternal diet on kidney development; an opportunity to improve cardiovascular and renal health for future generations», *Nutrients*, 7, 3 (12 de marzo de 2015), pp. 1881-1905, <https://doi.org/10.3390/nu7031881>.

16. Heaney, R. P.; y Weaver, C. M., «Oxalate: effect on calcium absorbability», *The American Journal of Clinical Nutrition*, 50, 4 (octubre de 1989), pp. 830-832.

Hoover, A. A.; Karunairatnam, N. C., «Oxalate content of some leafy green vegetables and its relation to oxaluria and calcium utilization», *The Biochemical Journal*, 39, 3 (1945), p. 237, <https://doi.org/10.1042/bj0390237>.

17. Gilani, G. Sarwar; Cockell, Kevin A.; y Sepehr, Estatira, «Effects of antinutritional factors on protein digestibility and amino acid availability in foods», *Journal of AOAC International*, 88, 3 (junio de 2005), pp. 967-987; Profet, Margie, «The function of allergy: immunological defense against toxins», *The Quarterly Review of Biology*, 66, 1 (1 de marzo de 1991), pp. 23-62, <https://doi.org/10.1086/417049>.

18. Zarembski, P. M.; y Hodgkinson, A., «The oxalic acid content of

English diets», *British Journal of Nutrition*, 16, 1 (febrero de 1962), p. 627, <https://doi.org/10.1079/BJN19620061>.

19. Amalraj, Augustine; y Pius, Anitha, «Bioavailability of calcium and its absorption inhibitors in raw and cooked green leafy vegetables commonly consumed in India–an in vitro study», *Food Chemistry*, 170 (1 de marzo de 2015), pp. 430-436, <https://doi.org/10.1016/j.food chem.2014.08.031>; Mosha, T. C., *et al.*, «Effect of blanching on the content of antinutritional factors in selected vegetables», *Plant Foods for Human Nutrition* (Países Bajos) 47, 4 (junio de 1995), pp. 361-367, <https://doi.org/10.1007/BF01088275>.

Lectinas en muchos alimentos

Vasconcelos, Ilka M.; y Oliveira, José Tadeu A., «Antinutritional properties of plant lectins», *Toxicon*, 44, 4 (15 de septiembre de 2004), pp. 385-403, <https://doi.org/10.1016/j.toxicon.2004.05.005>; Cordain, Loren, *et al.*, «Modulation of immune function by dietary lectins in rheumatoid arthritis», *British Journal of Nutrition*, 83, 3 (marzo de 2000), pp. 207-217, <https://doi.org/10.1017/S0007114500000271>; Pusztai, Arpad; y Bardocz, Susan, eds., *Lectins: Biomedical Perspectives*, Taylor y Francis, Reino Unido, 1995.

De Oliveira, J. T. A.; Pusztai, A.; y Grant, G., «Changes in organs and tissues induced by feeding of purified kidney bean (*Phaseolus vulgaris*) lectins», *Nutrition Research*, 8, 8 (1 de agosto de 1988), pp. 943-947, <https://doi.org/10.1016/S0271-5317(88)80133-7>; Oliveira, José T. A., *et al.*, «Canavalia brasiliensis seeds. Protein quality and nutritional implications of dietary lectin», *Journal of the Science of Food and Agriculture*, 64, 4 (1 de abril de 1994), pp. 417-424, <https://doi.org/10.1002/jsfa.2740640405>; Pusztai y Bardocz, *op. cit.*; Pusztai, A., *et al.*, «Antinutritive effects of wheat-germ agglutinin and other N-acetylglucosamine-specific lectins», *British Journal of Nutrition*, 70, 1 (julio de 1993), pp. 313-321, <https://doi. org/10.1079/BJN19930124>; Haas, Helmut, *et al.*, «Dietary lectins can induce in vitro release of IL-4 and IL-13 from human basophils», *European Journal of Immunology*, 29, 3 (1999), pp. 918-927, <https://doi. org/10.1002/(SICI)1521-4141(199903)29:03<918::AID-IMMU918>3.0. CO;2-T>.

Taninos en alimentos

Hallberg, L.; y Hulthén, L., «Prediction of dietary iron absorption: an algorithm for calculating absorption and bioavailability of dietary iron», *The American Journal of Clinical Nutrition*, 71, 5 (mayo de 2000), pp. 1147-1160, <https://doi.org/10.1093/ajcn/71.5.1147>.

Toxicidad de la teobromina

Eteng, M. U., *et al.*, «Recent advances in caffeine and theobromine toxicities: a review», *Plant Foods for Human Nutrition*, 51, 3 (1 de octubre de 1997), pp. 231-243, <https://doi.org/10.1023/A:1007976831684>; Rusconi, M.; y Conti, A., «Theobroma cacao L., the food of the gods: a scientific approach beyond myths and claims», *Pharmacological Research*, 61, 1 (1 de enero de 2010), pp. 5-13, <https://doi.org/10.1016/j.phrs.2009.08.008>.

20. Por ejemplo, para consumir el 100% del selenio necesario y el 50% de los niveles recomendados de calcio de crema de cacahuate, necesitarías ingerir siete mil ochocientas calorías.

21. Kohman, E. F., «Oxalic acid in foods and its behavior and fate in the diet», *The Journal of Nutrition*, 18, 3 (septiembre de 1939), pp. 233-246, <https://doi.org/10.1093/jn/18.3.233>.

22. Council on Foods, «The nutritional value of spinach», *Journal of the American Medical Association*, 109, 23 (4 de diciembre de 1937), pp. 1907-1909, <https://doi.org/10.1001/jama.1937.02780490045014>; Stearns, Genevieve; y Stinger, Dorothy, «Iron retention in infancy: four figures», *The Journal of Nutrition*, 13, 2 (1 de febrero de 1937), pp. 127-141, <https://doi.org/10.1093/jn/13.2.127>.

23. Council on Foods, *op. cit.*

24. Gontzea, Iancu, *et al.*, *Natural antinutritive substances in foodstuffs and forages*, S. Karger, Estados Unidos, 1968.

25. Heaney, R. P.; Weaver, C. M.; y Recker, R. R., «Calcium absorbability from spinach», *The American Journal of Clinical Nutrition*, 47, 4 (abril de 1988), pp. 707-709, <https://doi.org/10.1093/ajcn/47.4.707>.

26. Poneros-Schneier, A. G.; y Erdman, J. W., «Bioavailability of calcium from sesame seeds, almond powder, whole wheat bread, spinach and nonfat dry milk in rats», *Journal of Food Science*, 54, 1 (enero de 1989), pp. 150-153, <https://doi.org/10.1111/j.1365-2621.1989.tb08589.x>.

27. Kohman, *op. cit.*

28. Porowski, Tadeusz, *et al.*, «Reference values of plasma oxalate in children and adolescents», *Pediatric Nephrology*, Alemania, 23, 10 (octubre de 2008), pp. 1787-1794, <https://doi.org/10.1007/s00467-008-0889-8>.

29. Hallberg y Hulthén, *op. cit.*

30. Wahls, Terry L.; y Adamson, Eve, *The wahls protocol: a radical new way to treat all chronic autoimmune conditions using paleo principles*, Avery, Estados Unidos, 2014.

31. Teicholz, Nina, *La grasa no es como la pintan: mitos, historias y realidades del alimento que tu cuerpo necesita*, Grijalbo, Barcelona, 2018.

32. Chandra, Amar K.; y De, Neela, «Goitrogenic/antithyroidal potential of green tea extract in relation to catechin in rats», *Food and Chemical Toxicology*, 48, 8 (1 de agosto de 2010), pp. 2304-2311, <https://doi.org/10.1016/j.fct.2010.05.064>; Chandra, Amar K., *et al.*, «Synergic actions of polyphenols and cyanogens of peanut seed coat (*Arachis hypogaea*) on cytological, biochemical and functional changes in thyroid», *Indian Journal of Experimental Biology*, 53, 3 (marzo de 2015), pp. 143-151.

García-Cortés, Miren, *et al.*, «Hepatotoxicity by dietary supplements: a tabular listing and clinical characteristics», *International Journal of Molecular Sciences*, 17, 4 (9 de abril de 2016), p. 537, <https://doi.org/10.3390/ijms17040537>.

33. Bisson, Jonathan, *et al.*, «Can invalid bioactives undermine natural product-based drug discovery?», *Journal of Medicinal Chemistry*, 59, 5 (10 de marzo de 2016), pp. 1671-1690, <https://doi.org/10.1021/acs.jmedchem.5b01009>.

34. Nelson, Kathryn M., *et al.*, «The essential medicinal chemistry of curcumin», *Journal of Medicinal Chemistry*, 60, 5 (9 de marzo de 2017), pp. 1620-1637, <https://doi.org/10.1021/acs.jmedchem.6b00975>.

35. Burgos-Morón, Estefanía, *et al.*, «The dark side of curcumin», *International Journal of Cancer*, 126, 7 (1 de abril de 2010), pp. 1771-1775, <https://doi.org/10.1002/ijc.24967>.

36. Bisht, Savita; y Maitra, Anirban, «Systemic delivery of curcumin: 21st century solutions for an ancient conundrum», *Current Drug Discovery Technologies*, 6, 3 (septiembre de 2009), pp. 192-199, <https://doi.org/10.2174/157016309789054933>.

37. Burgos-Morón, *et al.*, *op. cit.*; Naz, Rajesh K., «Can curcumin provide an ideal contraceptive?», *Molecular Reproduction and Development*, 78, 2 (febrero de 2011), pp. 116-123, <https://doi.org/10.1002/mrd.21276>.

«La curcumina no solo afectó la movilidad y la función de los espermatozoides *in vitro*, sino que también inhibió la fertilidad *in vivo* en hembras de ratón a las que se administró curcumina intravenosa. No se observó ningún efecto de la curcumina cuando se administró por vía oral mediante un método con el que se absorbe el 60% de la curcumina y posteriormente se excreta en forma de glucurónido y conjugado de sulfato por la orina (Bisht y Maitra, 2009). Es interesante que, cuando la curcumina se toma por vía oral con piperina, un componente principal de la pimienta negra que inhibe la glucuronidación hepática e intestinal, la biodisponibilidad de la curcumina aumenta un 2 000% (Anand *et al.*, 2007). Se prevé que, después de la administración intravaginal, la curcumina en DMSO se absorba rápidamente en el epitelio vaginal». Naz, Rajesh K., *op. cit.*, p. 121.

38. Young, J. F., *et al.*, «Green tea extract only affects markers of oxidative status postprandially: lasting antioxidant effect of flavonoid-free diet», *The British Journal of Nutrition*, 87, 4 (abril de 2002), pp. 343-355.

39. Møller, Peter, *et al.*, «No effect of 600 grams fruit and vegetables per day on oxidative DNA damage and repair in healthy nonsmokers», *Cancer Epidemiology and Prevention Biomarkers*, 12, 10 (1 de octubre de 2003), pp. 1016-1022.

40. Henkel, Ralf; y Agarwal, Ashok, «Harmful effects of antioxidant therapy», en *Male infertility: Contemporary clinical approaches, andrology, ART and antioxidants*, 2.ª ed., Cham: Springer International Publishing, (2020), pp. 845-854, <https://doi.org/10.1007/978-3-030-32 300-4_68>.

41. Halliwell, Barry, «The antioxidant paradox: less paradoxical now?», *British Journal of Clinical Pharmacology*, 75, 3 (marzo de 2012), pp. 637-644, <https://doi.org/10.1111/j.1365-2125.2012.04272.x>.

42. Del Rio, Daniele, *et al.*, «Dietary (poly)fhenolics in human health: structures, bioavailability, and evidence of protective effects against chronic diseases», *Antioxidants & Redox Signaling*, 18, 14 (15 de julio de 2012), pp. 1818-1892, <https://doi.org/10.1089/ars.2012.4581>.

43. Depeint, Flore, *et al.*, «Mitochondrial function and toxicity: role of the B vitamin family on mitochondrial energy metabolism», *Chemico-Biological Interactions*, 163, 1-2 (27 de octubre de 2006), pp. 94-112, <https://doi.org/10.1016/j.cbi.2006.04.014>.

44. Frank, Laura L., «Thiamin in clinical practice», *JPEN. Journal of Parenteral and Enteral Nutrition*, 39, 5 (julio de 2015), pp. 503-520, <https://doi.org/10.1177/0148607114565245>.

45. Ioannidis, John P. A., «Why most published research findings are false», *PLoS Medicine*, 2, 8 (agosto de 2005), e124, <https://doi.org/10.1371/journal.pmed.0020124>.

46. Neto, Miguel Moyses, *et al.*, «Star fruit: simultaneous neurotoxic and nephrotoxic effects in people with previously normal renal function», *NDT Plus*, 2, 6 (diciembre de 2009), pp. 485-488, <https://doi.org/10.1093/ndtplus/sfp108>.

47. Dasgupta, Chakraborty y Bala, *op. cit.*

48. Los taninos recibieron el nombre por su uso en el curtido [*tanning*, en inglés], el proceso de convertir pieles de animales en cuero.

49. Hallberg y Hulthén, *op. cit.*, incluye una larga lista de taninos con alimentos.

50. Chung, K. T., *et al.*, «Tannins and human health: a review», *Critical Reviews in Food Science and Nutrition*, 38, 6 (agosto de 1998), pp. 421-464, <https://doi.org/10.1080/10408699891274273>.

51. Chung, King-Thom; Wei, Cheng-I; y Johnson, Michael G, «Are tannins a double-edged sword in biology and health?», *Trends in Food Science & Technology*, 9, 4 (1 de abril de 1998), pp. 168-175, <https://doi.org/10.1016/S0924-2244(98)00028-4>.

52. Bennick, Anders, «Interaction of plant polyphenols with salivary proteins», *Critical Reviews in Oral Biology and Medicine: An Official Publication of the American Association of Oral Biologists,* 13, 2 (2002), pp. 184-196, <https://doi.org/10.1177/154411130201300208>.

53. Crozier, Alan; Jaganath, Indu B.; y Clifford, Michael N., «Dietary phenolics: chemistry, bioavailability and effects on health», *Natural Product Reports*, 26, 8 (2009), pp. 1001-1043, <https://doi.org/10.1039/b802662a>.

54. Brody, Jane E, *Jane Brody's Good food book: Living the high-carbohydrate way*, Norton, p. 26, Estados Unidos, 1985.

55. Hiatt, R. A., *et al.*, «Randomized controlled trial of a low animal protein, high fiber diet in the prevention of recurrent calcium oxalate kidney stones», *American Journal of Epidemiology*, 144, 1 (1 de julio de 1996), pp. 25-33.

56. Cuando era vegana, comí de forma inapropiada frijoles cocidos preparados en una olla de cocción lenta. Mi frecuente consumo de lectinas explica un brote súbito y debilitante de síndrome del intestino irritable en 1990, cuyos efectos aún perduran.

57. Williamson, Lauren, *op. cit.*

58. Henderson, Scott, *op. cit.*

59. Williamson, Lauren, *op. cit.*

5. LAS MUCHAS CARAS DE UN TÓXICO

1. Clendinning, J., «Observation on the history of oxalic acid as a poison», *The London Medical and Surgical Journal*, 3, 53 (1833).

Farmer, Fannie Merritt, *Selections from the original 1896 Boston cooking-school cook book*, Penguin Books, p. 46, «Helpful hints to the young housekeeper», Estados Unidos, 1995.

2. Hodgkinson, *Albert, Oxalic acid in Biology and Medicine*, Academic Press, Reino Unido, Estados Unidos, 1977.

3. Arena, Jay M., *Poisoning: Toxicology, symptoms, treatments*, 4.ª ed. Charles C. Thomas, Estados Unidos, 1979, <https://www.world

cat.org/title/poisoning-toxicology-symptoms-treatments/oclc/47672
1515?referer=br&ht=edition>.

Witthaus, R. A.; y Becker, Tracy C., *Medical jurisprudence, forensic medicine and toxicology*, William Wood and Company, Estados Unidos, 1896.

Schreiber, J. Keith, «Potassium oxalate developer», <https://jksch reiber.wordpress.com/platinumpalladium-notes/potassium-oxalate-de veloper/> [fecha de consulta: 31 de agosto de 2022].

4. La sal de Epsom es el remedio casero estándar para los problemas gástricos y el estreñimiento.

5. Christison, Robert; y Coindet, Charles, «An experimental inquiry on poisoning by oxalic acid», *Edinburgh Medical and Surgical Journal: Exhibiting a Concise View of the Latest and Most Important Discoveries in Medicine, Surgery, and Pharmacy*, 19, 75 (1823), pp. 163-199.

6. La Royal Medico-Botanical Society of London fue una institución dedicada a la investigación de las propiedades medicinales de las plantas.

7. Clendinning, *op. cit.*

8. Arena, *op. cit.*, p. 229.

9. Ashraf, Muhammad Aqeel, *et al.*, «Low cost biosorbent plátano peel (*Musa sapientum*) for the removal of heavy metals», *Scientific Research and Essays*, 6, 19 (2011), pp. 4055-4064.

10. La sal de acedera es un oxalato de potasio, un oxalato soluble que se disuelve con facilidad en el agua en partículas reactivas cargadas (iones de ácido oxálico). La parte «-ato» del nombre «oxalato» identifica el compuesto como una «sal» con potencial para disolverse en el agua.

Químicamente, las sales funcionan del siguiente modo: las moléculas (iones) con cargas positivas y negativas (cationes y aniones) interactúan firmemente entre sí mediante intensas fuerzas electrostáticas, que generan enlaces. Los compuestos resultantes tienen enlaces de fuerza variable que determinan su capacidad relativa para desprenderse en solución. El pH de la solución afecta a la forma iónica: el anión de una carga tiende a dominar en la sangre y en soluciones corporales cuando el pH es neutro o moderadamente ácido. Cuando el pH es básico, favorece la forma de dos aniones, que es más probable que formen cristales.

11. Otros minerales que se unen al ácido oxálico son el potasio, litio, calcio, magnesio, hierro, aluminio, manganeso, cobre y cadmio.

12. Elferink, J. G., «The mechanism of calcium oxalate crystal-induced haemolysis of human erythrocytes», *British Journal of Experimental Pathology*, 68, 4 (agosto de 1987), pp. 551-557; Elferink, J. G.; y Deier-

kauf, M., «Enzyme release from polymorphonuclear leukocytes during interaction with calcium oxalate microcrystals», *The Journal of Urology*, 138, 1 (julio de 1987), pp. 164-167.

13. Astles, R.; Williams, C. P.; y Sedor, F., «Stability of plasma lactate in vitro in the presence of antiglycolytic agents», *Clinical Chemistry*, 40, 7, parte 1 (julio de 1994), pp. 1327-1330.

14. Los médicos que escribieron el artículo en *The Lancet* calcularon que esta porción de 500 g de acedera cocida contenía de 6 a 8 g (6 000-8 000 mg) de oxalato, pero según un análisis de acedera realizado en la University of Wyoming, y publicado por The Vulvar Pain Foundation en 2010, la acedera cruda contiene alrededor de 779 mg por 100 g. Esto sugiere que un cálculo más preciso de su carga aguda de oxalato era de apenas 4 g (3 900 mg) de oxalato. Es importante saber que los datos precisos sobre el contenido de oxalato son escasos, lo cual provoca una gran confusión, malentendidos y una franca ignorancia sobre cuánto oxalato comemos y lo poco que se necesita para perjudicarnos.

15. «*The NEJM* y *The Lancet* se encuentran entre las revistas médicas más antiguas, respetables y leídas del mundo. Se fundaron en 1821 y 1823 y se clasifican con frecuencia como primera y segunda entre las revistas médicas de interés general por su "factor de impacto", la frecuencia con la que sus estudios son citados en otras investigaciones». Rabin, Roni Caryn, «The pandemic claims new victims: prestigious medical journals», *The New York Times* (14 de junio de 2020), <https://www.nytimes.com/2020/06/14/health/virus-journals.html>.

16. Farré, Mercè, *et al.*, «Fatal oxalic acid poisoning from sorrel soup», *The Lancet*, 334, 8678-8679 (diciembre de 1989), p. 1524, <https://doi.org/10.1016/S0140-6736(89)92967-X>.

17. Farré *et al.*, *op. cit.*

18. Kaegi, E., «Unconventional therapies for cancer: 1. Essiac. The task force on alternative therapies of the Canadian Breast Cancer Research Initiative», *CMAJ: Canadian Medical Association Journal = Journal de l'Association médicale canadienne*, 158, 7 (7 de abril de 1998), pp. 897-902.

6. ¿Por qué no sabemos del exceso de oxalato?

1. Sun, Yijuan, *et al.*, «Chronic nephropathy from dietary hyperoxaluria: sustained improvement of renal function after dietary intervention», *Cureus*, 9, 3 (20 de marzo de 2017), e1105, <https://doi.org/10.7759/cureus.1105>.

2. Begbie, James, «On stomach and nervous disorder, as connected with the oxalic diathesis», *Monthly Journal of Medical Science*, 9 (1849), p. 943.

Wilson, H., «On the Influence of the rhubarb plant in producing oxalate of lime in urine», *Provincial Medical & Surgical Journal*, 10, 35 (1846), pp. 413-415.

3. Bird, Golding, *Urinary Deposits: Their Diagnosis, Pathology and Therapeutical Indications*, 5.ª ed., 1 vol., John Churchill, Reino Unido, 1857, <http://collections.nlm.nih.gov/ext/mhlf/101504251/PDF/101504251.pdf>.

4. Barney, Danny L.; y Hummer, Kim E., «Rhubarb: botany, horticulture, and genetic resources», *Horticultural Reviews*, 40 (2012), pp. 147-182, <https://doi.org/10.1002/9781118351871.ch4>; Watson, Thomas, «Lectures on the principles and practice of physic (jaundice, nephritis different kinds of gravel)», *London Medical Gazette*, 30 (3 de junio de 1842), pp. 369-378.

5. Burkland, Carl E., «Etiology and prevention of oxalate calculi in the urinary tract: a plan of therapy», *The Journal of Urology*, 46, 1 (1941), pp. 82-88, citando un artículo de 1933 redactado en francés.

6. Burkland, *op. cit.*

7. Burkland, *op. cit.* Otros han descrito la neurastenia como un «desequilibrio» del sistema nervioso autónomo (llamándolo disautonomía).

8. Bird, *op. cit.*, p. 217.

9. Duffy, Thomas P., «The Flexner report–100 years later», *The Yale Journal of Biology and Medicine*, 84, 3 (septiembre de 2011), pp. 269-276.

Cabe señalar que Simon, el hermano mayor del doctor Flexner, fue el primer presidente del Rockefeller Institute for Medical Research.

10. Starr, Paul; y el American Council of Learned Societies, *The Social Transformation of American Medicine*, Basic Books, Estados Unidos, 1982.

11. Saeed Khan copresidió los primeros y sucesivos congresos organizados sobre el oxalato.

12. Starr y el American Council of Learned Societies, *op. cit.*

13. Marengo, Susan R.; y Romani, Andrea M. P., «Oxalate in renal stone disease: the terminal metabolite that just won't go away», *Nature Clinical Practice. Nephrology*, 4, 7 (julio de 2008), pp. 368-377, <https://doi.org/10.1038/ncpneph0845>.

14. Singh, P. P., *et al.*, «Nutritional value of foods in relation to their oxalic acid content», *The American Journal of Clinical Nutrition*, 25, 11 (1 de noviembre de 1972), pp. 1147-1152.

15. Atwater, W. O. (Wilbur Olin), «Principles of nutrition and nutritive value of food», *Bulletin*, Departamento de Agricultura, Estados Unidos, 1902.

16. Cravens, Hamilton, «Establishing the science of nutrition at the USDA: Ellen Swallow Richards and her allies», *Agricultural History*, 64, 2 (1990), pp. 122-133. Richards fue química consultora para el Massachusetts State Board of Health de 1872 a 1875, y analista oficial del agua de la Commonwealth de 1887 a 1897. También ejerció de experta en nutrición para el Departamento de Agricultura de Estados Unidos. (Wikipedia) [fecha de consulta: mayo de 2021].

17. Levenstein, H., «The New England kitchen and the origins of modern american eating habits», *American Quarterly*, 32, 4 (1980), pp. 369-386.

18. Barber, M. I., «Lenna Frances COOPER, february 25, 1875 february 23, 1961», *Journal of the American Dietetic Association*, 38 (mayo de 1961), p. 458.

19. Anderson, Linnea; y Cooper, Lenna Frances, *Nutrition in Health and Disease*, Lippincott, Estados Unidos, 1982.

20. Fassett, David W., «Oxalates», en *Toxicants occurring naturally in foods*, 2.ª ed., National Academy of Sciences, pp. 346-362, Estados Unidos, 1973, <http://www.worldcat.org/title/toxicants-occurring-naturally-in-foods/oclc/650653&referer=brief_results>.

7. Una variedad desconcertante de síntomas y ninguna prueba adecuada

1. Christison, Robert, «On the properties of the ordeal-bean of old calabar, Western Africa», *Monthly Journal of Medicine*, 20, 3 (marzo de 1855), p. 199.

2. Las principales formas de oxalato en la orina son iones de oxalato (2-) y oxalato-Mg. Las principales formas de calcio en la orina son Cit Ca y Ca++.

Streit, Jaroslav; Tran-Ho, Lan-Chi; y Königsberger, Erich, «Solubility of the three calcium oxalate hydrates in sodium chloride solutions and urine-like liquors», *Monatshefte Für Chemie/Chemical Monthly*, 129, 12 (1 de diciembre de 1998), pp. 1225-1236, <https://doi.org/10.1007/PL0 0010134>.

3. Ohana, 2013 citando a Aronson, 2006. Fargue, *et al.*, 2018, «Hydroxyproline metabolism». Ehud Ohana, *et al.*, «SLC26A6 and NaDC-1 transporters interact to regulate oxalate and citrate homeostasis», *Jour-*

nal of the American Society of Nephrology, 24, 10 (1 de octubre de 2013), pp. 1617-1626, <https://doi.org/10.1681/ASN.2013010080>; Fargue, Sonia, *et al.*, «Hydroxyproline metabolism and oxalate synthesis in primary hyperoxaluria», *Journal of the American Society of Nephrology: JASN*, 29, 6 (junio de 2018), pp. 1615-1623, <https://doi.org/10.1681/ASN.2017040390>.

4. La hiperoxaluria con frecuencia se define clínicamente como > 40 mg en veinticuatro horas. Los niveles «normales» de oxalato en la orina son de 26 mg/24 horas de promedio. En investigaciones recientes se sugiere un intervalo con un límite superior de 25 mg/día.

5. Robijn, Stef, *et al.*, «Hyperoxaluria: a gut-kidney axis?», *Kidney International*, 80, 11 (diciembre de 2011), pp. 1146-1158, <https://doi.org/10.1038/ki.2011.287>.

6. Holmes, Ross P.; Ambrosius, Walter T.; y Assimos, Dean G., «Dietary oxalate loads and renal oxalate handling», *The Journal of Urology*, 174, 3 (septiembre de 2005), pp. 943-947; discusión p. 947, <https://doi.org/10.1097/01.ju.0000169476.85935.e2>.

Knight, John; Holmes, Ross P.; y Assimos, Dean G., «Intestinal and renal handling of oxalate loads in normal individuals and stone formers», *Urological Research*, 35, 3 (junio de 2007), pp. 111-117, <https://doi.org/10.1007/s00240-007-0090-8>.

Mitchell, Tanecia, *et al.*, «Dietary oxalate and kidney stone formation», *American Journal of Physiology. Renal Physiology*, 316, 3 (enero de 2019), pp. F409-413, <https://doi.org/10.1152/ajprenal.00373.2018>.

Kumar, Parveen, *et al.*, «Dietary oxalate induces urinary nanocrystals in humans», *Kidney International Reports*, 5, 7 (2020), pp. 1040-1051, <https://doi.org/10.1016/j.ekir.2020.04.029>.

7. Verhulst, Anja, *et al.*, «Crystal retention capacity of cells in the human nephron: involvement of CD44 and its ligands hyaluronic acid and osteopontin in the transition of a crystal binding–into a nonadherent epithelium», *Journal of the American Society of Nephrology: JASN*, 14, 1 (enero de 2003), pp. 107-115.

8. Torres, Jacob A., *et al.*, «Crystal deposition triggers tubule dilation that accelerates cystogenesis in polycystic kidney disease», *The Journal of Clinical Investigation*, 130 (30 de julio de 2019), pp. 4506-4522, <https://doi.org/10.1172/JCI128503>.

9. Knight, Holmes; y Assimos, *op. cit.*; Pinto, B., *et al.*, «Patterns of oxalate metabolism in recurrent oxalate stone formers», *Kidney International*, 5, 4 (1 de abril de 1974), pp. 285-291, <https://doi.org/10.1038/ki.1974.38>.

10. Knight, Holmes; y Assimos, *op. cit.*; Pinto *et al.*, *op. cit.*

11. Se cree que la hiperoxaluria primaria afecta a menos de tres personas por millón. Primaria es un término usado en medicina para referirse a causas «genéticas» o «epigenéticas».

12. Pinto *et al.*, *op. cit.*

13. Sigue siendo una rara habilidad realizar e interpretar correctamente las pruebas centradas en el oxalato.

14. Hatch, M., *et al.*, «Effect of megadoses of ascorbic acid on serum and urinary oxalate», *European Urology*, 6, 3 (1980), pp. 166-169.

15. Zarembski, P. M.; y Hodgkinson, A., «Some factors influencing the urinary excretion of oxalic acid in man», *Clinica Chimica Acta; International Journal of Clinical Chemistry*, 25, 1 (julio de 1969), pp. 1-10.

16. Yount, Joanne; y Gottlieb, Annie, *The low oxalate cookbook, Book Two*, Vulvar Pain Foundation, pp. 3-5, 11, Estados Unidos, 2005.

17. Las pacientes sufrían dolor crónico vulvar.

18. Los investigadores examinaron los factores que pudieran explicar por qué se producían variaciones estacionales en las frecuencias de cálculos renales y de calcificación de la placenta. Ambas son mayores en verano y a principios de otoño, pero disminuyen en invierno y al inicio de la primavera.

19. Robertson, W. G.; Hodgkinson, A.; y Marshall, D. H., «Seasonal variations in the composition of urine from normal subjects: a longitudinal study», *Clinica Chimica Acta; International Journal of Clinical Chemistry*, 80, 2 (15 de octubre de 1977), pp. 347-353, <https://doi.org/10.1016/0009-8981(77)90043-2>.

20. Anandaram, Pallavoor S., *et al.*, «Problems in the metabolic evaluation of renal stone disease: audit of intra-individual variation in urine metabolites», *Urological Research*, 34, 4 (agosto de 2006), pp. 249-254, <https://doi.org/10.1007/s00240-006-0053-5>; Parks, Joan H., *et al.*, «A single 24-hour urine collection is inadequate for the medical evaluation of nephrolithiasis», *The Journal of Urology*, 167, 4 (abril de 2002), pp. 1607-1612; Nayan, Madhur; Elkoushy, Mohamed A.; y Andonian, Sero, «Variations between two 24-hour urine collections in patients presenting to a tertiary stone clinic», *Canadian Urological Association Journal*, 6, 1 (febrero de 2012), pp. 30-33, <https://doi.org/10.5489/cuaj.11131>; Alruwaily, Abdulrahman F., *et al.*, «How much information is lost when you only collect one 24-hour urine sample during the initial metabolic evaluation?», *The Journal of Urology*, 196, 4 (octubre de 2016), pp. 1143-1148, <https://doi.org/10.1016/j.juro.2016.04.074>.

Holmes, R. P., *et al.*, «Relationship of protein intake to urinary oxalate and glycolate excretion», *Kidney International*, 44, 2 (agosto de 1993), pp. 366-372.

21. Yount y Gottlieb, *op. cit.*, p. 4.

22. Mulay, Shrikant R.; y Anders, Hans-Joachim, «Crystal nephro-pathies: mechanisms of crystal-induced kidney injury», *Nature Reviews Nephrology*, 13, 4 (abril de 2017), pp. 226-240, <https://doi.org/10.1038/nrneph.2017.10>.

23. Blackburn, W. E., *et al.*, «Severe vascular complications in oxalo-sis after bilateral nephrectomy», *Annals of Internal Medicine*, 82, 1 (ene-ro de 1975), pp. 44-46, <https://doi.org/10.7326/0003-4819-82-1-44>.

24. Khneizer, Gebran, *et al.*, «Chronic dietary oxalate nephropathy af-ter intensive dietary weight loss regimen», *Journal of Nephropathology*, 6, 3 (julio de 2017), pp. 126-129, <https://doi.org/10.15171/jnp.2017.21>.

25. Hoppe, Bernd; Beck, Bodo B.; y Milliner, Dawn S., «The pri-mary hyperoxalurias», *Kidney International*, 75, 12 (18 de febrero de 2009), pp. 1264-1271, <https://doi.org/10.1038/ki.2009.32>.

26. Pfeiffer, H., *et al.*, «Fatal cerebro-renal oxalosis after appendec-tomy», *International Journal of Legal Medicine*, 118, 2 (abril de 2004), pp. 98-100, <https://doi.org/10.1007/s00414-003-0414-3>.

27. Crivelli Joseph J., *et al.*, «Contribution of dietary oxalate and oxalate precursors to urinary oxalate excretion», *Nutrients*, 13, 1 (enero de 2021), p. 62, <https://doi.org/10.3390/nu13010062>.

28. Murad, Shatha; y Eisenberg, Yuval, «Endocrine manifestations of primary hyperoxaluria», *Endocrine Practice*, 23, 12 (16 de noviembre de 2017), pp. 1414-1424, <https://doi.org/10.4158/EP-2017-0029>; Saatçi, U., *et al.*, «Late cardiac and vascular complications of primary hype-roxaluria in childhood», *Pediatric Nephrology* (Alemania), 10, 5 (octubre de 1996), pp. 677-678, <https://doi.org/10.1007/BF03035426>; Theo-dossiadis, Panagiotis G., *et al.*, «Choroidal neovascularization in primary hyperoxaluria», *American Journal of Ophthalmology*, 134, 1 (1 de julio de 2002), pp. 134-137, <https://doi.org/10.1016/S0002-9394(02)01458-7>; Rao, Neal M., *et al.*, «Stroke in primary hyperoxaluria type I», *Jour-nal of Neuroimaging: Official Journal of the American Society of Neuroimaging*, 24, 4 (2014), pp. 411-413, <https://doi.org/10.1111/jon.12020>; Berini, Sarah E., *et al.*, «Progressive polyradiculoneuropathy due to intraneural oxalate deposition in type 1 primary hyperoxaluria», *Muscle & Nerve*, 51, 3 (marzo de 2015), pp. 449-454, <https://doi.org/10.1002/mus.24495>; Farrell, John, *et al.*, «Primary hyperoxaluria in an adult with renal failure, livedo reticularis, retinopathy, and peripheral neuropathy», *American Journal of Kidney Diseases*, 29, 6 (1 de junio de 1997), pp. 947-952, <https://doi.org/10.1016/S0272-6386(97)90471-6>.

29. Hoppe, Beck; y Milliner, *op. cit.*, p. 1266.

30. Dassanayake, Uditha; y Gnanathasan, Christeine Ariaranee,

«Acute renal failure following oxalic acid poisoning: a case report», *Journal of Occupational Medicine and Toxicology*, 7, 1 (2012), p. 17, <https://doi.org/10.1186/1745-6673-7-17>.

31. En estudios en ratas, el uso de etilenglicol al 0.75% en agua potable durante veintiocho días es una de las técnicas estándar utilizadas por los investigadores para crear un contenido alto de oxalato.

32. Freilich, Bryan M., *et al.*, «Neuropsychological sequelae of ethylene glycol intoxication: a case study», *Applied Neuropsychology*, 14, 1 (2007), pp. 56-61, <https://doi.org/10.1080/09084280701280494>; Samarneh, Majed Mark, *et al.*, «Severe oxalosis with systemic manifestations», *Journal of Clinical Medicine Research*, 4, 1 (febrero de 2012), pp. 56-60, <https://doi.org/10.4021/jocmr525w>; Reddy, Nandi J.; Sudini, Madhuri; y Lewis, Lionel D., «Delayed neurological sequelae from ethylene glycol, diethylene glycol and methanol poisonings», *Clinical Toxicology*, 48, 10 (diciembre de 2010), pp. 967-973, <https://doi.org/10.3109/15563650.2010.532803>.

8. Cómo tu dieta empeora la sobrecarga de oxalato

1. Begbie, James, «On stomach and nervous disorder, as connected with the oxalic diathesis», *Monthly Journal of Medical Science*, 9 (1849), p. 943.

2. Holmes, R. P.; Goodman, H. O.; y Assimos, D. G., «Contribution of dietary oxalate to urinary oxalate excretion», *Kidney International*, 59, 1 (enero de 2001), pp. 270-276, <https://doi.org/10.1046/j.1523-1755.2001.00488.x>.

3. Knight, J., *et al.*, «Hydroxyproline ingestion and urinary oxalate and glycolate excretion», *Kidney International*, 70, 11 (diciembre de 2006), pp. 1929-1934, <https://doi.org/10.1038/sj.ki.5001906>.

4. Ohana, Ehud, *et al.*, «SLC26A6 and NaDC-1 transporters interact to regulate oxalate and citrate homeostasis», *Journal of the American Society of Nephrology*, 24, 10 (1 de octubre de 2013), pp. 1617-1626, <https://doi.org/10.1681/ASN.2013010080>; Aronson, Peter S., «Role of SLC26-mediated Cl-/base exchange in proximal tubule NaCl transport», en *Epithelial anion transport in health and disease: The role of the SLC26 transporters family*, John Wiley & Sons, Ltd, pp. 148-163, Estados Unidos, 2006 <https://doi.org/10.1002/0470029579.ch10>; Crivelli, Joseph J., *et al.*, «Contribution of dietary oxalate and oxalate precursors to urinary oxalate excretion», *Nutrients*, 13, 1 (enero de 2021), p. 62, <https://doi.org/10.3390/nu13010062>.

5. Honeycutt, Zen, «Glyphosate test results», Moms Across America, <https://www.momsacrossamerica.com/glyphosate_testing_results> [fecha de consulta: 5 de febrero de 2022].

6. Knight, John, *et al.*, «Ascorbic acid intake and oxalate synthesis», *Urolithiasis*, 44, 4 (22 de marzo de 2016), pp. 289-297, <https://doi.org/10.1007/s00240-016-0868-7>; Holmes, Goodman y Assimos, *op. cit.*

7. Hatch, M., *et al.*, «Effect of megadoses of ascorbic acid on serum and urinary oxalate», *European Urology*, 6, 3 (1980), pp. 166-169; Mashour, S.; Turner, J. F.; y Merrell, R., «Acute renal failure, oxalosis, and vitamin C supplementation - a case report and review of the literature», *Chest*, 118, 2 (agosto de 2000), pp. 561-563, <https://doi.org/10.1378/chest.118.2.561>; Mchugh, G. J.; Graber, M. L.; y Freebairn, R. C., «Fatal vitamin C-associated acute renal failure», *Anaesthesia and Intensive Care*, 36, 4 (julio de 2008), pp. 585-588, <https://doi.org/10.1177/0310057X0803600413>; Lange, Jessica N., *et al.*, «Glyoxal formation and its role in endogenous oxalate synthesis», *Advances in Urology*, 2012 (2012), 819202, <https://doi.org/10.1155/2012/819202>.

8. Marques, Sofia, *et al.*, «A case of oxalate nephropathy: when a single cause is not crystal clear», *American Journal of Kidney Diseases: The Official Journal of the National Kidney Foundation*, 70, 5 (noviembre de 2017), pp. 722-724, <https://doi.org/10.1053/j.ajkd.2017.05.022>.

9. Knight, John, *et al.*, «Increased protein intake on controlled oxalate diets does not increase urinary oxalate excretion», *Urological Research*, 37, 2 (abril de 2009), pp. 63-68, <https://doi.org/10.1007/s00240-009-0170-z>.

10. Baker, P. W.; Bais, R.; y Rofe, A. M., «Formation of the L-cysteine-glyoxylate adduct is the mechanism by which L-cysteine decreases oxalate production from glycollate in rat hepatocytes», *The Biochemical Journal*, 302 (Parte 3) (15 de septiembre de 1994), pp. 753-757; Baker, Paul R. S., *et al.*, «Glycolate and glyoxylate metabolism in HepG2 cells», *American Journal of Physiology–Cell Physiology*, 287, 5 (1 de noviembre de 2004), pp. C1359-1365, <https://doi.org/10.1152/ajpcell.00238.2004>.

11. Zhu, Yingying, *et al.*, «Meat, dairy and plant proteins alter bacterial composition of rat gut bacteria», *Scientific Reports*, 5 (14 de octubre de 2015), 15220, <https://doi.org/10.1038/srep15220>.

12. Taylor, Eric N.; y Curhan, Gary C., «Oxalate intake and the risk for nephrolithiasis», *Journal of the American Society of Nephrology*, 18, 7 (1 de julio de 2007), pp. 2198-2204, <https://doi.org/10.1681/ASN.2007020219>; Knight *et al.*, *op. cit.*

13. Knight, J., *et al.*, «Metabolism of fructose to oxalate and glyco-

late», *Hormone and Metabolic Research = Hormon-Und Stoffwechselforschung = Hormones et Métabolisme*, 42, 12 (noviembre de 2010), pp. 868-873, <https://doi.org/10.1055/s-0030-1265145>.

14. Zeczycki, Tonya N.; St Maurice, Martin; y Attwood, Paul V., «Inhibitors of pyruvate carboxylase», *The Open Enzyme Inhibition Journal*, 3 (2010), pp. 8-26, <https://doi.org/10.2174/1874940201003010008>; Kodavanti, Urmila P., *et al.*, «Early and delayed effects of naturally occurring asbestos on serum biomarkers of inflammation and metabolism», *Journal of Toxicology and Environmental Health. Part A* 77, 17 (2014), pp. 1024-1039, <https://doi.org/10.1080/15287394.2014.899171>.

15. Sas, David J.; Harris, Peter C.; y Milliner, Dawn S., «Recent advances in the identification and management of inherited hyperoxalurias», *Urolithiasis*, 47, 1 (1 de febrero de 2019), pp. 79-89, <https://doi.org/10.1007/s00240-018-1093-3>.

16. Knight *et al.*, *op. cit.*

17. Hiatt, R. A., *et al.*, «Randomized controlled trial of a low animal protein, high fiber diet in the prevention of recurrent calcium oxalate kidney stones», *American Journal of Epidemiology*, 144, 1 (1 de julio de 1996), pp. 25-33.

18. Holmes, Ross P.; y Kennedy, Martha, «Estimation of the oxalate content of foods and daily oxalate intake», *Kidney International*, 57, 4 (abril de 2000), pp. 1662-1667, <https://doi.org/10.1046/j.1523-1755.2000.00010.x>.

19. Holmes y Kennedy, *op. cit.*

20. Peeters, M., *et al.*, «Clustering of increased small intestinal permeability in families with Crohn's disease», *Gastroenterology*, 113, 3 (septiembre de 1997), pp. 802-807, <https://doi.org/10.1016/s0016-5085(97)70174-4>.

21. Bashir, Mohamed, *et al.*, «Enhanced gastrointestinal passive paracellular permeability contributes to the obesity-associated hyperoxaluria», *American Journal of Physiology. Gastrointestinal and Liver Physiology*, 316, 1 (enero de 2019), pp. G1-14, <https://doi.org/10.1152/ajpgi.00266.2018>. Este experimento con ratas demostró que, en la obesidad, existe una absorción y permeabilidad mucho mayor de oxalato a lo largo del tracto digestivo.

22. Makkapati, Swetha; D'Agati, Vivette D.; y Balsam, Leah, *op. cit.*

23. También el ibuprofeno. (*N. del E.*).

24. Lanas, Angel, *et al.*, «Prescription patterns and appropriateness of NSAID therapy according to gastrointestinal risk and cardiovascular history in patients with diagnoses of osteoarthritis», *BMC Medicine*, 9 (14 de abril de 2011), p. 38, <https://doi.org/10.1186/1741-7015-9-38>.

25. Sostres, Carlos; Gargallo, Carla J.; y Lanas, Angel, «Nonsteroidal anti-inflammatory drugs and upper and lower gastrointestinal mucosal damage», *Arthritis Research & Therapy*, 15, supl. 3 (2013), p. S3, <https://doi.org/10.1186/ar4175>.

26. Sostres, Gargallo y Lanas, *op. cit.*

27. Hesse, A., *et al.*, «Intestinal hyperabsorption of oxalate in calcium oxalate stone formers: application of a new test with [13C2] oxalate», *Journal of the American Society of Nephrology: JASN*, 10, supl. 14 (noviembre de 1999), pp. S329-333; Siener, Roswitha, *et al.*, «Dietary risk factors for hyperoxaluria in calcium oxalate stone formers», *Kidney International*, 63, 3 (marzo de 2003), pp. 1037-1043, <https://doi.org/1 0.1046/j.1523-1755.2003.00807.x>; Hassan, Hatim A.; Cheng, Ming; y Aronson, Peter S., «Cholinergic signaling inhibits oxalate transport by human intestinal T84 cells», *American Journal of Physiology–Cell Physiology*, 302, 1 (1 de enero de 2012), pp. C46-58, <https://doi.org/10.1152/ajpcell.00075.2011>.

28. Estos transportadores intercambian un tipo de ion por otro. Igual que las puertas giratorias, envían un ocupante hacia fuera mientras empujan a otro diferente hacia el interior de la célula.

29. Amin, Ruhul, *et al.*, «Reduced active transcellular intestinal oxalate secretion contributes to the pathogenesis of obesity-associated hyperoxaluria», *Kidney International*, 93, 5 (1 de mayo de 2018), pp. 1098-1107, <https://doi.org/10.1016/j.kint.2017.11.011>.

30. Sharma, S., *et al.*, «Comparative studies on the effect of vitamin A, B1 and B6 deficiency on oxalate metabolism in male rats», *Annals of Nutrition & Metabolism*, 34, 2 (1990), pp. 104-111, <https://doi.org/10.1159/000177576>; Farooqui, S., *et al.*, «Effect of pyridoxine deficiency on intestinal absorption of calcium and oxalate: chemical composition of brush border membranes in rats», *Biochemical Medicine*, 32, 1 (agosto de 1984), pp. 34-42.

31. Erickson, S. B., *et al.*, «Oxalate absorption and postprandial urine supersaturation in an experimental human model of absorptive hypercalciuria», *Clinical Science* (Reino Unido, 1979) 67, 1 (julio de 1984), pp. 131-138.

32. Clark, Barbara; Baqdunes, Mohammad Wisam; y Kunkel, Gregory M., «Diet-induced oxalate nephropathy», *BMJ Case Reports*, 12, 9 (16 de septiembre de 2019), e231284, <https://doi.org/10.1136/bcr-2019-231284>.

33. Hatch, M., *et al.*, «*Oxalobacter Sp.* reduces urinary oxalate excretion by promoting enteric oxalate secretion», *Kidney International*, 69, 4 (febrero de 2006), pp. 691-698, <https://doi.org/10.1038/sj.ki.5000162>;

Arvans, Donna, *et al.*, «Oxalobacter formigenes-derived bioactive factors stimulate oxalate transport by intestinal epithelial cells», *Journal of the American Society of Nephrology*, 28, 3 (2017), pp. 876-887, <https://doi.org/10.1681/ASN.2016020132>.

34. Barnett, Clea, *et al.*, «The presence of oxalobacter formigenes in the microbiome of healthy young adults», *The Journal of Urology*, 195, 2 (febrero de 2016), pp. 499-506, <https://doi.org/10.1016/j.juro.2015.08.070>.

35. Chen, Z., *et al.*, «Clinical investigation on gastric oxalate absorption», *Chinese Medical Journal*, 116, 11 (noviembre de 2003), pp. 1749-1751.

36. Kumar, Parveen, *et al.*, «Dietary oxalate loading impacts monocyte metabolism and inflammatory signaling in humans», *Frontiers in Immunology*, 12 (2021), 617508, <https://doi.org/10.3389/fimmu.2021.617508>.

9. Cómo se acumula el oxalato

1. Bilyy, Rostyslav, *et al.*, «Neutrophils as main players of immune response towards nondegradable nanoparticles», *Nanomaterials*, 10, 7 (29 de junio de 2020), <https://doi.org/10.3390/nano10071273>.

2. Schwelle, P. O. respondiendo a este estudio:

Holmes, R. P.; Goodman, H. O.; y Assimos, D. G., «Dietary oxalate and its intestinal absorption», *Scanning Microscopy*, 9, 4 (1995), pp. 1109-1118; discusión pp. 1118-1120. En estudios a corto plazo, con pocos participantes masculinos, que toman normalmente solo 200 mg de oxalato, con frecuencia se produce un descenso en la excreción de oxalato (como observaron Holmes *et al.*, 1995).

3. Vermeulen, C. W., *et al.*, «The renal papilla and calculogenesis», *J. Urol*, 97 (1967), pp. 573-582. Los investigadores de este estudio crearon un pico en los niveles de oxalato administrando una dosis de 1.2 g por cada 100 g de alimento durante cuatro días. Este fue el desencadenante que generó cálculos de oxalato en los riñones de las ratas. Después de la dosis desencadenante, una ingesta moderada de oxalato (0.3 g de oxamida/100 g de alimento) impidió que los cuerpos de las ratas eliminaran los cristales. Por tanto, la combinación de una dosis alta durante cuatro días y una dosis moderada durante veinticuatro días provocó una enfermedad por cálculos renales en todas las ratas. Sin la dosis moderada cuatro días después de la desencadenante, los depósitos iniciales desaparecieron. Sin la dosis desencadenante, la dieta de mantenimiento causó cálculos en solo una de las veinte ratas.

4. Marengo, Susan Ruth, *et al.*, «The trigger-maintenance model of persistent mild to moderate hyperoxaluria induces oxalate accumulation in non-renal tissues», *Urolithiasis*, 41, 6 (1 de noviembre de 2013), pp. 455-466, <https://doi.org/10.1007/s00240-013-0584-5>.

5. La radiactividad requería un estudio de corta duración por la seguridad del personal de laboratorio.

6. Blumenfrucht, M. J.; Cheeks, C.; y Wedeen, R. P., «Multiorgan crystal deposition following intravenous oxalate infusion in rat», *The Journal of Urology*, 135, 6 (junio de 1986), pp. 1274-1279.

7. Zimmermann, Diana J.; Hesse, Albrecht; y von Unruh, Gerd E., «Influence of a high-oxalate diet on intestinal oxalate absorption», *World Journal of Urology*, 23, 5 (5 de noviembre de 2005), pp. 324-329, <https://doi.org/10.1007/s00345-005-0028-0>.

8. Balcke, P., *et al.*, «Transient hyperoxaluria after ingestion of chocolate as a high risk factor for calcium oxalate calculi», *Nephron*, 51, 1 (1989), pp. 32-34.

9. Blumenfrucht, Cheeks y Wedeen, *op. cit.*

10. Reginato, A. J.; y Kurnik, B., «Calcium oxalate and other crystals associated with kidney diseases and arthritis», *Seminars in Arthritis and Rheumatism*, 18, 3 (febrero de 1989), pp. 198-224.

11. D'Orsi, C. J., *et al.*, «Is calcium oxalate an adequate explanation for nonvisualization of breast specimen calcifications?», *Radiology*, 182, 3 (marzo de 1992), pp. 801-803, <https://doi.org/10.1148/radiology.182.3.1535898>; Symmans, P. J.; Brady, K.; y Keen, C. E., «Calcium oxalate crystal deposition in epithelioid histiocytes of granulomatous lymphadenitis: analysis by light and electronmicroscopy», *Histopathology*, 27, 5 (noviembre de 1995), pp. 423-429; Katoh, R., *et al.*, «Nature and significance of calcium oxalate crystals in normal human thyroid gland. A clinicopathological and immunohistochemical study», *Virchows Archiv. A, Pathological Anatomy and Histopathology*, 422, 4 (1993), pp. 301-306.

En investigaciones con microscópicos electrónicos de barrido se capturaron imágenes de nanocristales de oxalato previamente invisibles. Sin embargo, el haz de electrones destruye los cristales en tan solo un par de minutos. De Meis, L.; Hasselbach, W.; y Machado, R. D., «Characterization of calcium oxalate and calcium phosphate deposits in sarcoplasmic reticulum vesicles», *The Journal of Cell Biology*, 62, 2 (1 de agosto de 1974), pp. 505-509.

12. Zarembski, P. M.; y Hodgkinson, A., «Plasma oxalic acid and calcium levels in oxalate poisoning», *Journal of Clinical Pathology*, 20, 3 (mayo de 1967), pp. 283-285; Reginato y Kurnik, *op. cit.*; Schlesinger,

P. A.; Stillman, M. T.; y Peterson, L., «Polyarthritis with birefringent lipid within synovial fluid macrophages: case report and ultrastructural study», *Arthritis and Rheumatism*, 25, 11 (noviembre de 1982), pp. 1365-1368.

13. Lewis, L. D.; Smith, B. W.; y Mamourian, A. C., «Delayed sequelae after acute overdoses or poisonings: cranial neuropathy related to ethylene glycol ingestion», *Clinical Pharmacology and Therapeutics*, 61, 6 (junio de 1997), pp. 692-699, <https://doi.org/10.1016/S0009-9236 (97)90105-3>.

14. La ingestión de etilenglicol (químico refrigerante) produce una intoxicación porque se transforma en oxalato en el interior del cuerpo. El etilenglicol no entra con facilidad por la piel o por inhalación, pero cuando se ingiere por vía oral, puede provocar una intoxicación grave por oxalato.

15. Freilich, Bryan M., *et al.*, «Neuropsychological sequelae of ethylene glycol intoxication: a case study», *Applied Neuropsychology*, 14, 1 (2007), pp. 56-61, <https://doi.org/10.1080/09084280701280494>.

16. Bischetti, S., *et al.*, «Carotid plaque instability is not related to quantity but to elemental composition of calcification», *Nutrition, Metabolism, and Cardiovascular Diseases: NMCD*, 27, 9 (septiembre de 2017), pp. 768-774, <https://doi.org/10.1016/j.numecd.2017.05.006>; Zarembski y Hodgkinson, *op. cit.*

17. Small, K. W.; Scheinman, J.; y Klintworth, G. K., «A clinicopathological study of ocular involvement in primary hyperoxaluria type I», *The British Journal of Ophthalmology*, 76, 1 (enero de 1992), pp. 54-57; Wells, C. G., *et al.*, «Retinal oxalosis–a clinicopathologic report», *Archives of Ophthalmology*, 107, 11 (noviembre de 1989), pp. 1638-1643.

18. Fishbein, Gregory A.; y Fishbein, Michael C., «Arteriosclerosis: rethinking the current classification», *Archives of Pathology & Laboratory Medicine*, 133, 8 (agosto de 2009), pp. 1309-1316, <https://doi.org/10.1043/1543-2165-133.8.1309>.

19. Rao, Neal M., *et al.*, «Stroke in primary hyperoxaluria type I», *Journal of Neuroimaging: Official Journal of the American Society of Neuroimaging*, 24, 4 (2014), pp. 411-413, <https://doi.org/10.1111/jon. 12020>; Fathi, Paniz, *et al.*, «An unusual presentation of a child with hyperoxaluria», *Archives of Pediatric Infectious Diseases*, 7, 1 (2019), pp. 1-4, <https://doi.org/10.5812/pedinfect.67357>.

20. Pecorella, I., *et al.*, «Histological study of oxalosis in the eye and adnexa of AIDS patients», *Histopathology*, 27, 5 (noviembre de 1995), pp. 431-438; Pecorella, I, *et al.*, «Postmortem histological survey of the ocular lesions in a British population of AIDS patients», *The British*

Journal of Ophthalmology, 84, 11 (noviembre de 2000), pp. 1275-1281, <https://doi.org/10.1136/bjo.84.11.1275>.

21. Ungar, F.; Piscopo, I.; y Holtzman, E., «Calcium accumulation in intracellular compartments of frog retinal rod photoreceptors», *Brain Research*, 205, 1 (26 de enero de 1981), pp. 200-206, <https://doi.org/10.1016/0006-8993(81)90733-2>.

22. Garner, A., «Retinal oxalosis», *The British Journal of Ophthalmology*, 58, 6 (junio de 1974), pp. 613-619.

23. Katoh *et al.*, *op. cit.* Wahl, R.; Fuchs, R.; y Kallee, E., «Oxalate in the human thyroid gland», *European Journal of Clinical Chemistry and Clinical Biochemistry: Journal of the Forum of European Clinical Chemistry Societies*, 31, 9 (septiembre de 1993), pp. 559-565.

24. Castellaro, Andrés M., *et al.*, «Oxalate induces breast cancer», *BMC Cancer*, 15 (2015), p. 761, <https://doi.org/10.1186/s12885-015-1747-2>; Scimeca, Manuel, *et al.*, «Microcalcifications drive breast cancer occurrence and development by macrophage-mediated epithelial to mesenchymal transition», *International Journal of Molecular Sciences*, 20, 22 (11 de noviembre, 2019), 5633, <https://doi.org/10.3390/ijms20225633>.

25. Pijnenburg, L., *et al.*, «Type 1 primary hyperoxaluria: a case report and focus on bone impairment of systemic oxalosis», *Morphologie*, 102, 336 (1 de marzo de 2018), pp. 48-53, <https://doi.org/10.1016/j.morpho.2017.09.004>; Bacchetta, Justine, *et al.*, «Bone metabolism in oxalosis: a single-center study using new imaging techniques and biomarkers», *Pediatric Nephrology*, 25, 6 (1 de junio de 2010), pp. 1081-1089, <https://doi.org/10.1007/s00467-010-1453-x>; McKenna, R. W.; y Dehner, L. P., «Oxalosis. An unusual cause of myelophthisis in childhood», *American Journal of Clinical Pathology*, 66, 6 (diciembre de 1976), pp. 991-997, <https://doi.org/10.1093/ajcp/66.6.991>; Fathi *et al.*, *op. cit.*

26. Choi, Eun Ji, *et al.*, «Bone oxaloma–a localized manifestation of bone oxalosis», *Skeletal Radiology*, 49, 4 (2020), pp. 651-655, <https://doi.org/10.1007/s00256-019-03348-0>.

27. Gruber, Helen E., *et al.*, «Crystal deposits in the human intervertebral disc: implications for disc degeneration», *The Spine Journal: Official Journal of the North American Spine Society*, 7, 4 (agosto de 2007), pp. 444-450, <https://doi.org/10.1016/j.spinee.2006.08.015>.

28. Simkin, P. A., «Towards a coherent terminology of gout», *Annals of the Rheumatic Diseases*, 52, 9 (septiembre de 1993), pp. 693-694.

29. Schumacher, H. R.; Reginato, A. J.; y Pullman, S., «Synovial fluid oxalate deposition complicating rheumatoid arthritis with amyloi-

dosis and renal failure. Demonstration of intracellular oxalate crystals», *The Journal of Rheumatology*, 14, 2 (abril de 1987), pp. 361-366.

30. Berini, Sarah E., *et al.*, «Progressive polyradiculoneuropathy due to intraneural oxalate deposition in type 1 primary hyperoxaluria», *Muscle & Nerve*, 51, 3 (marzo de 2015), pp. 449-454, <https://doi.org/10.1002/mus.24495>; Heller, Adam; y Coffman, Sheryl S., «Submicron crystals of the Parkinson's disease substantia nigra: calcium oxalate, titanium dioxide and iron oxide», *BioRxiv* (17 de enero de 2019), 523878, <https://doi.org/10.1101/523878>.

31. Verkoelen, C. F., «Crystal retention in renal stone disease: a crucial role for the glycosaminoglycan hyaluronan?», *Journal of the American Society of Nephrology*, 17, 6 (junio de 2006), pp. 1673-1687, <https://doi.org/10.1681/ASN.2006010088>.

32. Amin, Ruhul, *et al.*, «Extracellular nucleotides inhibit oxalate transport by human intestinal Caco-2-BBe cells through PKC-δ activation», *American Journal of Physiology–Cell Physiology*, 305, 1 (1 de julio de 2013), pp. C78-89, <https://doi.org/10.1152/ajpcell.00339.2012>.

33. Garner, *op. cit.*; Asselman, M., *et al.*, «Calcium oxalate crystal adherence to hyaluronan-, osteopontin-, and CD44-expressing injured/regenerating tubular epithelial cells in rat kidneys», *Journal of the American Society of Nephrology: JASN*, 14, 12 (2003), p. 3155; Brown, Charles M.; Novin, Farah; y Purich, Daniel L., «Calcium oxalate crystal morphology: influence of phospholipid micelles with compositions based on each leaflet of the erythrocyte membrane», *Journal of Crystal Growth*, 135, 3 (1 de febrero de 1994), pp. 523-532, <https://doi.org/10.1016/0022-0248(94)90143-0>.

34. Alper, Seth L.; y Sharma, Alok K., «The SLC26 gene family of anion transporters and channels», *Molecular Aspects of Medicine*, 34, 2-3 (abril de 2013), pp. 494-515, <https://doi.org/10.1016/j.mam.2012.07.009>.

Feyemi *et al.* (1979) observaron «que bajo ciertas condiciones fisiológicas y patológicas, la tiroides puede transportar de forma activa oxalato y mantener un gradiente de concentración por encima de los niveles plasmáticos». Fayemi, A. O.; Ali, M.; y Braun, E. V., «Oxalosis in hemodialysis patients: a pathologic study of 80 cases», *Archives of Pathology & Laboratory Medicine*, 103, 2 (febrero de 1979), pp. 58-62.

Los transportadores de membrana intercambian iones de cloruro/bicarbonato en el conducto salival y pancreático. En su trabajo diario de gestionar los iones, los tejidos pueden desarrollar estrés relacionado con el oxalato y problemas por su acumulación. Ohana, Ehud, *et al.*, «SLC-26A6 and NaDC-1 transporters interact to regulate oxalate and citrate homeostasis», *Journal of the American Society of Nephrology*, 24, 10 (1 de octubre de 2013), pp. 1617-1626, <https://doi.org/10.1681/ASN.2013 010080>.

35. Mydlík, Miroslav; y Derzsiová, Katarína, «Oxalic acid as a uremic toxin», *Journal of Renal Nutrition: The Official Journal of the Council on Renal Nutrition of the National Kidney Foundation*, 18, 1 (enero de 2008), pp. 33-39, <https://doi.org/10.1053/j.jrn.2007.10.008>.

36. Lee, Min Goo, *et al.*, «Molecular mechanism of pancreatic and salivary glands fluid and HCO3– secretion», *Physiological Reviews*, 92, 1 (enero de 2012), pp. 39-74, <https://doi.org/10.1152/physrev.00011. 2011>; Yamamoto, H., *et al.*, «Weddellite in submandibular gland calculus», *Journal of Dental Research*, 62, 1 (enero de 1983), pp. 16-19, <https://doi.org/10.1177/00220345830620010301>; Jensen, A. T.; y Danø, M., «Crystallography of dental calculus and the precipitation of certain calcium phosphates», *Journal of Dental Research*, 33, 6 (diciembre de 1954), pp. 741-750, <https://doi.org/10.1177/002203455403300 60201>.

37. Elferink, J. G., «The mechanism of calcium oxalate crystal-induced haemolysis of human erythrocytes», *British Journal of Experimental Pathology*, 68, 4 (agosto de 1987), pp. 551-557; Vervaet, Benjamin A., *et al.*, «An active renal crystal clearance mechanism in rat and man», *Kidney International*, 75, 1 (enero de 2009), pp. 41-51, <https://doi.org/ 10.1038/ki.2008.450>; Vervaet, Benjamin A., *et al.*, «Response to 'active renal crystal clearance in rats and humans'» *Kidney International*, 75, 12 (2 de junio de 2009), pp. 1357-1358, <https://doi.org/10.1038/ki.2009. 118>.

38. Riese, R. J., *et al.*, «Cell polarity and calcium oxalate crystal adherence to cultured collecting duct cells», *American Journal of Physiology-Renal Physiology*, 262, 2 (1 de febrero de 1992), pp. F177-184; Sun, Xin-Yuan, *et al.*, «Size-dependent toxicity and interactions of calcium oxalate dihydrate crystals on vero renal epithelial cells», *Journal of Materials Chemistry B*, 3, 9 (18 de febrero de 2015), pp. 1864-1878, <https:// doi.org/10.1039/C4TB01626B>.

39. Umekawa, Tohru; Chegini, Nasser; y Khan, Saeed R., «Oxalate ions and calcium oxalate crystals stimulate MCP-1 expression by renal epithelial cells», *Kidney International*, 61, 1 (1 de enero de 2002), pp. 105-112, <https://doi.org/10.1046/j.1523-1755.2002.00106.x>.

40. Ermer, T., *et al.*, «Oxalate, inflammasome, and progression of kidney disease», *Current Opinion Nephrol Hypertens*, 25, 4 (julio de 2016), pp. 363-371.

41. Rosen, Yale, «Pathology of sarcoidosis», *Seminars in Respiratory*

and Critical Care Medicine, 28, 1 (febrero de 2007), pp. 36-52, <https://doi.org/10.1055/s-2007-970332>.

42. James, D., «A clinicopathological classification of granulomatous disorders», *Postgraduate Medical Journal*, 76, 898 (agosto de 2000), pp. 457-465, <https://doi.org/10.1136/pmj.76.898.457>.

43. Mulay, Shrikant R.; y Anders, Hans-Joachim, «Crystallopathies», *New England Journal of Medicine*, 374, 25 (2016), pp. 2465-2476.

44. Badea, Mihail-Alexandru, *et al.*, «The value of histopathological diagnosis in the elderly patients with granulomatous dermatoses. Case series», *Romanian Journal of Morphology and Embryology*, 57, 2 (2016), pp. 525-529.

45. En algunas personas susceptibles, el sistema inmunitario tiene problemas para cambiar al encubrimiento y la contención y sigue atacando los cristales, lo que favorece la formación adicional de granulomas en otro lugar. La enfermedad por granulomas multiorgánicos (no infecciosos) se llama sarcoidosis y se puede producir en cualquier órgano o tejido. Un patólogo de investigación explica: «Los granulomas en la sarcoidosis se desarrollan en respuesta a la presencia de un antígeno persistente y poco degradable» y el oxalato es la inclusión más frecuente. Rosen, *op. cit.* Carlson, J. Andrew; y Chen, Ko-Ron, «Cutaneous vasculitis update: neutrophilic muscular vessel and eosinophilic, granulomatous, and lymphocytic vasculitis syndromes», *The American Journal of Dermatopathology*, 29, 1 (febrero de 2007), pp. 32-43, <https://doi.org/10.1097/01.dad.00 00245198.80847.ff>; Reid, J. D.; y Andersen, M. E., «Calcium oxalate in sarcoid granulomas. With particular reference to the small ovoid body and a note on the finding of dolomite», *American Journal of Clinical Pathology*, 90, 5 (noviembre de 1988), pp. 545-558; Mulay, Shrikant R.; y Anders, Hans-Joachim, «Crystallopathies», *New England Journal of Medicine*, 374, 25 (2016), pp. 2465-2476; Campbell, J. S., *et al.*, «Mineral oil granulomas of the uterus and parametrium and five cases granulomatous salpingitis with Schaumann bodies and oxalate deposits», *Fertility and Sterility*, 15 (junio de 1964), pp. 278-289, <https://doi.org/10.1016/s0015-0282(16)35224-4>; Coyne, J., *et al.*, «Secondary oxalosis and sperm granuloma of the epididymis», *Journal of Clinical Pathology*, 47, 5 (mayo de 1994), pp. 470-471; Gezer, Naciye Sinem, *et al.*, «Abdominal sarcoidosis: cross-sectional imaging findings», diagnostic and interventional radiology (Turquía), 21, 2 (abril de 2015), pp. 111-117, <https://doi.org/10.5152/dir.2014.14210>; Pearce, K. F.; y Nolan, T. E., «Endometrial sarcoidosis as a cause of postmenopausal bleeding. A case report», *The Journal of Reproductive Medicine*, 41, 11 (noviembre de 1996), pp. 878-880.

46. Reid y Andersen, *op. cit.*

En este estudio, a pesar de los problemas técnicos, se encontraron depósitos de oxalato en el 86% de las muestras de tejido de ganglio linfático obtenidas de pacientes con sarcoidosis.

Los patólogos han llamado «granulomas al revés» a las placas de la pared arterial (ateroesclerosis, arterias endurecidas). Pagán, Antonio J.; y Ramakrishnan, Lalita, «The formation and function of granulomas», *Annual Review of Immunology*, 36, 1 (2018), pp. 639-665, <https://doi.org/10.1146/annurev-immunol-032712-100022>.

En otro estudio se observaron cristales de oxalato en el 40% de las placas arteriales examinadas. Fishbein y Fishbein, *op. cit.*

47. Fousert, Esther; Toes, René; y Desai, Jyaysi, «Neutrophil extracellular traps (NETs) take the central stage in driving autoimmune responses», *Cells*, 9, 4 (8 de abril de 2020), <https://doi.org/10.3390/cells9040915>; Papayannopoulos, Venizelos, «Neutrophil extracellular traps in immunity and disease», *Nature Reviews Immunology*, 18, 2 (febrero de 2018), pp. 134-147, <https://doi.org/10.1038/nri.2017.105>; Mulay, Shrikant R.; y Anders, Hans-Joachim, «Neutrophils and neutrophil extracellular traps regulate immune responses in health and disease», *Cells*, 9, 9 (20 de septiembre de 2020), 2130, <https://doi.org/10.3390/cells9092130>.

48. Bilyy *et al.*, *op. cit.*

10. Síntomas y síndromes

1. Genuis, Stephen J.; y Kelln, Kasie L., «Toxicant exposure and bioaccumulation: a common and potentially reversible cause of cognitive dysfunction and dementia», *Behavioural Neurology*, 2015 (2015), 620143, <https://doi.org/10.1155/2015/620143>.

2. McMartin, Kenneth E.; y Wallace, Kendall B., «Calcium oxalate monohydrate, a metabolite of ethylene glycol, is toxic for rat renal mitochondrial function», *Toxicological Sciences: An Official Journal of the Society of Toxicology*, 84, 1 (marzo de 2005), pp. 195-200, <https://doi.org/10.1093/toxsci/kfi062>.

3. Bilyy, Rostyslav, *et al.*, «Neutrophils as main players of immune response towards nondegradable nanoparticles», *Nanomaterials*, 10, 7 (29 de junio de 2020), 1273, <https://doi.org/10.3390/nano10071273>.

4. Medzhitov, Ruslan, «Origin and physiological roles of inflammation», *Nature*, 454, 7203 (24 de julio de 2008), pp. 428-435, <https://doi.org/10.1038/nature07201>.

5. Buc, Hélène A., *et al.*, «Metabolic consequences of pyruvate kinase inhibition by oxalate in intact rat hepatocytes», *Biochimie*, 63, 7 (20 de julio de 1981), pp. 595-602, <https://doi.org/10.1016/S0300-9084(81)80057-0>.

6. McClure, W. R., *et al.*, «Rat liver pyruvate carboxylase. II. Kinetic studies of the forward reaction», *The Journal of Biological Chemistry*, 246, 11 (10 de junio de 1971), pp. 3579-3583.

7. El oxalato inhibe la piruvato-carboxilasa, la piruvato-cinasa y la lactato-deshidrogenasa.

8. Buc, Hélène; Demaugre, France; y Leroux, Jean-Paul, «The kinetic effects of oxalate on liver and erythrocyte pyruvate kinases», *Biochemical and Biophysical Research Communications*, 85, 2 (29 de noviembre de 1978), pp. 774-779, <https://doi.org/10.1016/0006-291X(78)91228-7>; Levin, R. I.; Kantoff, P. W.; y Jaffe, E. A., «Uremic levels of oxalic acid suppress replication and migration of human endothelial cells», *Arteriosclerosis, Thrombosis, and Vascular Biology*, 10, 2 (1 de marzo de 1990), pp. 198-207, <https://doi.org/10.1161/01.ATV.10.2.198>.

9. Buc, Demaugre; y Leroux, *op. cit.*; Buc *et al.*, *op. cit.*

El oxalato disminuye el ATP en los glóbulos rojos por inhibición enzimática

Novoa, W. B., *et al.*, «Lactic dehydrogenase. V. Inhibition by oxamate and by oxalate», *The Journal of Biological Chemistry*, 234, 5 (mayo de 1959), pp. 1143-1148; Mildvan, A. S.; y Cohn, M., «Kinetic and magnetic resonance studies of the pyruvate kinase reaction. II. Complexes of enzyme, metal, and substrates», *The Journal of Biological Chemistry*, 241, 5 (10 de marzo de 1966), pp. 1178-1193; Northrop, D. B.; y Wood, H. G., «Transcarboxylase. VII. Exchange reactions and kinetics of oxalate inhibition», *The Journal of Biological Chemistry*, 244, 21 (10 de noviembre de 1969), pp. 5820-5827; Reed, George H.; y Morgan, Susan D., «Kinetic and magnetic resonance studies of the interaction of oxalate with pyruvate kinase», *Biochemistry*, 13, 17 (1 de agosto de 1974), pp. 3537-3541, <https://doi.org/10.1021/bi00714a020>; Michaels, G.; Milner, Y.; y Reed, G. H., «Magnetic resonance and kinetic studies of pyruvate, phosphate dikinase. Interaction of oxalate with the phosphorylated form of the enzyme», *Biochemistry*, 14, 14 (15 de julio de 1975), pp. 3213-3219, <https://doi.org/10.1021/bi00685a028>; Buc, *et al.*, *op. cit.*; Lodato, D. T.; y Reed, G. H., «Structure of the oxalate-ATP complex with pyruvate kinase: ATP as a bridging ligand for the two divalent cations», *Biochemistry*, 26, 8 (21 de abril de 1987), pp. 2243-2250, <https://doi.org/10.1021/bi00382a026>; Larsen, T. M., *et al.*, «Structure of the bis(Mg2+)-

ATP-oxalate complex of the rabbit muscle pyruvate kinase at 2.1 A resolution: ATP binding over a barrel», *Biochemistry*, 37, 18 (5 de mayo de 1998), pp. 6247-6255, <https://doi.org/10.1021/bi980243s>; Oria-Hernández, Jesús, *et al*., «Pyruvate kinase revisited: the activating effect of K+», *The Journal of Biological Chemistry*, 280, 45 (11 de noviembre de 2005), pp. 37924-37929, <https://doi.org/10.1074/jbc.M508490200>.

El oxalato entra rápidamente en las células y penetra en las mitocondrias, donde inhibe con intensidad las enzimas necesarias para la formación de glucosa (piruvato-carboxilasa, piruvato-cinasa y lactato-deshidrogenasa). Compensaciones como un descenso del uso periférico de glucosa no influyen en la liberación de glucosa a partir del glucógeno.

Yount, Emily A.; y Harris, Robert A., «Studies on the inhibition of gluconeogenesis by oxalate», *Biochimica et Biophysica Acta (BBA) - General Subjects*, 633, 1 (17 de noviembre de 1980), pp. 122-133, <https://doi.org/10.1016/0304-4165(80)90044-6>.

10. Seyfried, Thomas N., «Ketone strong: emerging evidence for a therapeutic role of ketone bodies in neurological and neurodegenerative diseases», *Journal of Lipid Research*, 55, 9 (septiembre de 2014), pp. 1815-1817, <https://doi.org/10.1194/jlr.E052944>; Seyfried, Thomas N.; y Huysentruyt, Leanne C., «On the origin of cancer metastasis», *Critical Reviews in Oncogenesis*, 18, 1-2 (2013), pp. 43-73; Gardner, Ann; y Boles, Richard G., «Beyond the serotonin hypothesis: mitochondria, inflammation and neurodegeneration in major depression and affective spectrum disorders», *Progress in Neuro-Psychopharmacology & Biological Psychiatry*, 35, 3 (29 de abril de 2011), pp. 730-743, <https://doi.org/10.1016/j.pnpbp.2010.07.030>.

11. Gardner y Boles, *op. cit*.

12. Kantoff y Jaffe, *op. cit*.

13. Sedel, Frédéric, *et al*., «Targeting demyelination and virtual hypoxia with high-dose biotin as a treatment for progressive multiple sclerosis», *Neuropharmacology*, 110, Parte B (noviembre de 2016), pp. 644-653, <https://doi.org/10.1016/j.neuropharm.2015.08.028>; Trapp, Bruce D.; y Stys, Peter K., «Virtual hypoxia and chronic necrosis of demyelinated axons in multiple sclerosis», *The Lancet Neurology*, 8, 3 (1 de marzo de 2009), pp. 280-291, <https://doi.org/10.1016/S1474-4422(09)70043-2>. El distrés en las células nerviosas contribuye en los síntomas de debilidad muscular, fatiga, mala coordinación física, dolor abdominal, tirones y espasmos musculares, dolores de cabeza, problemas de memoria, irritabilidad y demencia.

14. Purdon, A. D., *et al*., «Energy consumption by phospholipid metabolism in mammalian brain», *Neurochemical Research*, 27, 12 (1 de di-

ciembre de 2002), pp. 1641-1647, <https://doi.org/10.1023/A:1021 635027211>.

15. Yount y Harris, *op.cit.*; Demaugre, F.; Cepanec, C.; y Leroux, J. P., «Characterization of oxalate as a catabolite of dichloroacetate responsible for the inhibition of gluconeogenesis and pyruvate carboxylation in rat liver cells», *Biochemical and Biophysical Research Communications*, 85, 3 (14 de diciembre de 1978), pp. 1180-1185, <https://doi.org/10.1016/0006-291x(78)90666-6>.

16. Goldman, M.; y Doering, G. J., «The effect of dietary ingestion of oxalic acid on thyroid function in male and female long-Evans rats», *Toxicology and Applied Pharmacology*, 48, 3 (mayo de 1979), pp. 409-414.

17. Bacchetta, Justine, *et al.*, «Bone impairment in oxalosis: an ultrastructural bone analysis», *Bone*, 81 (diciembre de 2015), pp. 161-167, <https://doi.org/10.1016/j.bone.2015.07.010>.

18. Patel, Mikita, *et al.*, «Oxalate induces mitochondrial dysfunction and disrupts redox homeostasis in a human monocyte derived cell line», *Redox Biology*, 15 (2018), pp. 207-215, <https://doi.org/10.1016/j.redox.2017.12.003>.

19. Franklin, Bernardo S.; Mangan, Matthew S.; y Latz, Eicke, «Crystal formation in inflammation», *Annual Review of Immunology*, 34, 1 (2016), pp. 173-202, <https://doi.org/10.1146/annurev-immunol-041015-055539>; Mulay, Shrikant R., *et al.*, «Cytotoxicity of crystals involves RIPK3-MLKL-mediated necroptosis», *Nature Communications*, 7 (28 de enero de 2016), 10274, <https://doi.org/10.1038/ncomms 10274>.

20. Schauer, Christine, *et al.*, «Aggregated neutrophil extracellular traps limit inflammation by degrading cytokines and chemokines», *Nature Medicine*, 20, 5 (mayo de 2014), pp. 511-517, <https://doi.org/10.10 38/nm.3547>.

21. Hilhorst, Marc, *et al.*, «T cell-macrophage interactions and granuloma formation in vasculitis», *Frontiers in Immunology*, 5 (12 de septiembre de 2014), <https://doi.org/10.3389/fimmu.2014.00432>; Pfau, Jean C., «Immunotoxicity of asbestos», *Current Opinion in Toxicology, Systems Toxicology: Immunotoxicity*, 10 (1 de agosto de 2018), pp. 1-7, <https://doi.org/10.1016/j.cotox.2017.11.005>.

22. Matzinger, P., «Tolerance, danger, and the extended family», *Annual Review of Immunology*, 12 (1994), pp. 991-1045, <https://doi.org/10.1146/annurev.iy.12.040194.005015>. «[La] principal fuerza impulsora [del sistema inmunitario] es la necesidad de detectar y proteger frente al peligro, y no hace solo el trabajo, sino que recibe comunicaciones positivas y negativas de una extensa red de otros tejidos corporales».

23. De Paola, Mariele, *et al.*, «Granuloma annulare, autoimmune thyroiditis, and lichen sclerosus in a woman: randomness or significant association?», *Case Reports in Dermatological Medicine*, 2013 (7 de mayo de 2013), e289084, <https://doi.org/10.1155/2013/289084>.

24. Aggarwal, K. P., *et al.*, «Nephrolithiasis: molecular mechanism of renal stone formation and the critical role played by modulators», *Bio-Med Research International*, 2013 (2013), 292953, <https://doi.org/10.1155/2013/292953>; Khan, Saeed R., *et al.*, «Regulation of macromolecular modulators of urinary stone formation by reactive oxygen species: transcriptional study in an animal model of hyperoxaluria», *American Journal of Physiology-Renal Physiology*, 306, 11 (1 de junio de 2014), pp. F1285-1295, <https://doi.org/10.1152/ajprenal.00057.2014>; Lieske, J. C., *et al.*, «Renal cell osteopontin production is stimulated by calcium oxalate monohydrate crystals», *Kidney International*, 51, 3 (marzo de 1997), pp. 679-686, <https://doi.org/10.1038/ki.1997.98>.

La osteopontina es necesaria para el metabolismo óseo y las funciones inmunitarias, y es producida por tejidos no renales (glándulas, pulmones, tracto digestivo).

25. Khan, *et al.*, *op. cit.*; Grases, Felix, *et al.*, «Characterization of deposits in patients with calcific tendinopathy of the supraspinatus. Role of phytate and osteopontin», *Journal of Orthopaedic Research: Official Publication of the Orthopaedic Research Society*, 33, 4 (abril de 2015), pp. 475-482, <https://doi.org/10.1002/jor.22801>.

26. Chiodoni, Claudia; Colombo, Mario P.; y Sangaletti, Sabina, «Matricellular proteins: from homeostasis to inflammation, cancer, and metastasis», *Cancer and Metastasis Reviews*, 29, 2 (2010), pp. 295-307; Ahmad, Rasheed, *et al.*, «Interaction of osteopontin with IL-18 in obese individuals: implications for insulin resistance», *PloS One*, 8, 5 (2013), e63944, <https://doi.org/10.1371/journal.pone.0063944>; Kodavanti, Urmila P., *et al.*, «Early and delayed effects of naturally occurring asbestos on serum biomarkers of inflammation and metabolism», *Journal of Toxicology and Environmental Health. Part A*, 77, 17 (2014), pp. 1024-1039, <https://doi.org/10.1080/15287394.2014.899171>.

27. Chiodoni, Colombo y Sangaletti, *op. cit.*

28. Agnholt, J., *et al.*, «Osteopontin, a protein with cytokine-like properties, is associated with inflammation in Crohn's disease», *Scandinavian Journal of Immunology*, 65, 5 (mayo de 2007), pp. 453-460, <https://doi.org/10.1111/j.1365-3083.2007.01908.x>; El-Tanani, Mohamed K, *et al.*, «The regulation and role of osteopontin in malignant transformation and cancer», *Cytokine & Growth Factor Reviews*, 17, 6 (diciembre de 2006), pp. 463-474, <https://doi.org/10.1016/j.cytogfr.2006.09.010>;

Golledge, Jonathan, *et al.*, «Association between osteopontin and human abdominal aortic aneurysm», *Arteriosclerosis, Thrombosis, and Vascular Biology*, 27, 3 (marzo de 2007), pp. 655-660, <https://doi.org/10.1161/01. ATV.0000255560.49503.4e>; Kariuki, S. N., *et al.*, «Age-and gender-specific modulation of serum osteopontin and interferon-alpha by osteopontin genotype in systemic lupus erythematosus», *Genes and Immunity*, 10, 5 (julio de 2009), pp. 487-494, <https://doi.org/10.1038/gene.2009.15>; Comabella, Manuel, *et al.*, «Plasma osteopontin levels in multiple sclerosis», *Journal of Neuroimmunology*, 158, 1-2 (enero de 2005), pp. 231-239, <https://doi.org/10.1016/j.jneuroim.2004.09.004>; Sennels, Hp, *et al.*, «Circulating levels of osteopontin, osteoprotegerin, total soluble receptor activator of nuclear factor-kappa B ligand, and high-sensitivity C-reactive protein in patients with active rheumatoid arthritis randomized to etanercept alone or in combination with methotrexate», *Scandinavian Journal of Rheumatology*, 37, 4 (agosto de 2008), pp. 241-247, <https://doi.org/10.1080/03009740801910320>; Lund, Susan Amanda; Giachelli, Cecilia M.; y Scatena, Marta, «The role of osteopontin in inflammatory processes», *Journal of Cell Communication and Signaling*, 3, 3-4 (diciembre de 2009), pp. 311-322, <https://doi.org/10.1007/s12079-009-0068-0>.

29. Wu, Minghua, *et al.*, «Osteopontin in systemic sclerosis and its role in dermal fibrosis», *The Journal of Investigative Dermatology*, 132, 6 (junio de 2012), pp. 1605-1614, <https://doi.org/10.1038/jid.2012.32>; Aggarwal, *et al.*, *op. cit.*

30. Anders, Hans-Joachim; y Schaefer, Liliana, «Beyond tissue injury-damage-associated molecular patterns, toll-like receptors, and inflammasomes also drive regeneration and fibrosis», *Journal of the American Society of Nephrology: JASN*, 25, 7 (julio de 2014), pp. 1387-1400, <https://doi.org/10.1681/ASN.2014010117>; Aydin, N. Engin; y Usta, Ufuk, «Oxalate deposition in tissues», *Nephrology Dialysis Transplantation*, 19, 5 (1 de mayo de 2004), pp. 1323-1324, <https://doi.org/10.1093/ndt/gfh086>; Coltart, D. J.; y Hudson, R. E., «Primary oxalosis of the heart: a cause of heart block», *British Heart Journal*, 33, 2 (marzo de 1971), pp. 315-319; Derveaux, Thierry, *et al.*, «Detailed clinical phenotyping of oxalate maculopathy in primary hyperoxaluria type 1 and review of the literature», *Retina*, 36, 11 (28 de abril de 2016), pp. 2227-2235, <https://doi.org/10.1097/IAE.0000000000001058>.

31. Campos, A. H.; y Schor, N., «Mechanisms involved in calcium oxalate endocytosis by Madin-Darby canine kidney cells», *Brazilian Journal of Medical and Biological Research*, 33, 1 (enero de 2000), pp. 111-118, <https://doi.org/10.1590/S0100-879X2000000100015>;

Lieske, J. C.; y Toback, F. G., «Interaction of urinary crystals with renal epithelial cells in the pathogenesis of nephrolithiasis», *Seminars in Nephrology*, 16, 5 (septiembre de 1996), pp. 458-473; Boogaerts, M. A., *et al.*, «Mechanisms of vascular damage in gout and oxalosis: crystal induced, granulocyte mediated, endothelial injury», *Thrombosis and Haemostasis*, 50, 2 (30 de agosto de 1983), pp. 576-580.

32. Levin, Kantoff y Jaffe, *op. cit.*

33. Levin, Kantoff y Jaffe, *op. cit.*

34. Zeisberg, Michael; y Kalluri, Raghu, «Cellular mechanisms of tissue fibrosis. 1. Common and organ-specific mechanisms associated with tissue fibrosis», *American Journal of Physiology-Cell Physiology*, 304, 3 (1 de febrero de 2013), p. 201, <https://doi.org/10.1152/ajpcell.00328.2012>.

35. Anders, Hans-Joachim; y Muruve, Daniel A., «The inflammasomes in kidney disease», *Journal of the American Society of Nephrology: JASN*, 22, 6 (junio de 2011), pp. 1007-1018, <https://doi.org/10.1681/ASN.2010080798>.

36. Rockey, Don C.; Bell, P. Darwin; y Hill, Joseph A., «Fibrosis–a common pathway to organ injury and failure», *The New England Journal of Medicine*, 372, 12 (19 de marzo de 2015), p. 1144, <https://doi.org/10.1056/NEJMra1300575>.

37. Yoodee, Sunisa, *et al.*, «Effects of secretome derived from macrophages exposed to calcium oxalate crystals on renal fibroblast activation», *Communications Biology*, 4 (11 de agosto de 2021), p. 959, <https://doi.org/10.1038/s42003-021-02479-2>.

38. Saxon, A., *et al.*, «Renal transplantation in primary hyperoxaluria», *Archives of Internal Medicine*, 133, 3 (marzo de 1974), pp. 464-467; Mandell, I.; Krauss, E.; y Millan, J. C., «Oxalate-induced acute renal failure in Crohn's disease», *The American Journal of Medicine*, 69, 4 (octubre de 1980), pp. 628-632; Khan, S. R., *et al.*, «Crystal retention by injured urothelium of the rat urinary bladder», *The Journal of Urology*, 132, 1 (julio de 1984), pp. 153-157.

39. Bray, Ronald E.; y VanArsdel, Paul P., «In vitro histamine release from rat mast cells by chemical and physical agents», *Proceedings of the Society for Experimental Biology and Medicine*, 106, 2 (1 de febrero de 1961), pp. 255-259, <https://doi.org/10.3181/00379727-106-26302>.

40. Theoharides, Theoharis C.; Tsilioni, Irene; y Ren, Huali, «Recent advances in our understanding of mast cell activation–or should it be mast cell mediator disorders?», *Expert Review of Clinical Immunology*, 15, 6 (junio de 2019), pp. 639-656, <https://doi.org/10.1080/1744466X.2019.1596800>.

41. Afrin, Lawrence B., «Mast cell activation disease and the modern epidemic of chronic inflammatory disease», *Translational Research: The Journal of Laboratory and Clinical Medicine*, 174 (2016), pp. 33-59, <https://doi.org/10.1016/j.trsl.2016.01.003>; Afrin, Lawrence B., *et al.*, «Diagnosis of mast cell activation syndrome: a global 'Consensus-2'», *Diagnosis* (Alemania) 8, 2 (26 de mayo de 2021), pp. 137-152, <https://doi.org/10.1515/dx-2020-0005>.

42. Boquist, L., *et al.*, «Primary oxalosis», *The American Journal of Medicine*, 54, 5 (mayo de 1973), pp. 673-681. «Los hallazgos físicos son escasos [...]. Las manifestaciones clínicas encontradas con mayor frecuencia son cólico renal [...], hematuria, infecciones recurrentes de las vías urinarias [...]. Con menos frecuencia se observan manifestaciones articulares, enfermedad de Raynaud [...] hiperparatiroidismo secundario [...], degeneración de fibras nerviosas y fibrosis perineural [...], pero podrían haber desempeñado un papel los cambios vasculares con afectación del aporte sanguíneo».

43. Böhn, L.; Störsrud, S.; y Simrén, M., «Nutrient intake in patients with irritable bowel syndrome compared with the general population», *Neurogastroenterology and Motility: The Official Journal of the European Gastrointestinal Motility Society*, 25, 1 (enero de 2013), pp. 23-30.e1, <https://doi.org/10.1111/nmo.12001>; Mazzawi, Tarek, *et al.*, «Effects of dietary guidance on the symptoms, quality of life and habitual dietary intake of patients with irritable bowel syndrome», *Molecular Medicine Reports*, 8, 3 (septiembre de 2013), pp. 845-852, <https://doi.org/10.3892/mmr.2013.1565>; Torres, Marion J., *et al.*, «Food consumption and dietary intakes in 36,448 adults and their association with irritable bowel syndrome: Nutrinet-Santé study», *Therapeutic Advances in Gastroenterology*, 11 (2018), 1756283X17746625, <https://doi.org/10.1177/1756283X17746625>; Foster, Harold D., *Health, Disease & the Environment*, Bellhaven Press, Reino Unido, 1992; Deary, Ian J.; Hendrickson, Alan E.; y Burns, Alistair, «Serum calcium levels in Alzheimer's disease: a finding and an aetiological hypothesis», *Personality and Individual Differences*, 8, 1 (1 de enero de 1987), pp. 75-80, <https://doi.org/10.1016/0191-8869(87)90013-4>; Talley, Nicholas J., «What causes functional gastrointestinal disorders? A proposed disease model», *American Journal of Gastroenterology*, 115, 1 (enero de 2020), pp. 41-48, <https://doi.org/10.14309/ajg.0000000000000485>.

44. Yasui, M.; Yase, Y.; y Ota, K., «Distribution of calcium in central nervous system tissues and bones of rats maintained on calcium-deficient diets», *Journal of the Neurological Sciences*, 105, 2 (octubre de 1991), pp. 206-210, <https://doi.org/10.1016/0022-510x(91)90146-x>; Yasui,

M., *et al.*, «Distribution of magnesium in central nervous system tissue, trabecular and cortical bone in rats fed with unbalanced diets of minerals», *Journal of the Neurological Sciences*, 99, 2-3 (noviembre de 1990), pp. 177-183, <https://doi.org/10.1016/0022-510x(90)90154-f>.

45. Salido, Eduardo, *et al.*, «Primary hyperoxalurias: disorders of glyoxylate detoxification», *Biochimica Et Biophysica Acta*, 1822, 9 (septiembre de 2012), pp. 1453-1464, <https://doi.org/10.1016/j.bbadis.2012.03.004>.

46. Gardner y Boles, *op. cit.*; Liebregts, Tobias, *et al.*, «Immune activation in patients with irritable bowel syndrome», *Gastroenterology*, 132, 3 (marzo de 2007), pp. 913-920, <https://doi.org/10.1053/j.gastro.2007.01.046>.

47. Stobaugh, D. J.; Deepak, P.; y Ehrenpreis, E. D., «Increased risk of osteoporosis-related fractures in patients with irritable bowel syndrome», *Osteoporosis International: A Journal Established as Result of Cooperation between the European Foundation for Osteoporosis and the National Osteoporosis Foundation of the USA*, 24, 4 (abril de 2013), pp. 1169-1175, <https://doi.org/10.1007/s00198-012-2141-4>; Heikkilä, Katriina, *et al.*, «Celiac disease and bone fractures: a systematic review and meta-analysis», *The Journal of Clinical Endocrinology & Metabolism*, 100, 1 (1 de enero de 2015), pp. 25-34, <https://doi.org/10.1210/jc.2014-1858>; Aliko, Ardita, *et al.*, «Oral mucosa involvement in rheumatoid arthritis, systemic lupus erythematosus and systemic sclerosis», *International Dental Journal*, 60, 5 (octubre de 2010), pp. 353-358.

48. Denko, C. W.; y Petricevic, M., «Sympathetic or reflex footpad swelling due to crystal-induced inflammation in the opposite foot», *Inflammation*, 3, 1 (marzo de 1978), pp. 81-86.

49. Sözener, Zeynep Celebi, *et al.*, «Environmental factors in epithelial barrier dysfunction», *Journal of Allergy and Clinical Immunology*, 145, 6 (1 de junio de 2020), pp. 1517-1528, <https://doi.org/10.1016/j.jaci.2020.04.024>.

50. Brown, Samuel A.; y Gettler, Alexander O., «A study of oxalic-acid poisoning», *Proceedings of the Society for Experimental Biology and Medicine*, 19, 5 (1 de febrero de 1922), pp. 204-208, <https://doi.org/10.3181/00379727-19-95>.

51. Begbie, James, «On stomach and nervous disorder, as connected with the oxalic diathesis», *Monthly Journal of Medical Science*, 9 (1849), p. 943.

52. Anónimo, «Oxaluria», *The Lancet* (28 de marzo de 1925), p. 673.

53. Moran, Michael E., «Associated systemic diseases», en *Urinary Stone Disease: The Practical Guide to Medical and Surgical Management*,

ed. Marshall L. Stoller and Maxwell V. Meng. *Current Clinical Urology*, Humana Press, pp. 237-257, Estados Unidos, 2007, <https://doi.org/10.1007/978-1-59259-972-1_12>.

54. La resolución completa de estos síntomas en pocos días implica una afectación más funcional que estructural.

55. La deficiencia de triptófano puede provocar niveles más bajos de serotonina. Maes, Michael, *et al.*, «Serotonin-immune interactions in major depression: lower serum tryptophan as a marker of an immune-inflammatory response», *European Archives of Psychiatry and Clinical Neuroscience*, 247, 3 (1 de junio de 1997), pp. 154-161, <https://doi.org/10.1007/BF03033069>.

56. Chen, Chien-Liang, *et al.*, «Neurotoxic effects of carambola in rats: the role of oxalate», *Journal of the Formosan Medical Association = Taiwan Yi Zhi*, 101, 5 (mayo de 2002), pp. 337-341.

57. Chen, Shang-Hang, *et al.*, «Star fruit intoxication in a patient with moderate renal insufficiency presents as a posterior reversible encephalopathy syndrome», *Acta Neurologica Taiwanica*, 19, 4 (diciembre de 2010), pp. 287-291.

58. Von Burg, R., «Oxalic acid and sodium oxalate», *Journal of Applied Toxicology: JAT*, 14, 3 (1 de mayo de 1994), pp. 233-237.

59. Wojda, Urszula; Salinska, Elzbieta; y Kuznicki, Jacek, «Calcium ions in neuronal degeneration», *IUBMB Life*, 60, 9 (septiembre de 2008), pp. 575-590, <https://doi.org/10.1002/iub.91>; Gajdusek, Daniel Carleton, *Interference with axonal transport of neurofilament as the common etiology and pathogenesis of neurofibrillary tangles, amyotrophic lateral sclerosis, parkinsonism-dementia, and many other degenerations of the CNS: a series of hypotheses, perspectives for research* (Department of Health and Human Services, National Institutes of Health de EUA, 1984).

60. Sedel, *et al.*, *op. cit.*; Young, Elizabeth A., *et al.*, «Imaging correlates of decreased axonal Na+/K+ ATPase in chronic multiple sclerosis lesions», *Annals of Neurology*, 63, 4 (2008), pp. 428-435, <https://doi.org/10.1002/ana.21381>.

61. Gardner y Boles, *op. cit.*

62. El oxalato compite con el azufre para entrar en las células, y las células que necesitan azufre pueden recoger oxalato y frustrar los intentos de absorber iones de azufre.

63. Lightning, Thomas Alec; Gesteira, Tarsis F.; y Mueller, Jonathan Wolf, «Steroid disulfates-sulfation double trouble», *Molecular and Cellular Endocrinology*, 524 (15 de marzo de 2021), 111161, <https://doi.org/10.1016/j.mce.2021.111161>; Pérez-Jiménez, Mercedes M., *et al.*,

«Steroid hormones sulfatase inactivation extends lifespan and ameliora-tes age-related diseases», *Nature Communications*, 12, 1 (4 de enero de 2021), p. 49, <https://doi.org/10.1038/s41467-020-20269-y>.

64. Avan, Abolfazl, *et al.*, «Platinum-induced neurotoxicity and pre-ventive strategies: past, present, and future», *The Oncologist*, 20, 4 (abril de 2015), pp. 411-432, <https://doi.org/10.1634/theoncologist.2014-0044>; Gamelin, Laurence, *et al.*, «Predictive factors of oxaliplatin neu-rotoxicity: the involvement of the oxalate outcome pathway», *Clinical Cancer Research: An Official Journal of the American Association for Can-cer Research*, 13, 21 (1 de noviembre de 2007), pp. 6359-6368, <ht-tps://doi.org/10.1158/1078-0432.CCR-07-0660>; Gamelin, Laurence, *et al.*, «Prevention of oxaliplatin-related neurotoxicity by calcium and mag-nesium infusions: a retrospective study of 161 patients receiving oxalipla-tin combined with 5-fluorouracil and leucovorin for advanced colorectal cancer», *Clinical Cancer Research*, 10, 12 (15 de junio de 2004), pp. 4055-4061, <https://doi.org/10.1158/1078-0432.CCR-03-0666>; Gro-lleau, F., *et al.*, «A possible explanation for a neurotoxic effect of the anti-cancer agent oxaliplatin on neuronal voltage-gated sodium channels», *Journal of Neurophysiology*, 85, 5 (mayo de 2001), pp. 2293-2297.

65. Fantasia, J. E., *et al.*, «Calcium oxalate deposition in the periodon-tium secondary to chronic renal failure», *Oral Surgery, Oral Medicine, and Oral Pathology*, 53, 3 (marzo de 1982), pp. 273-279; Aydin y Usta, *op. cit.*

66. Afrin, Lawrence B.; y Molderings, Gerhard J., «A concise, prac-tical guide to diagnostic assessment for mast cell activation disease», *World Journal of Hematology*, 3, 1 (2014), pp. 1-17; Afrin, *op. cit.*

67. Talley, *op. cit.*; Liebregts, *et al.*, *op. cit.*

68. «Comorbilidades comunes de la migraña afectan a múltiples sis-temas orgánicos, además del [cerebro]. Incluyen fenómeno de Raynaud, hipertensión, cistitis intersticial/síndrome de la vejiga dolorosa (CI/SVD), alergia y asma, síndrome del intestino irritable, artrosis y artritis reumatoide, ansiedad, temblor y depresión. Se desconocen las bases mo-leculares comunes que conectan estos trastornos, pero podrían incluir [...] eventos de señalización que activan el dolor, la inflamación o vías oxidativas». Loewendorf, Andrea I., *et al.*, «Roads less traveled: sexual dimorphism and mast cell contributions to migraine pathology», *Fron-tiers in Immunology*, 7 (2016), p. 2, <https://doi.org/10.3389/fim-mu.2016.00140>.

69. Como escribieron Ermer *et al.* (2016), «niveles altos de oxalato en el plasma [...] inician un círculo vicioso de inflamación sistémica mediada por el inflamasoma [...]. En concreto, las consecuencias cardiovasculares de los niveles altos de oxalato en la circulación son un gran problema».

Ermer, T., *et al.*, «Oxalate, inflammasome, and progression of kidney disease», *Current Opinion Nephrol Hypertens*, 25, 4 (julio de 2016), pp. 363-371.

Gilchrest, Barbara A.; Rowe, John W.; y Mihm, Martin C., «Clinical and histological skin changes in chronic renal failure: evidence for a dialysis-resistant, transplant-responsive microangiopathy», *The Lancet*, publicado originalmente como volumen 2, ejemplar 8207, 316, 8207 (13 de diciembre de 1980), pp. 1271-1275, <https://doi.org/10.1016/S0140-6736(80)92337-5>; Mydlík, Miroslav; y Derzsiová, Katarína, «Oxalic acid as a uremic toxin», *Journal of Renal Nutrition: The Official Journal of the Council on Renal Nutrition of the National Kidney Foundation*, 18, 1 (enero de 2008), pp. 33-39, <https://doi.org/10.1053/j.jrn.2007.10.008>; Yudkin, J. S., *et al.*, «Inflammation, obesity, stress and coronary heart disease: is interleukin-6 the link?», *Atherosclerosis*, 148, 2 (febrero de 2000), pp. 209-214, <https://doi.org/10.1016/s0021-9150(99)00463-3>; Danesh, J., *et al.*, «Low grade inflammation and coronary heart disease: prospective study and updated meta-Analyses», *BMJ (Clinical Research Ed.)* 321, 7255 (22 de julio de 2000), pp. 199-204, <https://doi.org/10.1136/bmj.321.7255.199>; Koenig, Wolfgang, «Inflammation and coronary heart disease: an overview», *Cardiology in Review*, 9, 1 (febrero de 2001), pp. 31-35.

70. Recht, Phoebe A., *et al.*, «Oxalic acid alters intracellular calcium in endothelial cells», *Atherosclerosis*, 173, 2 (abril de 2004), pp. 321-328, <https://doi.org/10.1016/j.atherosclerosis.2003.11.023>.

71. Levin, Kantoff y Jaffe, *op. cit.*

72. Boogaerts, *et al.*, *op. cit.*; Schlieper, Georg, *et al.*, «Vascular calcification in chronic kidney disease: an update», *Nephrology Dialysis Transplantation*, 31, 1 (1 de enero de 2016), pp. 31-39, <https://doi.org/10.1093/ndt/gfv111>.

73. «Giant cell arteritis», *Johns Hopkins Vasculitis Center* (blog), <https://www.hopkinsvasculitis.org/types-vasculitis/giant-cell-arteritis/> [fecha de consulta: 1 de julio de 2020].

74. Arbus, G. S.; y Sniderman, S., «Oxalosis with peripheral gangrene», *Archives of Pathology*, 97, 2 (febrero de 1974), pp. 107-110.

75. Sun, Hongtao, *et al.*, «Coronary microvascular spasm causes myocardial ischemia in patients with vasospastic angina», *Journal of the American College of Cardiology*, 39, 5 (6 de marzo de 2002), pp. 847-851, <https://doi.org/10.1016/s0735-1097(02)01690-x>.

76. Siti, Hawa N.; Kamisah, Y.; y Kamsiah, J., «The role of oxidative stress, antioxidants and vascular inflammation in cardiovascular disease (a review)», *Vascular Pharmacology*, 71 (agosto de 2015), pp. 40-56,

<https://doi.org/10.1016/j.vph.2015.03.005>; Burkland, Carl E., «Etiology and prevention of oxalate calculi in the urinary tract: a plan of therapy», *The Journal of Urology*, 46, 1 (1941), pp. 82-88.

77. Resnick, L. M., «Calcium metabolism in hypertension and allied metabolic disorders», *Diabetes Care*, 14, 6 (junio de 1991), pp. 505-520, <https://doi.org/10.2337/diacare.14.6.505>; Wang, Maoqing, *et al.*, «Calcium-deficiency assessment and biomarker identification by an integrated urinary metabonomics analysis», *BMC Medicine*, 11 (28 de marzo de 2013), p. 86, <https://doi.org/10.1186/1741-7015-11-86>; Schlieper, *et al., op. cit.*

78. Sage, Andrew P., *et al.*, «Hyperphosphatemia-induced nanocrystals upregulate the expression of bone morphogenetic protein-2 and osteopontin genes in mouse smooth muscle cells in vitro», *Kidney International*, 79, 4 (2 de febrero de 2011), pp. 414-422, <https://doi.org/10.1038/ki.2010.390>; Lorenzen, Johan M., *et al.*, «Osteopontin in the development of systemic sclerosis-relation to disease activity and organ manifestation», *Rheumatology* (Reino Unido), 49, 10 (octubre de 2010), pp. 1989-1991, <https://doi.org/10.1093/rheumatology/keq223>.

79. Pérez-Hernández, Nonanzit, *et al.*, «Vascular calcification: current genetics underlying this complex phenomenon», *Chinese Medical Journal*, 130, 9 (5 de mayo de 2017), pp. 1113-1121, <https://doi.org/10.4103/0366-6999.204931>; Shroff, Rukshana C., *et al.*, «Chronic mineral dysregulation promotes vascular smooth muscle cell adaptation and extracellular matrix calcification», *Journal of the American Society of Nephrology: JASN*, 21, 1 (enero de 2010), pp. 103-112, <https://doi.org/10.1681/ASN.2009060640>.

80. Levin, Kantoff, y Jaffe, *op. cit.*; Gilchrest, Rowe, y Mihm, *op. cit.*; Mydlík y Derzsiová, *op. cit.*; Salyer, W. R.; y Keren, D., «Oxalosis as a complication of chronic renal failure», *Kidney International*, 4, 1 (julio de 1973), pp. 61-66. Existe una tendencia vasoespástica generalizada en estas células que aumenta su susceptibilidad.

81. Fantasia, *et al., op. cit.*; Falasca, Gerald F., *et al.*, «Superoxide anion production and phagocytosis of crystals by cultured endothelial cells», *Arthritis & Rheumatism*, 36, 1 (1 de enero de 1993), pp. 105-116, <https://doi.org/10.1002/art.1780360118>.

82. Ermer, *et al., op. cit.*

83. Reginato, Antonio J., «Calcium oxalate and other crystals or particles associated with arthritis», en *Arthritis and Allied Conditions*, 14.ª ed., vol. 2, Lippincott, Williams & Wilkins, Estados Unidos, 2001; Maldonado, Irama; Prasad, Vineet; y Reginato, Antonio J., «Oxalate crystal deposition disease», *Current Rheumatology Reports*, 4, 3 (1 de

mayo de 2002), pp. 257-264, <https://doi.org/10.1007/s11926-002-0074-1>; Blackmon, Joseph A., *et al.*, «Oxalosis involving the skin: case report and literature review», *Archives of Dermatology*, 147, 11 (noviembre de 2011), pp. 1302-1305, <https://doi.org/10.1001/archdermatol.2011.182>; Jorquera-Barquero, E., *et al.*, «Oxalosis and livedo reticularis», *Actas Dermo-Sifiliográficas*, 104, 9 (noviembre de 2013), pp. 815-818, <https://doi.org/10.1016/j.ad.2012.04.019>.

84. Salyer, W. R.; y Hutchins, G. M., «Cardiac lesions in secondary oxalosis», *Archives of Internal Medicine*, 134, 2 (agosto de 1974), pp. 250-252: «la fibrosis inducida por el oxalato contribuyó significativamente en la insuficiencia cardíaca congestiva de estos pacientes [con insuficiencia renal crónica]», p. 251.

85. Mookadam, Farouk, *et al.*, «Cardiac abnormalities in primary hyperoxaluria», *Circulation Journal: Official Journal of the Japanese Circulation Society*, 74, 11 (noviembre de 2010), pp. 2403-2409.

86. Moder, Kevin G.; Miller, Todd D.; y Tazelaar, Henry D., «Cardiac involvement in systemic lupus erythematosus», *Mayo Clinic Proceedings*, 74, 3 (1 de marzo de 1999), pp. 275-284, <https://doi.org/10.4065/74.3.275>; Turiel, Maurizio, *et al.*, «The heart in rheumatoid arthritis», *Autoimmunity Reviews*, 9, 6 (1 de abril de 2010), pp. 414-418, <https://doi.org/10.1016/j.autrev.2009.11.002>; Follansbee, William P.; Zerbe, Tony R.; y Medsger, Thomas A., «Cardiac and skeletal muscle disease in systemic sclerosis (scleroderma), a high risk association», *American Heart Journal*, 125, 1 (1 de enero de 1993), pp. 194-203, <https://doi.org/10.1016/0002-8703(93)90075-K>.

87. Pfau, Anja, *et al.*, «High oxalate concentrations correlate with increased risk for sudden cardiac death in dialysis patients», *Journal of the American Society of Nephrology: JASN*, 32, 9 (septiembre de 2021), pp. 2375-2385, <https://doi.org/10.1681/ASN.2020121793>.

88. Stepanova, Natalia, *et al.*, «Plasma oxalic acid and cardiovascular risk in end-stage renal disease patients: a prospective, observational cohort pilot study», *The Korean Journal of Internal Medicine*, 10 (2020), pp. 1-20, <https://doi.org/10.3904/kjim.2020.561>.

89. Levin, Kantoff y Jaffe, *op. cit.*

90. No es fácil (práctico) medir con precisión el oxalato en la sangre. Las muestras de sangre deben analizarse rápidamente o congelarse inmediatamente a −80 °C.

91. Oehlschläger, Sven, *et al.*, «Role of cellular oxalate in oxalate clearance of patients with calcium oxalate monohydrate stone formation and normal controls», *Urology*, 73, 3 (marzo de 2009), pp. 480-483, <https://doi.org/10.1016/j.urology.2008.11.028>.

92. Saraydin, Serpil Ünver; Saraydin, Dursun; e İnan, Zeynep Deniz Şahin, «A digital image analysis study on the disintegration kinetics of reticular fibers in the ethylene glycol-induced rat liver tissue», *Microscopy Research and Technique*, 83, 12 (2020), pp. 1585-1593, <https://doi.org/10.1002/jemt.23554>; Khalil, Muhammad Abdul Mabood, *et al.*, «Scleroderma renal crisis in a newly diagnosed mixed connective tissue disease resulting in dialysis-dependent chronic kidney disease despite angiotensin-converting enzyme inhibition», *CEN Case Reports*, 2, 1 (mayo de 2013), pp. 41-45, <https://doi.org/10.1007/s13730-012-0036-z>.

93. El patólogo también encontró células muertas en el cerebro y la médula espinal, pequeñas hemorragias en la pelvis y reacciones inmunitarias celulares en el corazón. Dvořáčková, I., «Tödliche vergiftung nach intravenöser verabreichung von natriumoxalat», *Archiv für Toxikologie*, 22, 2 (1 de marzo de 1966), pp. 63-67, <https://doi.org/10.1007/BF01 342653>.

94. Bengtsson, A., «The muscle in fibromyalgia», *Rheumatology* (Reino Unido) 41, 7 (julio de 2002), pp. 721-724, <https://doi.org/10.10 93/rheumatology/41.7.721>.

95. Romano, Thomas J.; y Stiller, John W., «Magnesium deficiency in fibromyalgia syndrome», *Journal of Nutritional Medicine*, 4, 2 (1 de enero de 1994), pp. 165-167, <https://doi.org/10.3109/13590849 409034552>; Le Goff, Paul, «Is fibromyalgia a muscle disorder?», *Joint Bone Spine*, 73, 3 (mayo de 2006), pp. 239-242, <https://doi.org/ 10.1016/j.jbspin.2005.03.022>. Las compensaciones por alteración del metabolismo energético y el aporte sanguíneo insuficiente incluyen un aumento del número y una distribución irregular de las mitocondrias en los músculos. Biopsias de pacientes con dolor muscular mostraron fibras rojas rasgadas, que son fibras musculares dañadas e inflamadas con enfermedad mitocondrial. Las fibras rojas rasgadas en los músculos aumentan con el envejecimiento «normal», un reflejo del daño progresivo del metabolismo energético mitocondrial en los músculos con la edad. Dado que los síntomas de fibromialgia finalmente se superan con la dieta baja en oxalato, el potencial daño muscular de los oxalatos (destrucción de mitocondrias) es quizá una parte de la explicación. Bengtsson, «The muscle in fibromyalgia»; Rifai, Z., *et al.*, «Ragged red fibers in normal aging and inflammatory myopathy», *Annals of Neurology*, 37, 1 (enero de 1995), pp. 24-29, <https://doi.org/10.1002/ana.410370107>.

96. Reginato, A. J., *et al.*, «Arthropathy and cutaneous calcinosis in hemodialysis oxalosis», *Arthritis and Rheumatism*, 29, 11 (noviembre de 1986), pp. 1387-1396; Reginato, A. J.; y Kurnik, B., «Calcium oxalate and other crystals associated with kidney diseases and arthritis», *Seminars in*

Arthritis and Rheumatism, 18, 3 (febrero de 1989), pp. 198-224; Reginato, *op. cit.*; Matson, Elisabeth B.; y Reginato, Anthony M., «Calcium-containing crystal-associated arthropathies in the elderly population», 2011; Coral, A.; van Holsbeeck, M.; y Hegg, C., «Case report 599: secondary oxalosis complicating chronic renal failure (oxalate gout)», *Skeletal Radiology*, 19, 2 (1990), pp. 147-149.

97. Rosenthal, A.; Ryan, L. M.; y McCarty, D. J., «Arthritis associated with calcium oxalate crystals in an anephric patient treated with peritoneal dialysis», *JAMA*, 260, 9 (2 de septiembre de 1988), pp. 1280-1282, <https://doi.org/10.1001/jama.1988.03410090112041>; Hasselbacher, P., *et al.*, «Stimulation of secretion of collagenase and prostaglandin E2 by synovial fibroblasts in response to crystals of monosodium urate monohydrate: a model for joint destruction in gout», *Transactions of the Association of American Physicians*, 94 (1981), pp. 243-252; Hoffman, G. S., *et al.*, «Calcium oxalate microcrystalline-associated arthritis in end-stage renal disease», *Annals of Internal Medicine*, 97, 1 (julio de 1982), pp. 36-42.

98. Prado de Oliveira, Erick; y Burini, Roberto Carlos, «High plasma uric acid concentration: causes and consequences», *Diabetology & Metabolic Syndrome*, 4 (4 de abril de 2012), 12, <https://doi.org/10.11 86/1758-5996-4-12>; Hoffman, *et al.*, *op. cit.*; Martinon, Fabio, *et al.*, «Gout-associated uric acid crystals activate the NALP3 inflammasome», *Nature*, 440, 7081 (9 de marzo de 2006), pp. 237-241, <https://doi. org/10.1038/nature04516>; Cheung, H. S.; y McCarty, D. J., «Mechanisms of connective tissue damage by crystals containing calcium», *Rheumatic Diseases Clinics of North America*, 14, 2 (agosto de 1988), pp. 365-376.

99. Hoffman, *et al.*, «Calcium oxalate microcrystalline-associated arthritis in end-stage renal disease», citando a Lueper M. 1932 Rhumatisme chronique et oxalemie. *Nutr Tome II Ann Clin Biol Ther.*

100. Simkin, P. A., «Articular oxalate crystals and the taxonomy of gout», *JAMA*, 260, 9 (2 de septiembre de 1988), pp. 1285-1286.

101. Simkin, P. A., «Towards a coherent terminology of gout», *Annals of the Rheumatic Diseases*, 52, 9 (septiembre de 1993), pp. 693-694.

102. Caudarella, Renata, «Citrate and mineral metabolism: kidney stones and bone disease», *Frontiers in Bioscience: A Journal and Virtual Library*, 8 (1 de septiembre de 2003), pp. s1084-1106; Reginato y Kurnik, *op. cit.*

103. Knight, R. Q., *et al.*, «Oxalosis: cause of degenerative spinal stenosis. A case report and review of the literature», *Orthopedics*, 11, 6 (junio de 1988), pp. 955-958.

104. Gherardi, G., *et al.*, «Bone oxalosis and renal osteodystrophy», *Archives of Pathology & Laboratory Medicine*, 104, 2 (febrero de 1980), pp. 105-111.

105. Brancaccio, D., *et al.*, «Bone changes in end-stage oxalosis», *AJR. American Journal of Roentgenology* 136, 5 (mayo de 1981), pp. 935-939, <https://doi.org/10.2214/ajr.136.5.935>; Benhamou, C. L., *et al.*, «Primary bone oxalosis: the roles of oxalate deposits and renal osteodystrophy», *Bone*, 8, 2 (1987), pp. 59-64; Benhamou, C. L., *et al.*, «[Afectación ósea en oxalosis primaria. Estudio de 20 casos]», *Revue du Rhumatisme et des Maladies Ostéo-Articulaires*, 58, 11 (30 de noviembre de 1991), pp. 763-769.

106. Teitelbaum, S. L., «Bone resorption by osteoclasts», *Science* (Estados Unidos), 289, 5484 (1 de septiembre de 2000), pp. 1504-1508, <https://doi.org/10.1126/science.289.5484.1504>.

107. Benmoussa, Leila; Renoux, Marion; y Radoï, Loredana, «Oral manifestations of chronic renal failure complicating a systemic genetic disease: diagnostic dilemma. Case report and literature review», *Journal of Oral and Maxillofacial Surgery: Official Journal of the American Association of Oral and Maxillofacial Surgeons*, 73, 11 (noviembre de 2015), pp. 2142-2148, <https://doi.org/10.1016/j.joms.2015.05.029>; Moskow, B. S., «Periodontal manifestations of hyperoxaluria and oxalosis», *Journal of Periodontology*, 60, 5 (mayo de 1989), pp. 271-278, <https://doi.org/10.1902/jop.1989.60.5.271>.

108. Lapointe, H. J.; y Listrom, R., «Oral manifestations of oxalosis secondary to ileojejunal intestinal bypass», *Oral Surgery, Oral Medicine; and Oral Pathology*, 65, 1 (enero de 1988), pp. 76-80.

109. Boehm, Liam, Liam stops tinnitus, comunicación personal.

110. Tapia, Gustavo; Navarro, José-Tomas; y Navarro, Maruja, «Leukoerythroblastic anemia due to oxalosis with extensive bone marrow involvement», *American Journal of Hematology*, 83, 6 (junio de 2008), pp. 515-516, <https://doi.org/10.1002/ajh.20935>; Bakshi, Nasir A.; y Al-Zahrani, Hazzaa, «Bone marrow oxalosis», *Blood*, 120, 1 (5 de julio de 2012), p. 8, <https://doi.org/10.1182/blood-2011-12-400192>; Stepien, Karolina M., *et al.*, «Acute renal failure, microangiopathic haemolytic anemia, and secondary oxalosis in a young female patient», *International Journal of Nephrology*, 2011 (19 de julio de 2011), 679160, <https://doi.org/10.406½011/679160>; Buc, H. A., *et al.*, «The metabolic effects of oxalate on intact red blood cells», *Biochimica Et Biophysica Acta*, 628, 2 (3 de marzo de 1980), pp. 136-144, <https://doi.org/10.1016/0304-4165(80)90360-8>.

111. Cervigni, Mauro; y Natale, Franca, «Gynecological disorders in

bladder pain syndrome/interstitial cystitis patients», *International Journal of Urology: Official Journal of the Japanese Urological Association*, 21, supl. 1 (abril de 2014), pp. 85-88, <https://doi.org/10.1111/iju.12379>.

112. Fariello, Jennifer Yonaitis; y Moldwin, Robert M., «Similarities between interstitial cystitis/bladder pain syndrome and vulvodynia: implications for patient management», *Translational Andrology and Urology*, 4, 6 (diciembre de 2015), pp. 643-652, <https://doi.org/10.3978/j.issn.2223-4683.2015.10.09>; Cervigni y Natale, *op. cit.*

113. Mulay *et al.*, *op. cit.*; Matson, Andrea; y Faibisoff, Burt, «Gluteal black market silicone-induced renal failure: a case report and literature review», *Plastic and Reconstructive Surgery Global Open*, 5, 11 (20 de noviembre de 2017), e1578, <https://doi.org/10.1097/GOX.00000 00000001578>.

114. Dhana, Ermanila; Ludwig-Portugall, Isis; y Kurts, Christian, «Role of immune cells in crystal-induced kidney fibrosis», *Matrix Biology*, SI: Fibrosis-Mechanisms and Translational Aspects, 68-69 (1 de agosto de 2018), pp. 280-292, <https://doi.org/10.1016/j.matbio.2017.11.013>.

115. Hughes, D. T. D., «The clinical and pathological background of two cases of oxalosis», *Journal of Clinical Pathology*, 12 (1959), p. 498; Adams, N. D., *et al.*, «Calcium-oxalate-crystal-induced bone disease», *American Journal of Kidney Diseases: The Official Journal of the National Kidney Foundation*, 1, 5 (marzo de 1982), pp. 294-299; Boogaerts, *et al.*, *op. cit.*

116. Lieske, John C.; Toback, F. Gary; y Deganello, Sergio, «Direct nucleation of calcium oxalate dihydrate crystals onto the surface of living renal epithelial cells in culture», *Kidney International*, 54, 3 (3 de septiembre de 1998), pp. 796-803, <https://doi.org/10.1046/j.1523-17 55.1998.00058.x>; Chawla, Lakhmir S., *et al.*, «Acute kidney injury and chronic kidney disease as interconnected syndromes», *The New England Journal of Medicine*, 371, 1 (3 de julio de 2014), pp. 58-66, <https://doi.org/10.1056/NEJMra1214243>.

«Un aumento en la absorción gastrointestinal de oxalato o la producción hepática de oxalato aumenta el oxalato plasmático y, por tanto, el oxalato urinario, y contribuye en el riesgo de formación de cálculos y otros resultados renales adversos, como nefrocalcinosis. La hiperoxaluria entérica puede deberse a un aumento de la biodisponibilidad del oxalato de la dieta o a un aumento de la permeabilidad gastrointestinal al oxalato. El descenso en la secreción intestinal de oxalato en la luz intestinal también se asoció con hiperoxaluria en modelos animales. La biodisponibilidad del oxalato de la dieta está determinada, en parte, por el contenido de calcio del alimento ingerido [...]». Witting, Celeste, *et al.*, «Pathophysiology and treatment of enteric hyperoxaluria», *Clinical Journal of the American Society of Nephrology: CJASN*, 16, 3 (8 de septiembre de 2021), pp. 487-495, <https://doi.org/10.2215/CJN.080 00520>.

117. Hackett, R. L.; Shevock, P. N.; y Khan, S. R., «Cell injury associated calcium oxalate crystalluria», *The Journal of Urology*, 144, 6 (diciembre de 1990), pp. 1535-1538; Khan, S. R., *et al.*, «Crystal-cell interaction and apoptosis in oxalate-associated injury of renal epithelial cells», *Journal of the American Society of Nephrology: JASN*, 10, supl. 14 (1999), pp. 457-463; Fasano, J. M.; y Khan, S. R., «Intratubular crystallization of calcium oxalate in the presence of membrane vesicles: an in vitro study», *Kidney International*, 59, 1 (enero de 2001), pp. 169-178, <https://doi.org/10.1046/j.1523-1755.2001.00477.x>.

118. Taylor, Eric N., «Stones, bones, and cardiovascular groans», *Clinical Journal of the American Society of Nephrology: CJASN*, 10, 2 (6 de febrero de 2015), p. 175, <https://doi.org/10.2215/CJN.12311214>.

119. Fasano, Alessio, «Zonulin, regulation of tight junctions, and autoimmune diseases», *Annals of the New York Academy of Sciences*, 1258, 1 (julio de 2012), pp. 25-33, <https://doi.org/10.1111/j.1749-6632.20 12.06538.x>.

11. Eliminar los oxalatos del cuerpo

1. Genuis, Stephen J.; y Kelln, Kasie L., «Toxicant exposure and bioaccumulation: a common and potentially reversible cause of cognitive dysfunction and dementia», *Behavioural Neurology*, 2015 (2015), p. 620143, <https://doi.org/10.1155/2015/620143>.

2. Matzinger, P., «Tolerance, danger, and the extended family», *Annual Review of Immunology*, 12 (1994), pp. 991-1045, <https://doi.org/10.1146/annurev.iy.12.040194.005015>.

3. Allen, A., *et al.*, «Enteric hyperoxaluria and renal failure associated with lymphangiectasia», *Nephrology Dialysis Transplantation*, 12, 4 (1 de abril de 1997), pp. 802-806, <https://doi.org/10.1093/ndt/12.4. 802>.

4. Allen, *et al.*, *op. cit.*, p. 802.

5. Finlayson, B.; Roth, R.; y Dubois, L., «Perturbation of calcium ion activity by urea», *Investigative Urology*, 10, 2 (septiembre de 1972), pp. 138-140; Streit, Jaroslav; Tran-Ho, Lan-Chi; y Königsberger, Erich, «Solubility of the three calcium oxalate hydrates in sodium chloride solu-

tions and urine-like liquors», *Monatshefte Für Chemie/Chemical Monthly* 129, 12 (1 de diciembre de 1998), pp. 1225-1236, <https://doi.org/10.1007/PL00010134>.

12. EVALUAR TU SALUD CON EL OXALATO

1. Lorenz, Elizabeth C., *et al.*, «Update on oxalate crystal disease», *Current Rheumatology Reports*, 15, 7 (julio de 2013), 340, <https://doi.org/10.1007/s11926-013-0340-4>.

13. UNA TRANSICIÓN POR FASES

1. Taleb, Nassim Nicholas, *Antifrágil: las cosas que se benefician del desorden*, Paidós, Barcelona, 2013.

14. MODIFICAR TU DIETA

1. Hale, Sarah Josepha Buell, *Early American Cookery: «The Good Housekeeper»*, 1841, Dover Publications, Estados Unidos, 1996.

2. Lecturas recomendadas: *La grasa no es como la pintan*, de Nina Teicholz; *The Salt Fix*, de James DiNicolantonio; y *El mito vegetariano*, de Lierre Keith.

3. Knight, John, *et al.*, «Increased protein intake on controlled oxalate diets does not increase urinary oxalate excretion», *Urological Research*, 37, 2 (abril de 2009), pp. 63-68, <https://doi.org/10.1007/s00240-009-0170-z>.

4. El caracol Limicolaria aurora se utiliza como alimento en Nigeria (381 mg/100 g). Noonan, S. C.; y Savage, G. P., «Oxalate content of foods and its effect on humans», *Asia Pacific Journal of Clinical Nutrition*, 8, 1 (marzo de 1999), pp. 64-74. Citando a Udoh, Anthony P.; Akpanyung, Edet O.; y Igiran, Ironge E., «Nutrients and anti-Nutrients in small snails (*Limicolaria aurora*)», *Food Chemistry*, 53, 3 (1 de enero de 1995), pp. 239-241, <https://doi.org/10.1016/0308-8146(95)93927-J>, y el corniño, que contiene unos considerables 1 686 mg/100 g, Udoh, A. P.; Effiong, R. I.; y Edem, D. O., «Nutrient composition of dogwhelk (*Thais cattifera*), a protein source for humans», *Tropical Science* (Reino Unido), 1995.

5. El contenido de oxalato alimentario de todos los alimentos cita-

dos aparece con referencias en las tablas de datos disponibles en mi página web, <www.sallyknorton.com>.

6. Chai, Weiwen; y Liebman, Michael, «Effect of different cooking methods on vegetable oxalate content», *Journal of Agricultural and Food Chemistry*, 53, 8 (1 de abril de 2005), pp. 3027-3030, <https://doi.org/10.1021/jf048128d>.

7. Jagannath, A.; Kumar, Manoranjan; y Raju, P. S., «The recalcitrance of oxalate, nitrate and nitrites during the controlled lactic fermentation of commonly consumed green leafy vegetables», *NFS Nutrition & Food Science*, 45, 2 (2015), pp. 336-346.

8. Brown, Amy C.; y Valiere, Ana, «The medicinal uses of poi», *Nutrition in Clinical Care: An Official Publication of Tufts University*, 7, 2 (2004), pp. 69-74.

15. AYUDARTE EN LA RECUPERACIÓN

1. Bergstrand, A. *et al.*, «Oxalosis in renal transplants following methoxyflurane anaesthesia», *British Journal of Anaesthesia*, 44, 6 (junio de 1972), pp. 569-574.

2. Laukkanen, Jari A.; Laukkanen, Tanjaniina; y Kunutsor, Setor K., «Cardiovascular and other health benefits of sauna bathing: a review of the evidence», *Mayo Clinic Proceedings*, 93, 8 (agosto de 2018), pp. 1111-1121, <https://doi.org/10.1016/j.mayocp.2018.04.008>.

3. Pall, Martin L., «Do sauna therapy and exercise act by raising the availability of tetrahydrobiopterin?», *Medical Hypotheses*, 73, 4 (octubre de 2009), pp. 610-613, <https://doi.org/10.1016/j.mehy.2009.03.058>.

4. Shevchuk, Nikolai A., «Adapted cold shower as a potential treatment for depression», *Medical Hypotheses*, 70, 5 (1 de enero de 2008), pp. 995-1001, <https://doi.org/10.1016/j.mehy.2007.04.052>.

5. Weller, Richard B., «Sunlight has cardiovascular benefits independently of vitamin D», *Blood Purification*, 41, 1-3 (2016), pp. 130-134, <https://doi.org/10.1159/000441266>; Berwick, Marianne, *et al.*, «Sun exposure and mortality from melanoma», *Journal of the National Cancer Institute*, 97, 3 (2 de febrero de 2005), pp. 195-199, <https://doi.org/10.1093/jnci/dji019>; Holliman, Graham, *et al.*, «Ultraviolet radiation-induced production of nitric oxide: a multi-cell and multi-donor analysis», *Scientific Reports*, 7, 1 (11 de septiembre de 2017), 11105, <https://doi.org/10.1038/s41598-017-11567-5>; Hart, Prue H., *et al.*, «Exposure to ultraviolet radiation in the modulation of human diseases»,

Annual Review of Pathology, 14 (24 de enero de 2019), pp. 55-81, <https://doi.org/10.1146/annurev-pathmechdis-012418-012809>.

6. Reeve; V. E., Bosnic, M.; y Boehm-Wilcox, C., «Dependence of photocarcinogenesis and photoimmunosuppression in the hairless mouse on dietary polyunsaturated fat», *Cancer Letters*, 108, 2 (29 de noviembre de 1996), pp. 271-279, <https://doi.org/10.1016/s0304-3835(96) 04460-6>.

7. Kanakri, Khaled, *et al.*, «The effect of different dietary fats on the fatty acid composition of several tissues in broiler chickens», *European Journal of Lipid Science and Technology*, 120, 1 (2018), 1700237, <https://doi.org/10.1002/ejlt.201700237>.

8. Pilkington, Suzanne M., *et al.*, «Omega-3 polyunsaturated fatty acids: photoprotective macronutrients», *Experimental Dermatology*, 20, 7 (julio de 2011), pp. 537-543, <https://doi.org/10.1111/j.1600-0625.2011. 01294.x>.

9. Chung, King-Thom; Wei, Cheng-I; y Johnson, Michael G., «Are tannins a double-edged sword in biology and health?», *Trends in Food Science & Technology*, 9, 4 (1 de abril de 1998), pp. 168-175, <https://doi. org/10.1016/S0924-2244(98)00028-4>.

Recuerda que los taninos son polifenoles asociados no solo con el cáncer de piel, sino también con cánceres de esófago, estómago, pulmón y riñón.

10. Buck Louis, Germaine M., *et al.*, «Urinary concentrations of benzophenone-type ultraviolet radiation filters and couples' fecundity», *American Journal of Epidemiology*, 180, 12 (15 de diciembre de 2014), pp. 1168-1175, <https://doi.org/10.1093/aje/kwu285>.

11. Thompson Pennington, Jean A.; y Spungen, Judith, *Bowes & Church's Food Values of Portions Commonly Used*, Lippincott, Williams & Wilkins, Estados Unidos, 2010.

12. Heilberg, Ita P.; y Goldfarb, David S., «Optimum nutrition for kidney stone disease», *Advances in Chronic Kidney Disease*, 20, 2 (marzo de 2013), pp. 165-174, <https://doi.org/10.1053/j.ackd.2012.12.001>.

13. Harvey, N. C., *et al.*, «The role of calcium supplementation in healthy musculoskeletal ageing: an expert consensus meeting of the European Society for Clinical and Economic Aspects of Osteoporosis, Osteoarthritis and Musculoskeletal Diseases (ESCEO) and the International Foundation for Osteoporosis (IOF)», *Osteoporosis International: A Journal Established as Result of Cooperation between the European Foundation for Osteoporosis and the National Osteoporosis Foundation of the USA*, 28, 2 (febrero de 2017), pp. 447-462, <https://doi.org/10.10 07/s00198-016-3773-6>.

14. Cormick, Gabriela, *et al.*, «Calcium supplementation for prevention of primary hypertension», *The Cochrane Database of Systematic Reviews*, 6 (30 de junio de 2015), CD010037, <https://doi.org/10.10 02/14651858.CD010037.pub2>.

15. Pak, C. Y., «Citrate and renal calculi: an update», *Mineral and Electrolyte Metabolism*, 20, 6 (1994), pp. 371-377; Palermo, Andrea, *et al.*, «Calcium citrate: from Biochemistry and Physiology to clinical applications», *Reviews in Endocrine & Metabolic Disorders*, 20, 3 (2019), pp. 353-364, <https://doi.org/10.1007/s11154-019-09520-0>.

16. Streit, Jaroslav; Tran-Ho, Lan-Chi; y Königsberger, Erich, «Solubility of the three calcium oxalate hydrates in sodium chloride solutions and urine-like liquors», *Monatshefte Für Chemie/Chemical Monthly*, 129, 12 (1 de diciembre de 1998), pp. 1225-1236, <https://doi.org/ 10.1007/PL00010134>; Alamani, Bryan G.; y Rimer, Jeffrey D., «Molecular modifiers of kidney stones», *Current Opinion in Nephrology and Hypertension*, 26, 4 (2017), pp. 256-265, <https://doi.org/10.1097/ MNH.0000000000000330>; Schwille, P. O., *et al.*, «Magnesium, citrate, magnesium citrate and magnesium-alkali citrate as modulators of calcium oxalate crystallization in urine: observations in patients with recurrent idiopathic calcium urolithiasis», *Urological Research*, 27, 2 (abril de 1999), pp. 117-126; Vormann, Jürgen, «Magnesium and kidney health–more on the "forgotten electrolyte"», *American Journal of Nephrology*, 44, 5 (2016), pp. 379-380, <https://doi.org/10.1159/000450863>.

17. Vormann, Jürgen, «Magnesium», en *Biochemical, physiological, and molecular aspects of human nutrition*, 3.ª ed., Elsevier, pp. 747-758, Estados Unidos, 2013.

18. Yamanaka, Ryu; Shindo, Yutaka; y Oka, Kotaro, «Magnesium is a key player in neuronal maturation and neuropathology», *International Journal of Molecular Sciences*, 20, 14 (12 de julio de 2019), p. 3439 <https://doi.org/10.3390/ijms20143439>; Gröber, Uwe; Schmidt, Joachim; y Kisters, Klaus, «Magnesium in prevention and therapy», *Nutrients* 7, 9 (23 de septiembre de 2015), pp. 8199-8226, <https://doi. org/10.3390/nu7095388>.

19. Seelig, Mildred S., *Magnesium deficiency in the pathogenesis of disease: early roots of cardiovascular, skeletal; and renal abnormalities*, Springer Science & Business Media, 2012; Turgut, Faruk, *et al.*, «Magnesium supplementation helps to improve carotid intima media thickness in patients on hemodialysis», *International Urology and Nephrology*, 40, 4 (2008), pp. 1075-1082, <https://doi.org/10.1007/s11255-008-9410-3>.

20. Chen, Jia-Liang, *et al.*, «Normalization of magnesium deficiency attenuated mechanical allodynia, depressive-like behaviors, and memory

deficits associated with cyclophosphamide-induced cystitis by inhibiting TNF-α/NF-KB signaling in female rats», *Journal of Neuroinflammation*, 17, 1 (2 de abril de 2020), p. 99, <https://doi.org/10.1186/s12974-020-01786-5>.

21. Hoy, M. K.; y Goldman, J. D., «Potassium intake of the U.S. population: What we eat in America, NHANES 2009-2010. Food Surveys Research Group Dietary Data Brief» (septiembre de 2012), <http://ars.usda.gov/Services/docs.htm?docid=19476>.

22. He, F. J.; y MacGregor, G. A., «Potassium: more beneficial effects», *Climacteric: The Journal of the International Menopause Society*, 6, supl. 3 (octubre de 2003), pp. 36-48.

23. Ferraro, Pietro Manuel, *et al.*, «Dietary protein and potassium, diet-dependent net acid load, and risk of incident kidney stones», *Clinical Journal of the American Society of Nephrology*, 11, 10 (7 de octubre de 2016), pp. 1834-1844, <https://doi.org/10.2215/CJN.01520216>; Wei, Kuang-Yu, *et al.*, «Dietary potassium and the kidney: lifesaving physiology», *Clinical Kidney Journal*, 13, 6 (2 de septiembre de 2020), pp. 952-968, <https://doi.org/10.1093/ckj/sfaa157>.

24. McCabe, R. D., *et al.*, «Potassium inhibits free radical formation», *Hypertension*, 24, 1 (julio de 1994), pp. 77-82.

25. He, F. J., *et al.*, «Effects of potassium chloride and potassium bicarbonate on endothelial function, cardiovascular risk factors, and bone turnover in mild hypertensives», *Hypertension*, 55, 3 (2010), pp. 681-688.

26. Andrukhova, Olena, *et al.*, «FGF23 regulates renal sodium handling and blood pressure», *EMBO Molecular Medicine*, 6, 6 (junio de 2014), pp. 744-759, <https://doi.org/10.1002/emmm.201303716>.

27. Parcell, Stephen, «Sulfur in human nutrition and applications in Medicine», *Alternative Medicine Review: A Journal of Clinical Therapeutic*, 7, 1 (febrero de 2002), pp. 22-44.

28. Amirshahrokhi, Keyvan; y Khalili, Ali-Reza, «Methylsulfonylmethane is effective against gastric mucosal injury», *European Journal of Pharmacology*, 811 (15 de septiembre de 2017), pp. 240-248, <https://doi.org/10.1016/j.ejphar.2017.06.034>; Ahn, Huijeong, *et al.*, «Methylsulfonylmethane inhibits NLRP3 inflammasome activation», *Cytokine*, 71, 2 (febrero de 2015), pp. 223-231, <https://doi.org/10.1016/j.cyto.2014.11.001>; Butawan, Matthew; Benjamin, Rodney L.; y Bloomer, Richard J., «Methylsulfonylmethane: applications and safety of a novel dietary supplement», *Nutrients*, 9, 3 (16 de marzo de 2017), E290, <https://doi.org/10.3390/nu9030290>.

29. Aljohani, Hanan Dakhil, «Methylsulfonylmethane: possible role

in bone remodeling» (tesis doctoral, University of Maryland, Estados Unidos, 2020), <https://www.proquest.com/openview/5903727aea3a8 69514ca09d36f7280f1/1?pq-origsite=gscholar&cbl=51922&diss=y>.

30. Parcell, *op. cit.*

31. Pagonis, Thomas A., *et al.*, «The effect of methylsulfonylmethane on osteoarthritic large joints and mobility», *International Journal of Orthopaedics*, 1, 1 (23 de junio de 2014), pp. 19-24.

32. Götz, Werner, *et al.*, «Effects of silicon compounds on biomineralization, osteogenesis, and hard tissue formation», *Pharmaceutics*, 11, 3 (12 de marzo de 2019), p. 117, <https://doi.org/10.3390/pharmaceutics11030117>.

33. Rico, H., *et al.*, «Effect of silicon supplement on osteopenia induced by ovariectomy in rats», *Calcified Tissue International*, 66, 1 (enero de 2000), pp. 53-55, <https://doi.org/10.1007/s002230050010>; Price, Charles T.; Koval, Kenneth J.; y Langford, Joshua R., «Silicon: a review of its potential role in the prevention and treatment of postmenopausal osteoporosis», *International Journal of Endocrinology*, 2013 (2013), 316783, <https://doi.org/10.1155/2013/316783>.

34. Diduch, Malwina; Polkowska, Zaneta; y Namieśnik, Jacek, «Chemical quality of bottled waters: a review», *Journal of Food Science*, 76, 9 (diciembre de 2011), pp. R178-196, <https://doi.org/10.1111/j.17 50-3841.2011.02386.x>.

35. Diduch, Polkowska y Namieśnik, *op. cit.*; Dijkstra, Arnold F.; y de Roda Husman, Ana Maria, «Chapter 14–Bottled and Drinking Water», en *Food Safety Management*, Academic Press, pp. 347-377, Estados Unidos, 2014, <https://doi.org/10.1016/B978-0-12-381504-0.00 014-7>.

36. Qiu, Zhiqun, *et al.*, «Multi-generational drinking of bottled low mineral water Impairs bone quality in female rats», *PloS One*, 10, 3 (2015), e0121995, <https://doi.org/10.1371/journal.pone.0121995>.

37. Vingerhoeds, Monique H., *et al.*, «Sensory quality of drinking water produced by reverse osmosis membrane filtration followed by remineralisation», *Water Research*, 94 (19 de febrero de 2016), pp. 42-51, <https://doi.org/10.1016/j.watres.2016.02.043>.

38. 3.8 litros. (*N. del E.*).

39. Palermo, *et al.*, *op. cit.*

40. Caudarella, Renata, «Citrate and mineral metabolism: kidney stones and bone disease», *Frontiers in Bioscience: A Journal and Virtual Library*, 8 (1 de septiembre de 2003), pp. s1084-1106.

41. Ohana, Ehud, *et al.*, «SLC26A6 and NaDC-1 transporters interact to regulate oxalate and citrate homeostasis», *Journal of the American*

Society of Nephrology, 24, 10 (1 de octubre de 2013), pp. 1617-1626, <https://doi.org/10.1681/ASN.2013010080>.

42. Caudarella, Renata; y Vescini, Fabio, «Urinary citrate and renal stone disease: the preventive role of alkali citrate treatment», *Archivio Italiano Di Urologia, Andrologia: Organo Ufficiale [Di] Società Italiana Di Ecografia Urologica E Nefrologica/Associazione Ricerche in Urologia*, 81, 3 (septiembre de 2009), pp. 182-187; Byer, Karen; y Khan, Saeed R., «Citrate provides protection against oxalate and calcium oxalate crystal induced oxidative damage to renal epithelium», *The Journal of Urology*, 173, 2 (febrero de 2005), pp. 640-646, <https://doi.org/10.1097/01. ju.0000143190.49888.c7>; Simpson, D. P., «Citrate excretion: a window on renal metabolism», *The American Journal of Physiology*, 244, 3 (marzo de 1983), pp. F223-234; Costello, Leslie C.; y Franklin, Renty B., «Plasma citrate homeostasis: how it is regulated; and its physiological and clinical implications. An important, but neglected, relationship in Medicine», *HSOA Journal of Human Endocrinology*, 1, 1 (2016), pp. 1-18.

43. Shao, Changyu, *et al.*, «Citrate improves collagen mineralization via interface wetting: a physicochemical understanding of biomineralization control», *Advanced Materials*, 30, 8 (febrero de 2018), p. 6 de 7, <https://doi.org/10.1002/adma.201704876>. Citando a: a) Dickens, F., Biochem. J., 1941, 35, 1011; b) Hartles, R. L., en *Advances in Oral Biology*, vol. 1, Elsevier, Países Bajos, 1964.

44. Caudarella y Vescini, *op. cit.*

45. Pattaras, J. G.; y Moore, R. G., «Citrate in the management of urolithiasis», *Journal of Endourology*, 13, 9 (noviembre de 1999), pp. 687-692, <https://doi.org/10.1089/end.1999.13.687>.

46. Pinheiro, Vivian Barbosa, *et al.*, «The effect of sodium bicarbonate upon urinary citrate excretion in calcium stone formers», *Urology*, 82, 1 (julio de 2013), pp. 33-37, <https://doi.org/10.1016/j.urology.2013. 03.002>; Simpson, David P., «Tissue citrate levels and citrate utilization after sodium bicarbonate administration», *Proceedings of the Society for Experimental Biology and Medicine*, 114, 2 (1 de noviembre de 1963), pp. 263-265, <TI_PDF_ Short_9780593139585_ES.docx>.

47. Chung, Jihae, *et al.*, «Molecular modifiers reveal a mechanism of pathological crystal growth inhibition», *Nature*, 536, 7617 (25 de agosto de 2016), pp. 446-450, <https://doi.org/10.1038/nature19062>; Kim, Doyoung; Rimer, Jeffrey D.; y Asplin, John R., «Hydroxycitrate: a potential new therapy for calcium urolithiasis», *Urolithiasis*, 47, 4 (agosto de 2019), pp. 311-320, <https://doi.org/10.1007/s00240-019-01125-1>.

48. Sweis, Iliana E.; y Cressey, Bryan C., «Potential role of the common food additive manufactured citric acid in eliciting significant in-

flammatory reactions contributing to serious disease states: a series of four case reports», *Toxicology Reports*, 5 (9 de agosto de 2018), pp. 808-812, <https://doi.org/10.1016/j.toxrep.2018.08.002>.

49. De Brito-Ashurst, Ione, *et al.*, «Bicarbonate supplementation slows progression of CKD and improves nutritional status», *Journal of the American Society of Nephrology: JASN*, 20, 9 (septiembre de 2009), pp. 2075-2084, <https://doi.org/10.1681/ASN.2008111205>.

50. Patel, Roshan M., *et al.*, «Coconut water: an unexpected source of urinary citrate», *BioMed Research International*, 2018 (2018), 3061742, <https://doi.org/10.1155/2018/3061742>.

51. Sidhu, H., *et al.*, «Oxalate metabolism in thiamine-deficient rats», *Annals of Nutrition & Metabolism*, 31, 6 (1987), pp. 354-361, <https://doi.org/10.1159/000177294>; Nishijima, Saori, *et al.*, «Effect of vitamin B6 deficiency on glyoxylate metabolism in rats with or without glyoxylate overload», *Biomedical Research*, 27, 3 (2006), pp. 93-98, <https://doi.org/10.2220/biomedres.27.93>; Huang, Wen-Ching, *et al.*, «The effects of thiamine tetrahydrofurfuryl disulfide on physiological adaption and exercise performance improvement», *Nutrients*, 10, 7 (29 de junio de 2018), p. 851, <https://doi.org/10.3390/nu10070851>.

52. Depeint, Flore, *et al.*, «Mitochondrial function and toxicity: role of the B vitamin family on mitochondrial energy metabolism», *Chemico-Biological Interactions*, 163, 1-2 (27 de octubre de 2006), pp. 94-112, <https://doi.org/10.1016/j.cbi.2006.04.014>.

53. Frank, Laura L., «Thiamin in clinical practice», *JPEN. Journal of Parenteral and Enteral Nutrition*, 39, 5 (julio de 2015), pp. 503-520, <https://doi.org/10.1177/0148607114565245>; Rungruangsak, K., *et al.*, «Chemical interactions between thiamin and tannic acid. I. Kinetics, oxygen dependence and inhibition by ascorbic acid», *The American Journal of Clinical Nutrition*, 30, 10 (octubre de 1977), pp. 1680-1685, <https://doi.org/10.1093/ajcn/30.10.1680>.

54. Depeint, *et al.*, *op. cit.*

55. Lonsdale, Derrick; y Marrs, Chandler, *Thiamine deficiency disease, dysautonomia, and high calorie malnutrition*, Academic Press, Reino Unido, 2017.

56. Costantini, Antonio, *et al.*, «High-dose thiamine improves the symptoms of fibromyalgia», *BMJ Case Reports*, 2013 (20 de mayo de 2013), <https://doi.org/10.1136/bcr-2013-009019>; Manzardo, Ann M., *et al.*, «Change in psychiatric symptomatology after benfotiamine treatment in males is related to lifetime alcoholism severity», *Drug and Alcohol Dependence*, 152 (1 de julio de 2015), pp. 257-263, <https://doi.org/10.1016/j.drugalcdep.2015.03.032>.

57. Costantini, Antonio, *et al.*, «High-dose thiamine improves fatigue after stroke: a report of three cases», *Journal of Alternative and Complementary Medicine* (Estados Unidos), 20, 9 (septiembre de 2014), pp. 683-685, <https://doi.org/10.1089/acm.2013.0461>.

58. La National Academy of Medicine, antes denominada Institute of Medicine, forma parte de las instituciones privadas no gubernamentales National Research Council y National Academies of Sciences, fundadas en 1863.

59. Chiang, En-Pei, *et al.*, «Inflammation causes tissue-specific depletion of vitamin B6», *Arthritis Research & Therapy*, 7, 6 (2005), pp. R1254-1262, <https://doi.org/10.1186/ar1821>; Lotto, Valentina; Choi, Sang-Woon; y Friso, Simonetta, «Vitamin B6: a challenging link between nutrition and inflammation in CVD», *The British Journal of Nutrition*, 106, 2 (julio de 2011), pp. 183-195, <https://doi.org/10.1017/S00071145 11000407>.

60. Farooqui, S., *et al.*, «Effect of pyridoxine deficiency on intestinal absorption of calcium and oxalate: chemical composition of brush border membranes in rats», *Biochemical Medicine*, 32, 1 (agosto de 1984), pp. 34-42.

61. Nishijima, *et al.*, *op. cit.*

62. Ueland, Per Magne, *et al.*, «Inflammation, vitamin B6 and related pathways», *Molecular Aspects of Medicine*, 53 (2017), pp. 10-27, <https://doi.org/10.1016/j.mam.2016.08.001>.

63. Ruegg, Evonne Teresa Nicole, «Investigating the porphyrias through analysis of biochemical pathways» (tesis de maestría, University of Canterbury, Nueva Zelanda, 2014).

64. Ueland, *et al.*, *op. cit.*, p. 20.

65. Sweeney, Mary Rose; McPartlin, Joseph; y Scott, John, «Folic acid fortification and public health: report on threshold doses above which unmetabolised folic acid appear in serum», *BMC Public Health*, 7 (22 de marzo de 2007), p. 41, <https://doi.org/10.1186/1471-2458-7-41>.

66. Vrolijk, Misha F., *et al.*, «The vitamin B6 paradox: supplementation with high concentrations of pyridoxine leads to decreased vitamin B6 function», *Toxicology in Vitro: An International Journal Published in Association with BIBRA*, 44 (octubre de 2017), pp. 206-212, <https://doi.org/10.1016/j.tiv.2017.07.009>.

67. Caffery, B. E., «Influence of diet on tear function», *Optometry and Vision Science: Official Publication of the American Academy of Optometry*, 68, 1 (enero de 1991), pp. 58-72.

68. Caffery, *op. cit.*

69. Vrolijk, *et al.*, *op. cit.*

70. Huang, S. C., *et al.*, «Vitamin B6 supplementation improves pro-inflammatory responses in patients with rheumatoid arthritis», *European Journal of Clinical Nutrition*, 64, 9 (septiembre de 2010), pp. 1007-1013, <https://doi.org/10.1038/ejcn.2010.107>.

71. Said, Hamid M., «Intestinal absorption of water-soluble vitamins in health and disease», *The Biochemical Journal*, 437, 3 (1 de agosto de 2011), pp. 357-372, <https://doi.org/10.1042/BJ20110326>.

72. Las necesidades de biotina durante el embarazo son superiores unas dos o tres veces el nivel de ingesta adecuada del Departamento de Agricultura de Estados Unidos de 30 µg. Mock, Donald M., «Biotin: from nutrition to therapeutics», *The Journal of Nutrition*, 147, 8 (1 de agosto de 2017), pp. 1487-1492, <https://doi.org/10.3945/jn.116.238956>.

73. Depeint, *et al.*, «Mitochondrial function and toxicity». Citando a Fernandez-Mejia, C., «Pharmacological effects of biotin», *The Journal of Nutritional Biochemistry*, 16, 7 (2005), pp. 424-427, <https://doi.org/10.1016/j.jnutbio.2005.03.018>.

74. Tardy, Anne-Laure, *et al.*, «Vitamins and minerals for energy, fatigue and cognition: a narrative review of the biochemical and clinical evidence», *Nutrients*, 12, 1 (16 de enero de 2020), p. 228, <https://doi.org/10.3390/nu12010228>.

75. Sedel, Frédéric, *et al.*, «Targeting demyelination and virtual hypoxia with high-dose biotin as a treatment for progressive multiple sclerosis», *Neuropharmacology*, 110, Parte B (noviembre de 2016), pp. 644-653, <https://doi.org/10.1016/j.neuropharm.2015.08.028>.

76. Mason, Joel B., *et al.*, «A temporal association between folic acid fortification and an increase in colorectal cancer rates may be illuminating important biological principles: a hypothesis», *Cancer Epidemiology, Biomarkers & Prevention: A Publication of the American Association for Cancer Research, Cosponsored by the American Society of Preventive Oncology*, 16, 7 (julio de 2007), pp. 1325-1329, <https://doi.org/10.1158/1055-9965.EPI-07-0329>; Smith, A. David; Kim, Young-In; y Refsum, Helga, «Is folic acid good for everyone?», *The American Journal of Clinical Nutrition*, 87, 3 (marzo de 2008), pp. 517-533, <https://doi.org/10.1093/ajcn/87.3.517>.

77. Biesalski, Hans K.; y Tinz, Jana, «Multivitamin/mineral supplements: rationale and safety», *Nutrition*, 36 (1 de abril de 2017), pp. 60-66, <https://doi.org/10.1016/j.nut.2016.06.003>.

78. Mashour, S.; Turner, J. F.; y Merrell, R., «Acute renal failure, oxalosis, and vitamin C supplementation–A case report and review of the literature», *Chest*, 118, 2 (agosto de 2000), pp. 561-563, <https://doi.org/10.1378/chest.118.2.561>.

79. Zmora, Niv, *et al.*, «Personalized gut mucosal colonization resistance to empiric probiotics is associated with unique host and microbiome features», *Cell*, 174, 6 (septiembre de 2018), pp. 1388-1405.e21, <https://doi.org/10.1016/j.cell.2018.08.041>; Suez, Jotham, *et al.*, «Post-antibiotic gut mucosal microbiome reconstitution is impaired by probiotics and improved by autologous FMT», *Cell*, 174, 6 (6 de septiembre de 2018), pp. 1406-1423.e16, <https://doi.org/10.1016/j.cell.2018.08.047>; Lerner, Aaron; Shoenfeld, Yehuda; y Matthias, Torsten. «Probiotics: if it does not help it does not do any harm. Really?» *Microorganisms*, 7, 4 (11 de abril de 2019), p. 104, <https://doi.org/10.3390/microorganisms7040104>.

80. Hatch, M., *et al.*, «*Oxalobacter* Sp. reduces urinary oxalate excretion by promoting enteric oxalate secretion», *Kidney International*, 69, 4 (febrero de 2006), pp. 691-698, <https://doi.org/10.1038/sj.ki.500 0162>; Arvans, Donna, *et al.*, «*Oxalobacter formigenes*-derived bioactive factors stimulate oxalate transport by intestinal epithelial cells», *Journal of the American Society of Nephrology* (13 de octubre de 2016), ASN.2016020132, <https://doi.org/10.1681/ASN.2016020132>; Siva, Siddharth, *et al.*, «A critical analysis of the role of gut *Oxalobacter formigenes* in oxalate stone disease», *BJU International*, 103, 1 (1 de enero de 2009), pp. 18-21, <https://doi.org/10.1111/j.1464-410X.2008.08122.x>.

81. Lieske, John C., «Probiotics for prevention of urinary stones», *Annals of Translational Medicine*, 5, 2 (enero de 2017), p. 29, <https://doi.org/10.21037/atm.2016.11.86>; Milliner, Dawn; Hoppe, Bernd; y Groothoff, Jaap, «A randomised phase II/III study to evaluate the efficacy and safety of orally administered *Oxalobacter formigenes* to treat primary hyperoxaluria», *Urolithiasis*, 46, 4 (2018), pp. 313-323, <https://doi.org/10.1007/s00240-017-0998-6>; Wigner, Paulina; Bijak, Michał; y Saluk-Bijak, Joanna, «Probiotics in the prevention of the calcium oxalate urolithiasis», *Cells*, 11, 2 (14 de enero de 2022), p. 284, <https://doi.org/10.3390/cells11020284>.

82. Bjelakovic, Goran, *et al.*, «Antioxidant supplements for prevention of mortality in healthy participants and patients with various diseases», *Cochrane Database of Systematic Reviews*, 3 (2012), <https://doi.org/10.1002/14651858.CD007176.pub2>; Thomas, David R, «Vitamins in aging, health, and longevity», *Clinical Interventions in Aging*, 1, 1 (marzo de 2006), pp. 81-91.

83. Di Meo, Sergio; y Venditti, Paola, «Evolution of the knowledge of free radicals and other oxidants», *Oxidative Medicine and Cellular Longevity* 2020 (2020), 9829176, <https://doi.org/10.1155/2020/9829176>.

84. Centeno, Chris, «Are you an NSAID addict? What can you do?», Regenexx (12 de marzo de 2015), <https://www.regenexx.com/nsaid-addict-can/>.

85. Sostres, Carlos; Gargallo, Carla J; y Lanas, Angel, *op. cit.*

86. Di Meo y Venditti, *op. cit.*

87. Reginato, A. J., *et al.*, «Arthropathy and cutaneous calcinosis in hemodialysis oxalosis», *Arthritis and Rheumatism*, 29, 11 (noviembre de 1986), pp. 1387-1396.

16. Inquebrantable

1. Chapman Catt, Carrie, «Why we ask for the submission of an amendment» (comparecencia sobre sufragio femenino ante el Senado de Estados Unidos, 13 de febrero de 1900).

Índice analítico

Nota: los números de página en *cursiva* hacen referencia a tablas y figuras